JN246909

●高田 純の放射線防護学入門シリーズ●

〈増補版〉

世界の放射線被曝地調査

日本人が知らされなかった真実

高田 純 理学博士
札幌医科大学教授

医療科学社

● 著者紹介 ●

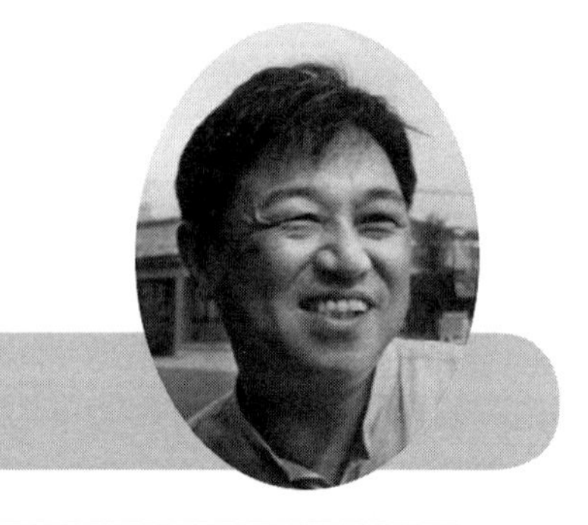

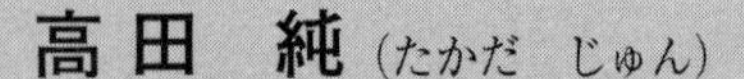

高田　純（たかだ　じゅん）

・札幌医科大学教授、理学博士。
　大学院医学研究科放射線防護学、医療人育成センター 物理学教室。
・放射線防護情報センターを主宰。
（http://rpic.jp）
・放射線防護医療研究会代表世話人。
・日本シルクロード科学倶楽部会長。
・弘前大学理学部物理学科卒。
　広島大学大学院理学研究科（核実験）博士課程前期修了、同課程後期中退。
・鐘淵化学工業中央研究所、シカゴ大学ジェームス・フランク研究所、京都大学化学研究所、イオン工学研究所、広島大学原爆放射線医科学研究所、京都大学原子炉実験所を経て、2004年より、現職。
・第19期日本学術会議研究連絡委員。
・鐘淵化学工業技術振興特別賞、未踏科学技術協会高木賞、アパグループ「真の近現代史観」懸賞論文最優秀藤誠志賞を受賞。
・日本保健物理学会、日本放射線影響学会会員。
・著書に『世界の放射線被曝地調査』（講談社ブルーバックス）、『東京に核兵器テロ！』（講談社）、『核爆発災害』（中公新書）、『核と刀』（明成社）、『放射線防護の基礎知識―福島第一原発事故に学ぶ』（イーグルパブリシング）、『核災害からの復興』『核災害に対する放射線防護』『核と放射線の物理』『お母さんのための放射線防護知識』『医療人のための放射線防護学』『核エネルギーと地震』『中国の核実験』『核の砂漠とシルクロード観光のリスク』『ソ連の核兵器開発に学ぶ放射線防護』『福島　嘘と真実』『人は放射線なしに生きられない』『シルクロードの今昔』『21世紀 人類は核を制す』『放射線ゼロの危険』『核爆発災害』『決定版 福島の放射線衛生調査』（以上、放射線防護学入門シリーズ、医療科学社）など。

増補版刊行にあたり

文明は科学技術の正の側面の享受に支えられおり、大多数の人が、それに強い関心を抱いている。それは1901年に始まったノーベルの名を冠した人類的な表彰に顕著である。しかし、全てに陰陽両面があることに例外はない。リスクのないクスリはない。注力すべきは、そのバランスである。

筆者の主な研究は核放射線利用の負の側面の科学であり、2001年3月に『世界の放射線被曝地調査』(講談社ブルーバックス)を刊行してから15年が経過した。その内容は、20世紀にあった核災害の放射線の人びとおよび環境に与えた影響の現地調査結果を報告したものである。これらの研究の心は、核放射線技術が人類文明を支える不可欠な要素であるが、その負の側面の研究があまりにも不十分で、多くの人たちが知らないことの指摘にあった。広島・長崎の核爆発災害、ビキニ被災、チェルノブイリ黒鉛炉事故災害などの科学とその後の事実の理解に努めた。

今回、その後の研究成果を加えた増補版の企画の実現となった。特に時の政権や報道によって作り上げられ、負に拡大させられた虚像ではなく、科学の観察による実像を描くことに注力した。軽水炉の発電は、他の発電にくらべて圧倒的に安全であることが、福島の事例で証明された。福島軽水炉事象の特徴は、誰も死んでいないし、放射線障害を受けていないのである。原子力施設事故は、核兵器の爆発とは全く異なるのは明白である。

科学から乖離した風評により造られた恐怖の虚像で、全原子力発電所が停止させられ、故郷を追われた強制移住、周辺の農業・漁業の停止、無謀な避難による死亡と自殺など、最悪の事態が発生した。この背景にある科学真理に迫り、社会全体が共有化しないと、福島問題は終わらないと、筆者は考える。平成の集団ヒステリーは、中世ヨーロッパの魔女狩りの本質に共通する部分が多いと筆者は考察している。また、この問題の科学を解明しないと、将来において同じ失敗を繰り返す。

レントゲン博士のX線の発見での最初のノーベル物理学賞に始まり、ピエールとマリー・キュリー夫妻、ベクレルらの放射能の発見、プランクの放射理論、光子理論を完成させたアインシュタイン、素粒子論を開拓した湯川秀樹、陽電子の発見、X線回折によるＤＮＡ構造の解明、ニュートリノ検出の成功、CTの発明と普及による医学の進歩、青色発光ダイオードの発明など、核放射線の科学は人類文明の発展に大きく寄与している。

今回、日本人の放射能アレルギーの源流となった第五福竜丸事件の真相、中央アジアでの未曾有の核爆発災害、福島軽水炉事象の研究成果を増補し、大多数の日本人が知らされてこなかった放射線の負の側面の真実を示したい。さらに、軽水炉の異常事象発生時にすべき、冷静で正しい放射線防護法である、屋内退避と甲状腺の放射性ヨウ素防護の方法を読者に示す。

国際原子力事象評価尺度で、30人が急性死亡したチェルノブイリ黒鉛炉暴走事故はレベル7である。本書での私の評価は、放射線死亡ゼロでかつ、急性放射線障害ゼロの福島軽水炉事象はレベル6になる。この評価は世界各地の核放射線災害調査結果の比較からわかった重要な結論である。

核放射線の正しい知識こそ、人口爆発とエネルギー危機を迎える21世紀で、人類文明の安定した継続のために不可欠と信じる。

2016年1月　札幌にて

高田　純

はじめに

エネルギー、情報通信、生命などの分野で、20 世紀に大きく発展した科学と技術ではあるが、社会へ与えたインパクトは、正負の両面があった。このうち、負の面の認識とその社会への影響の最小化へ向けた真剣な取り組みは、21 世紀の課題としては特に重要である。

1945 年に米国による兵器の使用という形で先に登場した巨大な核科学技術は、1954 年ソ連で最初の商業規模の発電に応用され、その後世界に広まった。わが国においては、原子力基本法にのっとり、核科学技術の研究開発利用を平和利用目的に限って推進してきた。その結果、総発電量の約 30 パーセントを原子力が占めるまでに発展した。

使用済みウラン燃料の再処理により抽出できるプルトニウムを燃料として再利用したり、プルトニウムを積極的に生産しながら発電する高速増殖炉の実用化に成功したりすれば、今後数千年以上にわたってエネルギー問題から解放される可能性があるといわれている。技術的ハードルは高いかもしれないが、資源のないわが国にとっては魅力的な話ではある。非核兵器保有国としての姿勢を堅持して、エネルギー、医療をはじめとしたさまざまな分野に関わる核科学技術を、わが国は 21 世紀も引き続き利用し続けるであろう。

一方、多くの国民が、核災害の発生とそれによる放射線被曝に、少なからず不安をいだいている現実がある。その背景には、わが国における広島および長崎の原爆被災、ビキニ水爆被災、東海村臨界事故における核災害などの歴史の他、チェルノブイリ原子力発電所事故などの海外における大災害の発生、そして米ソを中心とした大量の核兵器開発がある。

核災害の社会へ与えた影響は、マスメディアからの報道で多くを知らされた私たちであるが、その環境および人体への影響に対する科学的な知見については不明な部分が多い。それは、一般の人たちに限ったことではない。専門の科学者にとっても、大量の核兵器の爆発実験、原子力発電所の爆発などの大規模核災害が与えた環境および人体影響の科学的理解は不十分である。その理由として、核科学技術の積極的利用分野が精力的に研究されてきたのに対し、その負の影響に関する研究の規模は、圧倒的に小さい状況にあったことがあげられる。さらには、その影響が、不明瞭な因子を内包する生物的かつ環境的要因からなる複雑現象であることが、理解を困難にしている。

原子力をエネルギーの重要政策のひとつとして推進するわが国ではあるが、放射線被曝とその防護法に関する教育は皆無に近い状態にある。もちろん避けなくてはならない核災害ではあるが、多くの国民がその科学的影響の中身や防護法を知ることは大事である。

本書は、核災害やそれによる公衆の被曝の概要を解説した第Ⅰ部、筆者が現地調査した世界の放射線被曝地の報告である第Ⅱ部、そして読者のための放射線防護方法に関する特別章からなる。本書から得られる、核災害による放射線被曝に関する科学的知識は、読者が持たれているさまざまな疑問の答えとなるであろう。

第Ⅰ部では、核爆発による災害、放射線被曝の基礎、世界の核兵器実験そして原子力施設の構造や、高レベル放射性廃棄物の深度地層処分を含むわが国の21世紀の核燃料サイクル計画を学習する。

第Ⅱ部では、筆者が1995年から2001年にかけて調査した、ロシア原爆プルトニウム製造施設マヤーク周辺の核災害と公害、カザフスタンにある旧ソ連セミパラチンスク核兵器実験場周辺、ビキニ環礁での米国による15メガトン水爆で被曝したロンゲラップ島、産業利用を目的としたシベリアの核爆発地点、チェルノブイリ原子力発電所事故からの放射性降下物（フォールアウト）で居住が制限された地域、そして臨界事故で住宅街へ中性子が漏洩した東海村における被曝の実相や現状を報告する。

最後の特別章では、世界の被曝地調査をする中で筆者が検討した、万一の核災害時に被曝線量を大幅に低減するための、読者自らができる放射線防護のための10の対処法を示した。

本書をとおして、20世紀に発生した、主な核災害による住民の放射線被曝に関する個々の調査結果のみならず、それらを総括した考察から見えてくる放射線被曝の実相と核汚染からの回復、核災害からの復興の方向が、読者に理解されるはずである。

最後の章にある放射線防護のための10の対処法は、万一の場合に、あなたとあなたの家族を護ることを目的にまとめた。ぜひ、本書を家庭、学校、職場に常備していただきたい。過去の核災害を教訓として、今後の発生を未然に防止するための最大限の努力とともに、万一の発生による影響を最小限に食い止める体制づくりは重要である。政府および地方自治体の防災関係者、医療従事者、報道関係者、教育者には、本書を参考としてほしい。

2001 年 9 月　広島にて　　著者

復刊にあたり

2011 年 3 月 11 日、宮城県沖を震源とするマグニチュード 9 の巨大地震が発生し、女川および福島の原子力発電所が震度 6 となり、大津波に襲われたが、原子炉は自動停止した。しかし福島第一原子力発電所では冷却ポンプが故障し、炉心が高温となり水素爆発となった。環境へ放射性物質が漏えいし、20 キロメートル圏内で避難した。日本では軽水炉であり黒鉛炉ではないため、チェルノブイリのように黒煙火災にともなう大量の放射性物質の放出による公衆の高レベル放射線被曝にはならない。全国民の科学知識として本書が冷静な対応に役立つことを願う。

2011 年 3 月　札幌にて　　著者

増補版　世界の放射線被曝地調査

日本人が知らされなかった真実

< 目　次 >

第Ⅰ部　核災害の概要

過去の大規模核災害とそれによる被曝を理解するため、最初に、その概要と関連の基礎知識を学習する。

大規模核災害の原因としては、核兵器の使用、核兵器の実験、核爆発の産業利用、核廃棄物の投棄による公害、原子力施設および関連施設の事故がある。その結果、地域社会のダメージや破壊、周辺住民の放射線被曝や環境汚染が生じる。

第Ⅰ部では、核爆発の物理現象と環境・周辺住民への影響、放射線被曝の基礎知識、世界の核兵器実験の概要、そして原子力発電とわが国の核燃料サイクル開発を取り上げる。その中で注目すべき内容は、広島原爆における奇跡の生存者と黒い雨、放射線障害、世界の国別・年代別の実験回数、核爆発後に発生する放射性物質による周辺住民の被曝の経路や特徴、そしてわが国の核燃料サイクルに関する将来計画である。核爆発の産業利用に関しては、情報は多くはないので、第Ⅱ部の中で取り上げる。

この第Ⅰ部には、むずかしい内容も含まれているので、もしそう感じられた場合には、その箇所を読み飛ばされても結構。それでも第Ⅰ部全体に目を通してから、第Ⅱ部の、世界の放射線被曝地調査を読んだ方が、理解しやすいはずである。

第１章　核爆発とその影響

1945年に核兵器が開発されて半世紀以上が過ぎたが、戦闘行為として都市上空で爆発させた例は広島と長崎以外にはない。その後、核兵器開発のために2400回以上もの爆発が実施された場所は、住民のいない広大な実験場内だった。

本章では、広島における核兵器の戦闘使用による災害を検証する。

核爆発の物理現象

核爆発による住民の放射線被曝を考えるために、はじめに核爆発現象をまとめておく。

核兵器には、核分裂型の原子爆弾と核融合型の水素爆弾の２種類がある。

原子爆弾は、ウラン（U）やプルトニウム（Pu）の核分裂を瞬時に連鎖反応的に発生させ、莫大なエネルギーをいっきに放出させる装置である。この時に発生するエネルギーの内訳は、爆風50パーセント、熱放射35パーセントそして放射線が15パーセントである。この燃料となるのはそれら元素の中で、質量数が235のウラン（U-235）と239のプルトニウム（PU-239）で、これらを核分裂性物質と呼ぶ。核分裂により、ウランやプルトニウムは２つに割れ、高いエネルギーのガンマ線と中性子を発生する。この時、割れてできた物質は放射性で、核分裂生成物と呼ぶ。いわゆる放射能を有している。わずか56グラムの核分裂性物質の連鎖反応で放出されるエネルギーは１キロトン（1000トン）の量のダイナマイト（TNT火薬）の爆発エネルギーと等しいほどに、強烈な爆発である。よく核兵器の威力をTNT火薬に換算して表す。例えば、１メガトン（100万トン）の核兵器と言えば、１メガトンのTNT火薬相当の爆発威力があるという意味で、その核兵器の重さが1メガトンということではない。米国が1945年に使用した広島原爆は、この意味で15キロトンであった。実際に核分裂したウラン235の量はわずか800グラム程度である。

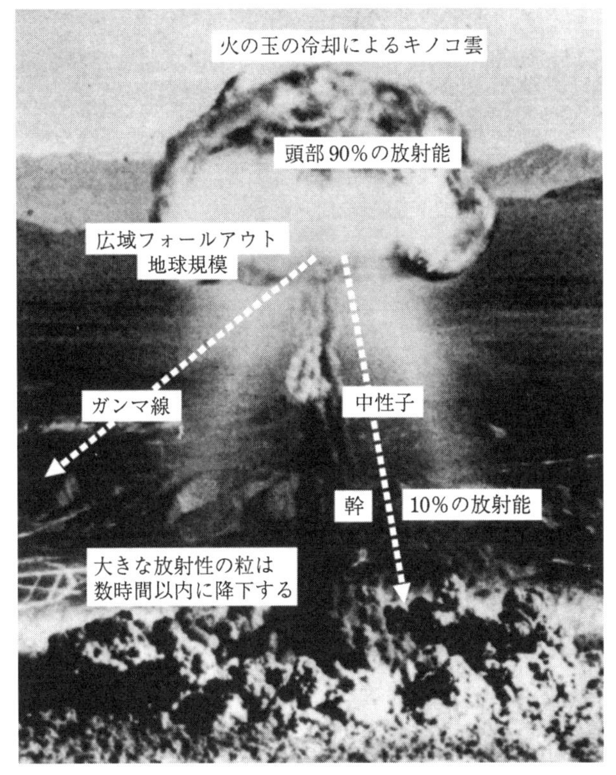

図Ⅰ 1.1　核爆発により発生する放射能と放射線（写真／UPサン）

核分裂連鎖反応により発生した放射性物質と未核分裂の原爆物質は超高温・高圧の気体が膨張しながら上空へ上昇する。この火の玉は次第に冷却され、雲状になる。90パーセントの放射能は、この原爆キノコ雲の傘の中に含まれる。他方、爆央から放射された中性子によって照射された直下の都市表面は放射化される。地表の原子は中性子を捕獲し放射性元素となる。同時に、地表は熱線で焼かれ火災が発生する。特に直下は高温に熱せられ、発生する上昇気流で、放射化した物質も舞い上がる。これが原爆キノコ雲の幹の部分である。ここに10パーセントの放射能が含まれる。

空中爆発した火の玉に含まれる高温の放射性物質は上空1万メートルまで昇るので、爆心直下にはほとんど降下しない。したがって、これら核分裂生成物は直下の残留放射能にはほとんどならない。しかし、地球全体の放射能汚染の原因に

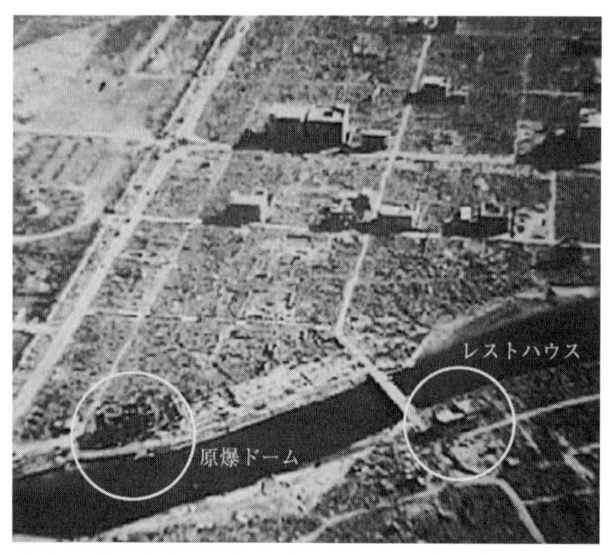

図Ⅰ 1.2　原爆で壊滅した1945年当時の広島の爆心地付近（米陸軍病理学研究所からの返還被爆資料）

はなる。残り10パーセントの放射能は地上から舞い上がった土砂微粒子へ吸着する、すなわちキノコ雲の幹の部分である。この地表からの舞い上がり物質も中性子により誘導された放射性物質である。土壌成分や燃え上がった家屋の材料成分である。原爆雲の幹の部分は風下の方向へ流れながら少しずつ降下し、地表を汚染する。これをフォールアウトと言う。その間に雨が降れば、降雨地域に高濃度放射能汚染をもたらす。

水素原子などの軽い原子核が超高温のもとで融合し、原子番号が次のヘリウム原子核となる際に莫大なエネルギーを放出することを利用した兵器が水素爆弾である。この高温状態を作り出すためにプルトニウム原爆が使用されている。1954年の米国ビキニ水爆実験ブラボーでは、その他大量のウラン238を、水爆材料が飛び散るのを防止するための材料として利用し、かつ、熱核反応時に発生する高速中性子による核分裂反応によってさらに爆発の威力を大きくするために利用したようである。すなわち、核分裂→核融合→核分裂の三段階の爆発であったようだ。この核分裂反応により水素爆弾であっても、多量の核分裂生成物およびプルトニウムが環境へ放出される。

広島の惨事

広島・長崎とも、都市の約500メートル上空で核爆発を受けた。両市とも半経2キロメートル圏内は爆風と熱線で壊滅した。爆心付近では核分裂連鎖反応から発生した高エネルギーのガンマ線と中性子が、その直下にいた住民の放射線被曝の原因となった。

広島原爆リトルボーイはウラン235が使用された。その後の原爆開発には分離処理の容易なプルトニウムが利用されている。このリトルボーイは1945年8月6日午前8時15分、原爆ドームに近い島病院の上空580メートルで爆発した。その威力は、TNT火薬換算で15キロトンだった。

爆発点には数十万気圧の超高圧がつくられて、周囲の空気が膨張し、爆風となった。爆心の風速は秒速280メートルと推定されている。爆風の先端は衝撃波として進行し、30秒後には約11キロメートルの地点に達した。いったん外方へ向かった爆風が止んだ瞬間の後、今度は内方へ向かう弱い爆風が流れ込み、キノコ雲の形成となった。

爆発で空中に発生した火の玉は、その瞬間に最高摂氏数百万度に達した。その熱量は平方センチメートル当たり、地上爆心地域で100カロリー、3.5キロメートル地点で1.8カロリーと推定されている。これにより露出していた皮膚の熱線熱傷は3.5キロメートル地点にまで及んだ。こうして爆心から1.2キロメートル以内で無遮蔽の人たちは致命的熱傷を受けた。

広島原爆の場合、この空中核爆発によって半径約2キロメートル以内の住民が、この直接放射線による顕著な量の被曝をした。また爆央から発せられた中性子を吸収した地表面は、原子核反応により、誘導放射能が生じた。これを土壌の放射化という。幸いこの誘導放射能は、その後急速に減衰していった。誘導放射能による爆心付近での被曝線量率は1日後で、毎時約10ミリシーベルト、1週間後で約0.01ミリシーベルト、1年後で約0.1マイクロシーベルト（1マイクロ＝1000分の1ミリ）と推定されている。

広島の場合、原爆の爆風、熱線、放射線により、その年の12月までに14万人が死亡した。放射線被曝の影響としては、急性放射線障害の他、晩発性の放射線障害が発生した。

広島・長崎の原爆による放射線の被曝量（線量）は爆心からの距離別にまとめられている。1965年に暫定的に線量は推定されたが（T65D）、1986年に日米合同の調査により再評価された（DS86）。DS86によると、広島原爆の爆心地から

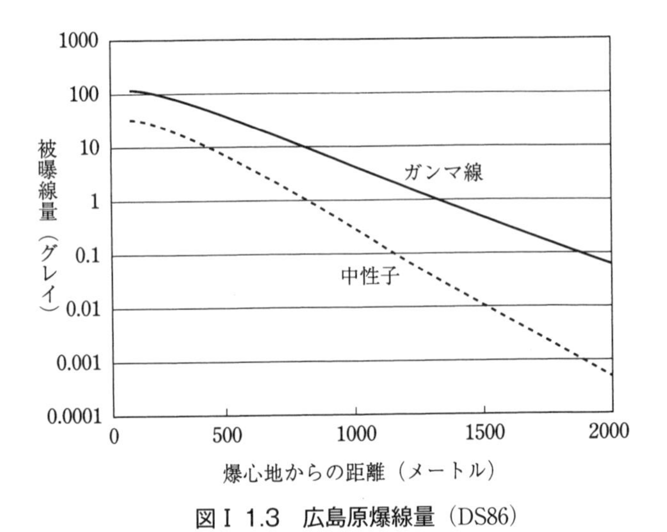

図Ⅰ 1.3　広島原爆線量（DS86）

1000 メートルの距離にいて被曝した皮膚表面のおよその線量は、ガンマ線によるものが 4 グレイで中性子によるものが 0.2 グレイとなる。光と同じく電磁波であるガンマ線は遠方まで届くが、中性子は質量がほぼ同じ空気中の水素原子との衝突によりエネルギーを失うので、遠方では大きな線量成分とはならない。

奇跡の生存者たち

爆発点直下 500 メートル以内にいて生存した人たちがいた。1968 ～ 70 年に行われた原爆被災復元調査により、その圏内に 78 名の生存者が確認された。男性 48 名、女性 30 名で、被爆時の年齢は 9 歳未満 3 名、10 ～ 19 歳 24 名、20 ～ 29 歳 15 名、30 ～ 39 歳 16 名、40 ～ 49 歳 17 名、50 ～ 59 歳 3 名であった。彼らはコンクリート建物の奥、地下室、満員の路面電車の中にいた人たちだ。電車内の生存者が 7 名いたのは驚異である。

広島大学原爆放射能医学研究所（広島大原医研）プロジェクト「近距離被爆生存者に関する総合医学的研究」により、これらの生存者の調査研究が 1972 年から実施された。鎌田七男博士らの末梢血リンパ球染色体異常に基づく個人被曝線量推定から、これら生存者の平均値は 2.8 グレイ（DS86）と評価された。建物の壁などにより放射線がかなり遮蔽された結果である。

1972 年から 25 年間の死亡者数は 45 名だった。その年齢別死亡症例数は、60 歳

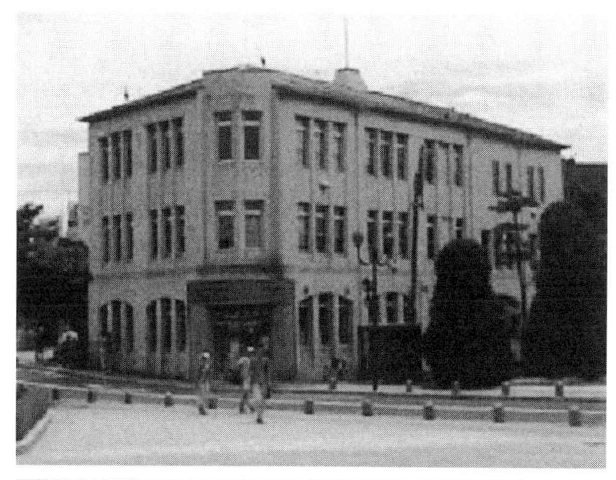

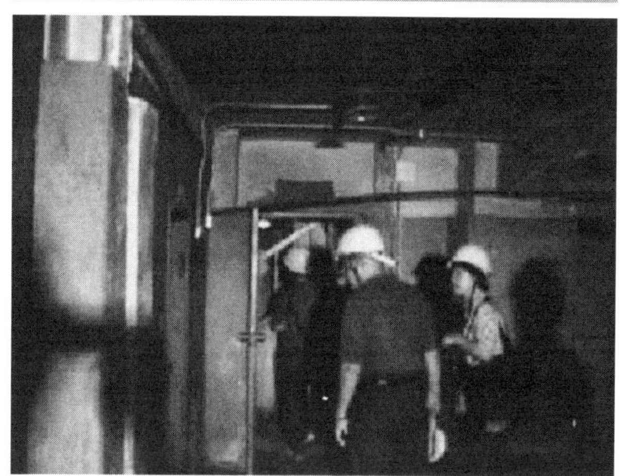

図Ⅰ 1.4　広島平和公園内のレストハウス（上）とその地下室（下）
広島原爆の爆心地から170メートルにある旧燃料会館であったこの建物の地下事務所に生存者がいた。原爆によって屋根スラブは押し下げられ、梁や床も破損し、地下室を除いて全焼した。戦後補修され、現在に至っている。

未満4名、60歳代10名、70歳代15名、80歳代13名、90歳代3名だった。死亡時の平均年齢は74.4歳であり、顕著な寿命短縮は現れなかった。

爆心から170メートルにある広島県燃料配給統制組合の職員だった野村英三さんはその生存者の1人だった。その時、彼は書類を取りに地下の事務室へ入った。真っ暗な地下からやっとの思いで脱出した野村さんは、眼の前の太田川から水が天に昇る大惨事の中、爆心地から逃げた。放射線の遮蔽に有効な地下室にいたため、多量の放射線被曝を免れた彼は、1982年84歳まで生存できた。

地下室を取り囲むコンクリートおよび厚い土が、彼から爆風、熱線、放射線をともに防いだのだった。原爆ドームに近い元安橋のたもとにあるこの建物は、現在も広島平和公園内の休憩新（レストハウス）として利用されている。その地下室も見学できるので、広島を訪れた際には、奇跡の現場に足を踏み入れてみてはいかがであろうか。

黒い雨

核爆発後、高温の上昇気流が爆心地に発生し、爆央から発した中性子の照射により誘導的に生じた放射性物質が地表面から舞い上がる。これらに、核分裂で生じる放射性物質も吸着し、原爆キノコ雲の幹を形成する。広島原爆の場合、その上昇気流は上空で冷却し雨雲となって風下に雨を降らせた。それは木造家屋の火災で発生したススを多量に含んだため、爆発後、北西方向30キロメートルの範囲に黒い雨をもたらした。この黒い雨地域で、脱毛などの急性放射線障害の証言が伝えられている。すなわち放射性降下（フォールアウト）が発生した。後年、この広島のフォールアウトを題材にして、井伏鱒二が小説『黒い雨』を執筆している。

直後の気象に関して、爆心から南方3.6キロメートル離れた江波山の広島管区気象台の職員によって、キノコ雲の見取り図をはじめとし、克明に記録・調査が実施された。降雨地域の調査に関しては、主に宇田道隆技師および北勲技手が、翌9月から12月にかけておこなった。交通機関も充分にないうえ、食糧難の中、爆心から30キロメートルも離れた山間部まで、徒歩と自転車での困難な調査であった。各所の聞き取り書きと実地踏査による資料を集めた結果が、「気象関係の広島原子爆弾被害調査報告」にまとめられた。

それによると「閃光（せんこう）に続いて爆風が通った後、しばらく経って黒い煙の条（すじ）が幾本も市中から立ち昇って火災の発生を示し、大火災による巨大な塔状の積乱雲を終日発達せしめ、かつ黒雲（乱層雲）は爆発後20～30分から北北西につぎつぎに移動して、その進行につれて顕著な驟雨（しゅうう）（9～16時）現象を示した。火災は9時頃から大きくなり10～14時頃最も盛んで夕方にはやや衰えたがなお3日間も燃え続けたくらいで、6日午後はほとんど全市火災の煙でつつまれていた」、「黒塵煙の柱が立ち昇って全市の上を蔽（おお）い、続いて生起した驟雨（しゅうう）によって洗い流され

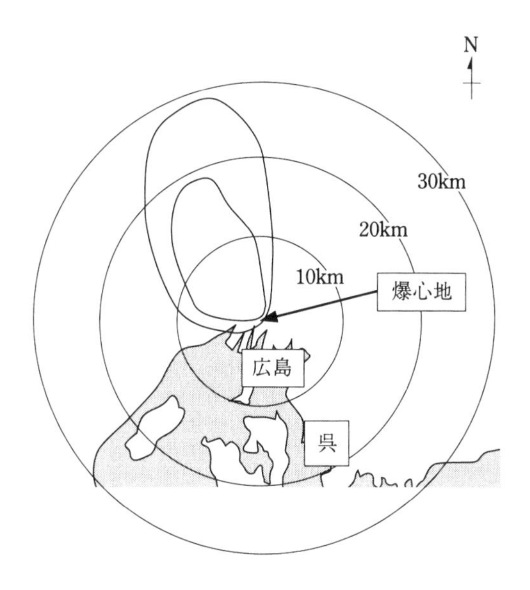

図Ⅰ 1.5　黒い雨地図

被爆直後の調査により、宇田博士らによって作成された北西方向に広がる卵形の降雨地図。内側が大雨地域（『原子爆弾災害調査報告集』より）。なお、1988年には、元・気象研究所益田善信博士が証言資料や新たな聞き取り調査をもとに、従来の4倍の面積の黒い雨降雨地域説を発表している。

て、市西方の黒雨現象となり、雨に会わず気流に運ばれた分が黒塵の降灰現象となったのである」と黒い雨の原因を記述している。

宇田博士らの調査によると、北北西の方向に伸びた黒い雨降雨地域は長径19キロメートル、短径11キロメートルの楕円の内部に1時間以上の激しい雨が降り、少しでも降った地域は長径29キロメートル、短径15キロメートルの楕円形に及んでいる。こうして、降雨地域の範囲を記す最初の歴史的地図が作成された。雨水中の泥分に、理化学研究所調査班の佐々木、宮崎らが、顕著な放射能を検出している。山間部の学童疎開先から、高須の自宅に帰った少年が、泥で汚れた雨戸の傍らで寝たところ、急性放射線障害である脱毛になったという。池や川の魚が死に、草を食べた牛が下痢をしたと報告されている。黒い雨の中には、核分裂生成物の他、爆央から発せられた中性子を捕獲し放射化し燃え上がった木造家屋や、放射化し舞い上がった地表面からの粉塵が含まれていたに違いない。

広島大原医研の黒い雨調査

1970年代にこの地域の土壌中の残留放射能調査が、広島大原医研教授の竹下健児博士らによって実施された。検出されたセシウム137の放射能密度は、世界的核兵器実験からのフォールアウト・レベルにあり、顕著に高い放射能は検出されなかった。すなわち、黒い雨に含まれていた多くの放射性物質は短寿命で、急速に減衰したため、その地域に顕著な放射能汚染を残さなかったと考えられる。

その後、大学院生として筆者も参加し、当時助手だった星正治博士らとともに、同一土壌試料に含まれているかもしれない原爆の濃縮ウランを探し出す目的で、ウランが放射するアルファ線スペクトルを測定した。これにより表土に含まれているウランの同位体比を調べたのだ。

原爆ではウラン235を濃縮したウランを使用しており、その大半は核分裂せずに飛び散ったと考えられる。一方、もともと花崗岩などが粉砕風化した砂などからなる土壌には天然のウランが含まれている。したがって黒い雨降雨地域には、天然ウランにわずかでも濃縮ウランが追加されているかもしれない。天然ウランでは同位体放射能比U-234／U-238がおよそ1.0である。ウラン235を濃縮すると同時にウラン234も濃縮される。したがって、黒い雨降雨地域の試料のこの同位体比が顕著に1.0よりも高い値を示せば、原爆からの濃縮ウランを見つけたことになるはずである。

1981～83年にかけて、毎日、化学実験室にて土壌試料からウランを抽出し、測定を繰り返していた。黒い雨降雨地域21地点の表土試料中のウラン同位体放射能比は平均値で1.10、黒い雨が降らなかった地域8地点の平均値が1.03とやや高い値が見つかった。決定的な数値ではなかったものの、広島原爆からの濃縮ウランの降下を示唆する結果となった。この調査が、後年の世界核被災地での住民被曝に関する調査研究における筆者の科学的ルーツとなった。

第2章　放射線被曝の基礎知識

読者のあなたは日常的に放射線の被曝を受けている。ご存じでしたか。これは何も特別なことではない。逆に、この宇宙で放射線の存在していない場所を探すのはむずかしい。問題とすべきはその被曝の量にある。食塩が身体に必須といっても、摂り過ぎては病気になる。日光浴は健康に良いといっても、真夏の直射を素肌に長時間受けたら大変なことになるわけだ。この宇宙のエネルギー源は、太陽のような核エネルギーだ。核反応が、宇宙進化の過程で起こらなかったら、今の地球を含めた太陽系を形成している100種類以上の元素も存在していない。だから、そうなるとあなた自身もこの世に存在しないことになる。

第2章では、この放射線被曝に関して、被曝の線量、人体影響に関して学習する。

放射性物質と放射線

放射線とは放射性物質などから放射される高いエネルギーの光や粒子のことである。透過力が高く、物体を突き抜け、物質中の分子結合を切る。固体中で切れた結合の多くは、ごく短時間のうちに元の結合状態へ戻る。これを再結合という。一部の結合は切れた状態のまま残ってしまったり、元とは異なる結合を作ることもある。生物の場合には、この修復は、無生物と比べ格段に優れている。その訳は、DNAの二重らせん構造と生物の代謝にある。

放射線には、ガンマ線（光）、ベータ線（電子）、アルファ線（ヘリウムの原子核）や中性子線（中性子）などがある。

アルファ線の透過力は弱く、空気中では酸素分子や窒素分子との衝突のために、数センチメートルしか届かない。また紙1枚で遮蔽できる。したがってアルファ線を放射するプルトニウムで地表面が汚染しても、それだけでは、被曝を心配することはない。

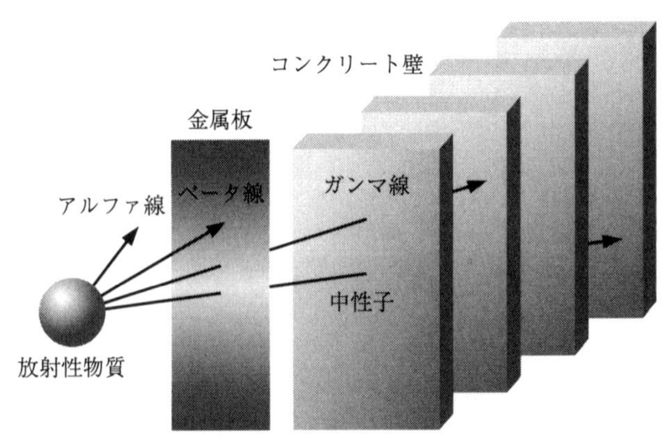

図Ⅰ 2.1　放射性物質と放射線

ベータ線は空気中をある程度飛ぶけれども、金属板１枚あれば遮蔽できる。例えば、車や家の中にいれば、屋外が汚染していても、このベータ線は防護できる。ガンマ線や中性子は金属板を透過するが、厚いコンクリート壁の建物でこれらは遮蔽が可能である。中性子は衝突した物質の原子核に吸収されて、その物質を放射性物質に変化させてしまう性質がある。

放射線を放射する物質を放射性物質という。そして、この放射線を放射する能力を放射能という。この原因は原子核の崩壊である。１秒間に１回原子核が崩壊して放射線を出すときの放射能の量を１ベクレルという。原子核が崩壊して放射線が出るので、その放射性物質は時間とともに徐々に減少する。その量が半分に減少するまでの時間を半減期と呼ぶ。

核分裂

プルトニウム（Pu-239）やウラン（U-235）は、中性子を吸収し、大きく２つに分裂する。これを核分裂という。その際に、中性子を放出し、それを周囲のウランやプルトニウムが吸収し核分裂が繰り返されることを、核分裂の連鎖反応という。この連鎖反応は、ある量以上のこれらの物質が存在しないと発生しない。その量を臨界量といい、連鎖反応が持続している状態を臨界状態という。臨界未満量のこれら物質の複数の塊が、爆縮によって瞬時に臨界量を大きく超える場合には、爆発的な連鎖反応が発生する。これが核爆発である。この核分裂の前後で質量が減少し、そこからアインシュタインの理論にしたがってエネルギーが発生す

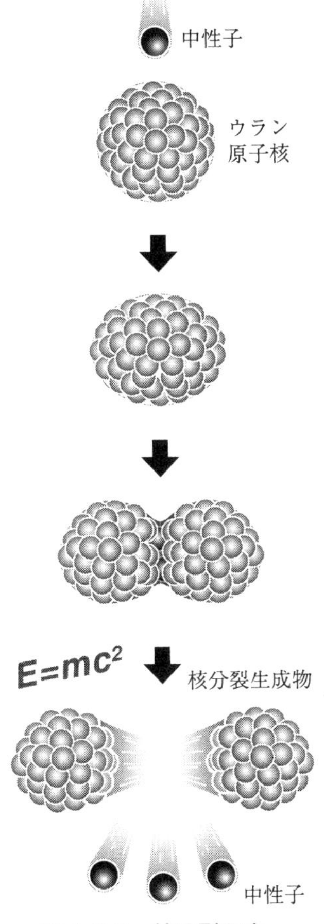

図Ⅰ 2.2　核分裂反応

わずかな質量（m）の減少が、莫大なエネルギー（$E=mc^2$：c は光の速さ）となって放出される。

る。

核分裂により、ガンマ線、中性子が放射される他、ウランやプルトニウムが分裂して、ヨウ素（I-131）、セシウム（Cs-137）、ストロンチウム（Sr-90）などの放射性物質が生成される。ここに付けられた数字は、それら原子核内の陽子の数と中性子の数の和であり、質量数と呼ぶ。同じ元素でも質量数によって放射性物質としての性質は異なる。

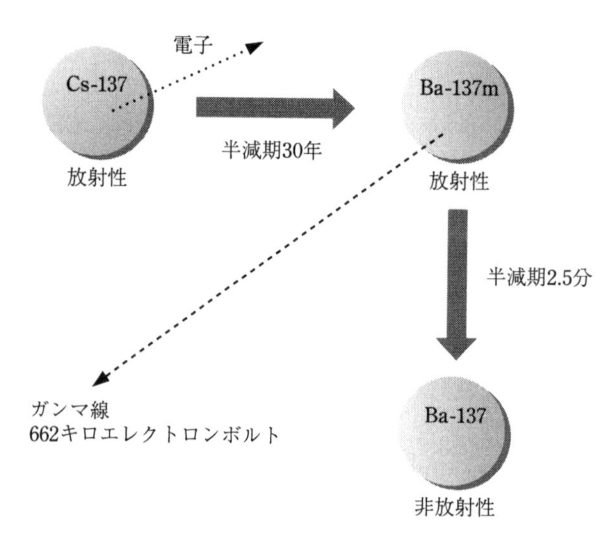

図Ⅰ 2.3　セシウム 137 の原子核崩壊

セシウム 137（Cs-137）は原子番号 55、質量数 137 で、セシウム元素の 1 つの同位体である。この原子の原子核には、陽子が 55 個と中性子が 82 個含まれている。この物質は半減期 30 年で、電子を放出するベータ崩壊し、次いでガンマ線を放射し、最後に安定なバリウム 137（Ba-137）となる。

放射線被曝と線量

物質が放射線により吸収するエネルギーの量を線量と呼ぶ。1 キログラム当たり 1 ジュールのエネルギーを吸収するときの線量が 1 グレイである。生物効果を考慮して人体の被曝線量をあらわす場合にはシーベルトの単位を用いる。これもグレイと同じく、吸収エネルギーを基本としているが、放射線の種類による影響の大きさを数値化して、それを乗じている。

線量の大きさを、その影響の大きさから理解するとわかりやすい。ただし、大線量の場合に限られるが。例えば､4 シーベルトの線量を 1 度に全身で被曝すると、半数の人が 30 日以内に死亡するほどの量である。これを半致死線量という｡1 シーベルトの被曝線量は大きな量であり、日常生活での被曝では決して遭遇しない量である。ただし、核事故の場合か、放射線によるガン治療の場合はありうる。通常ではその 1000 分の 1 の単位ミリシーベルトを用いる。この単位を用いると、半致死線量は、4000 ミリシーベルトとなる。同様にして 1 グレイは 1000 ミリグレイである。

表Ⅰ 2.1　主な核種による内部被曝と人体影響

核種	物理半減期	生物半減期	集積部位	1ミリシーベルトの被曝となる体内放射能*	主な影響
Cs-137	30年	100日	筋肉，全身	7万7000ベクレル	白血病，不妊
Sr-90	29年		骨，歯	3万6000ベクレル	骨腫瘍，白血病
I-131	8日	80日	甲状腺	4万5000ベクレル	甲状腺ガン 甲状腺機能低下
Pu-239	2万4000年	100年（骨） 40年（肝臓）	骨，肝臓，肺	4000ベクレル	骨腫瘍，肝臓ガン 白血病，肺ガン

*国際放射線防護委員会 Publication 68 表B.1の経口摂取に対する実効線量係数（Sv/Bq）より求めた値。物質の性状としては，速い吸収速度（セシウム，ストロンチウム，ヨウ素）ないし中位の吸収速度（プルトニウム）としている。この被曝は，これらの放射性物質を体内に摂取してから，その後50年間の線量である。ただし，実際にはセシウムやヨウ素の被曝はそれらの生物半減期や物理半減期が短いので，体内摂取後，比較的速やかに，体内から消失する。

外部被曝と内部被曝

体外にある放射性物質などが出す放射線による被曝を外部被曝と呼ぶ。核兵器による攻撃を受けた場合の爆央からの直接放射線による被曝も、外部被曝の例である。さらに攻撃直後、中性子を吸収し放射化した被爆都市には、高レベルの誘導放射能が生じており、市外から直後に救援で駆けつけた人たちは、それにより外部被曝することになる。その他、地表面に核汚染のある地域に暮らしている場合に、常時外部被曝を受ける。

体内に放射性物質を取り込み、それによって被曝することを内部被曝という。その経路は汚染した食物・飲料水の摂取、放射性の粉塵・ガスの吸入、皮膚からの取り込みである。放射性物質の体内の集積部位は元素ごとに異なる。セシウムは全身の筋肉組織、ストロンチウムは骨や歯、ヨウ素は甲状腺、そしてプルトニウムは肝臓、骨、肺に沈着する。体内に残留する期間は生物代謝によりきまる。体内量が半減する期間を生物半減期と呼び、元素の種類ばかりでなく、被曝者の年齢によっても異なる。内部被曝の場合、飛程の短いベータ線やアルファ線を放出する放射性核種が特に大きな問題となることが特徴である。

自然放射線と低線量率長期被曝

大地に含まれる天然放射性元素や宇宙からの放射線により、私たちは日常生活のなかで、放射線の被曝を受けている。日本の場合、これらによる外部被曝は1

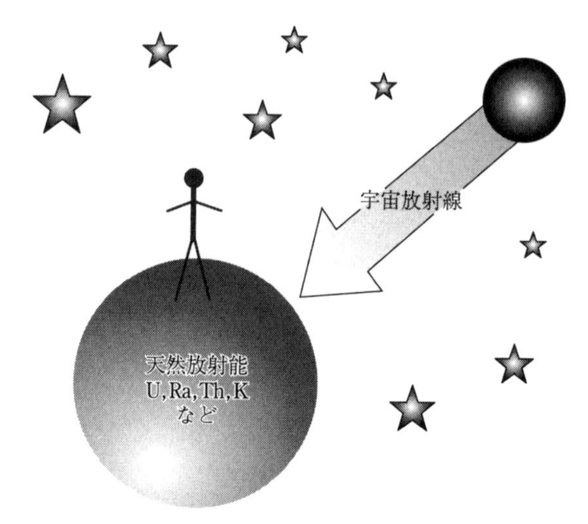

図Ⅰ 2.4　自然放射線

生命は自然界の放射線環境の中で誕生・進化してきたので、ある程度の耐性が備わっている。

年間で約0.6ミリシーベルトである。さらに食品などを介して私たちは天然放射性元素を体内に取り込んでいる。例えばカリウム40が全身に分布し、その放射能は成人の場合、日本人は約4000ベクレルある。筆者自身も測定経験があり、体重68キログラムの私の体内に正に4000ベクレルのカリウム40が存在していた。ガンマ線を放射する放射性物質は容易に測定できる。この測定も10分以内で結果を知ることができる。

これら天然放射能からの内部被曝は、日本人の場合およそ1年間で1.4ミリシーベルトである。

放射線や放射能は、この宇宙の至る所に存在しており、特別な存在ではない。生命誕生の太古の昔より、地上の生物は、これら放射線や放射性物質のなかで、誕生、進化してきており、放射線被曝に対し、かなりの耐性も備わっている。ひょっとしたら、太陽光線と同様に、生命活動にとって必要な刺激かもしれない。

チェルノブイリ事故後、原子力施設内部に数年間の間に何度も入って調査したある科学者がいた。彼は、総計9000ミリシーベルトの被曝をしたが、元気に生きていると聞いた。この被曝線量値は、瞬時に被曝した場合には、致死量である

表Ⅰ 2.2　全身被曝による急性放射線障害（『放射能と人体』1999年より）

線量（ミリシーベルト）	症状
250以下	ほとんど臨床症状なし
500	リンパ球の一時的減少
1000	吐き気，倦怠感，リンパ球著しく減少
1500	半数の人が放射線宿酔（二日酔い症状）
2000	長期的な白血球の減少
3000	一時的な脱毛
4000	30日以内に半数の人が死亡する

が、このように分割被曝では、致死とはならなかった。

分割被曝の人体影響は、瞬時被曝よりも小さい影響となる。さらに、被曝の時間当たりの量、すなわち、線量率も人体への影響の仕方に変化を与えると考えられる。すなわち同じ線量値を、低線量率で被曝する場合は、それを高線量率で被曝する場合と比べて、人体影響は少ない。わかりやすいたとえ話として、高さ30mのビルの屋上から飛び降りれば100%死亡するが、段差0.3mの階段を100段ゆっくりと下っても死ぬことはない。

生物の高度な修復機能と関係があるのかもしれない。この問題は、現在放射線生物学の重要テーマとして研究が続けられている（拙著『人は放射線なしに生きられない』『放射線ゼロの危険』）。

急性放射線障害と後障害

ガンマ線や中性子による外部被曝に対する人体の放射線障害は、広島・長崎の被曝者に対する研究からかなりのことがわかっている。障害は被曝後数週間以内に発症する急性障害と数ヵ月から数十年の潜伏期を経てから発症する後障害とに分類される。250ミリシーベルトを超えた線量を全身に短時間のうちに受けた場合に、被曝の影響が比較的早期に発生する。その症状は線量の大きさによって異なる。

細胞の放射線感受性は、細胞分裂が盛んな細胞ほど高い。造血器官、生殖腺、腸管、皮膚などは被曝の影響を受けやすい。さらに胎児期は器官や組織が造られ細胞分裂が盛んなので、胎児は特に放射線の影響を受けやすい。

被曝による人体影響の現れ方には、線量の閾値（しきいち）の有無で大きく2つに分けられ

表Ｉ 2.3　**確定的影響の例とその閾値**（『新・放射線の人体への影響』1993年より）

影響		閾値（ミリシーベルト）
一時的不妊		
男性（精巣）		150
女性（卵巣）		650以上
永久不妊		
男性（精巣）		3500以上
女性（卵巣）		2500以上
一時的脱毛		3000
白内障		2000
胎児被曝		
流産	（受精～15日）	100
奇形	（受精後2～8週）	100
精神遅滞	（受精後8～15週）	120

る。それは確定的影響と確率的影響である。

1つめの確定的影響は、ある量（閾値）以上の線量を被曝した場合にのみ発生する。例えば、脱毛や、皮膚が赤くなる、白内障などの影響である。症状の現れ方には多少の個人差はあっても、線量の大きさによって同じような症状が現れる。この確定的影響には次の特徴がある。(1) 同程度の線量を被曝すると、誰にでも同じような症状が現れる。(2) 症状は、閾値以上の線量で現れる。(3) 症状の重さは、線量の大きさに依存する。

2つめの確率的影響は、閾値となる線量がなくて、わずかな線量を被曝しても、一度きっかけができると、この種の障害が発生する確率が生じると考えられている。放射線による発ガンや、遺伝的障害がこの例であると長年考えられてきた。

放射線被曝により誘発される発ガンは、線量に比例し、被曝後、長い年月の潜伏期を経て症状が現れる。この種のガンには、甲状腺ガン、乳ガン、胃ガン、肺ガン、結腸ガン、白血病などがある。被曝後のガン発生率は、広島・長崎原爆被曝者の調査から、500ミリシーベルト以上の被曝をした場合、その被曝線量に比例してガンの発生率が増加することがわかっている。

しかし200ミリシーベルト以下の被曝者には、ガン発生率の増加は認められていない。発ガンには、放射線以外の要因があって、わが国では、4人に1人はガンで亡くなっており、低線量の放射線被曝による発ガンを確認することは極めて困難である。もし数十ミリシーベルトの線量を読者のあなたが被曝した場合に、それによって将来ガンになる確率は、その他放射線以外の因子でガンになる確率よりも低いことになる。なお、国際放射線防護委員会の1990年勧告では、1000ミリシーベルトの被曝に対して、致死ガン誘発の確率として100分の5の値を示している。

放射線の遺伝的影響は、これから子どもをつくる人が生殖腺に放射線を受けた場合に発生する確率をもつ影響である。ただし広島・長崎の原爆生存者の調査では、この遺伝的影響は見つかってはいない。

見つかっているのは、ショウジョウバエやマウスなどを用いた実験からである。ヒトへの影響に関しては、この生物実験の結果から遺伝的影響を推定しているだけである。もしも読者のあなたが10ミリシーベルトの線量を被曝したとすると、将来あなたの子孫に遺伝的影響が現れる確率は10万分の6と推定される。100ミリシーベルトならば、その確率は1万分の6となる。

第3章　世界の核兵器実験とその影響

核爆発は1945年7月以来、全世界中でこれまでに2400回以上も行われている。1945年8月の広島と長崎の2回の原爆使用以外は、そのほとんどが核兵器開発のためになされた実験であり、その他一部が土木工事などの産業利用であった。大気圏内での爆発実験では、遠くはなれた海外からわが国へも核分裂生成物が降ってきた。また、南太平洋でマグロ漁をしていたわが国の漁船が、米国の水爆実験で被曝する事件もあった。

第3章では、世界の核兵器開発で行われた爆発実験の概要とその影響をみることとする。

各国の実験

第二次大戦後、米ソを中心とした核兵器の開発競争のなか、1998年までに2419回、総出力530メガトンの核爆発が実施された。この内訳は米国1127回、ソ連969回、英国57回、フランス210回、中国44回、インド6回、パキスタン6回である。最近でも、米ロ両国の臨界前核実験が実施されており、依然として核兵器開発は停止していない。核爆発実験による環境汚染や周辺住民の被曝については、実施国による厳しい情報管理のため、不明な点が多い。その中で非政府組織である国際学術連合会議・環境問題科学委員会が核兵器実験の環境・人体影響をテーマとしたプロジェクトRADTESTを1993年に立ち上げ、2000年にその報告書を出版した。

主な核兵器の実験場は、北米ネバダ、マーシャル諸島エニウエトック環礁およびビキニ環礁（以上米国の実験）、カザフスタンのセミパラチンスク、北極圏ノバヤゼムリャ（以上旧ソ連）、オーストラリアのエム、モンテベロ島、マラリンガ、太平洋クリスマス島およびマルデン島（以上英国）、アルジェリア、ポリネシアのファンガタファ環礁とムルロワ環礁（以上フランス）、中国ロプノル（中

表Ⅰ 3.1　世界各国の核兵器実験（1998年まで。SCOPE59より）

国名	核実験数			出力（メガトン）		
	大気圏内	地下	合計	大気圏内	地下	合計
米国	217	910	1127	154	46	200
旧ソ連	219	750	969	247	38	285
英国	33	24	57	8	2	10
フランス	50	160	210	10	3	13
中国	22	22	44	21	1	22
インド		6	6			
パキスタン		6	6			
合計	541	1878	2419	440	90	530

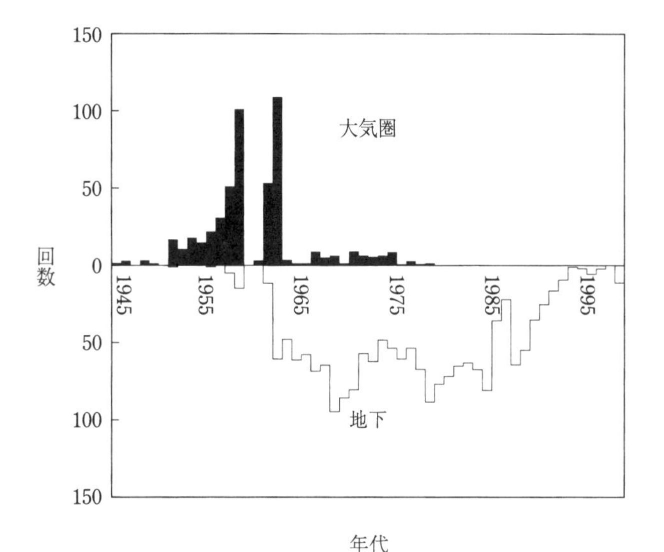

図Ⅰ 3.1　世界の年代別核兵器実験。地下爆発の回数を下向きに表現した（SCOPE59より）

国)、インド、パキスタンにおよんでいる。これらの核爆発から大気圏内に放出された人工放射性物質により、地球全体が汚染した。南半球とくらべて北半球の方の汚染度が高い。国連科学委員会の報告によれば、北緯30～50度の範囲に降下したストロンチウム90の積算量は平方メートル当たり約2000から3000ベクレルである。

核実験は、住民のいない管理された実験場で実施され、爆央から周辺住民へ直接放射線が届かないように実施されたもようである。しかし核爆発で発生した膨大な量の放射性物質は、周辺居住区を汚染させ、住民の被曝を招いた事実が判明してきた（第Ⅱ部参照）。

核実験の分類

実験はその爆発点により、地上、空中、地下と分類される。初期の核爆発は鉄塔に置かれた地上爆発であった。これは火の玉が地表を覆い、核汚染した土壌の粉塵を空中に巻き上げる。このため、周辺の汚染ばかりでなく、風下地域が高濃度の放射性雲により被曝するため、最も危険な実験である。

戦闘機などから投下し爆発させる空中爆発の場合、核分裂生成物のほとんどが高温気体となって上空へ舞い上がり、地球規模の核汚染源となる。爆央から放射された中性子が直下の地面を放射化する。こうして発生した放射能が、高温の上昇気流で上空へ昇り、原爆キノコ雲の幹を形成する。この部分には比較的大きな粒子が含まれるため、風下地域に少しずつ移動しながら降下していく。

火の玉が地表へ出ないように原爆を深い地下に埋めて、爆発させた実験を地下核爆発と分類する。この場合、原爆原料プルトニウムや核分裂生成物が地下に閉じ込められるため、比較的安全である。実際には、縦穴や山に造った横穴の中で実施している。浅い地下での爆発では、火の玉が地表に現れてしまい、実質的には地表爆発となる。こうした「地下核爆発」も歴史的にはあった。また成功した核爆発でも発生した放射性の希ガスが地表から噴出するため、一時的に核実験場周辺の放射線レベルを上昇させた。

実験における住民の放射線被曝の問題を考えよう。この場合、管理された核実験場を設けるので、その内部に住民は存在しない。例えば、旧ソ連のセミパラチンスク核実験場は、四国ほどの面積の土地の周囲に柵を造り、住民や家畜の立ち入りがされない状態を確保していた。したがって、核実験場内に住民がいないので、核爆発・爆心からの直接放射線による外部被曝はなかったと考えられる。周辺住民には、爆央から放射される中性子やガンマ線による直接被曝はなかった。なぜなら遠方にまでそれらは到達できないからだ。

しかし、核分裂連鎖反応で発生する多量の放射性物質や核物質が原因する甚大な放射線被曝が、周辺遠方住民にも起こりうる。実際、1954 年にビキニ環礁で米国が行った水爆実験 15 メガトンで発生した放射能による被曝は、日本では特に有名である。当時東方 150 キロメートル離れた海域で、マグロ漁をしていた第五福竜丸は、雪のように白い粉を被った。

表Ⅰ 3.2　放射性雲が通過した地域の住民の被曝経路

1. 放射性雲中の放射性核種からの外部被曝
2. 放射性雲中の放射性核種の吸入による内部被曝
3. 放射性雲あるいはフォールアウトで沈着した放射性核種による体表面汚染からの被曝
4. フォールアウトで汚染した地表面からの外部被曝
5. 汚染した地表面から再浮遊した放射性核種の吸入による内部被曝
6. フォールアウトで汚染した飲料水による内部被曝
7. 食物連鎖により経口摂取した放射性核種による内部被曝

この正体は水爆で砕かれ放射化した珊瑚環礁の微粉末と核分裂生成物、プルトニウムなどの混合物であった。広島の黒い雨に対応する放射性降下物（フォールアウト）である。これにより乗組員23名が被曝した。また、その近くのロンゲラップ環礁へも多量のフォールアウトがあり、島民が被曝した。その直後より、皮膚炎、嘔吐、下痢、脱毛などの急性放射線障害が発生した。3月3日に島民たちは米軍に救出された。

この例のように、爆心からの直接放射線が届かない数十キロメートル以上も遠方にいる住民にも、核爆発後に発生する放射性物質に起因した甚大な被曝が発生しうることが知られている。

放射性フォールアウトによる被曝

空中からの核攻撃を受けた住民の被曝は、爆央からの高エネルギーガンマ線や中性子線による瞬間的な高線量外部被曝がその特徴である。一方、地上や浅瀬の海上核爆発では、核爆発で発生する多量の放射性物質により、周辺に広範囲な環境汚染が発生する。継続的な外部被曝と汚染した水や食品の摂取、そして汚染した空気の吸入による体内への取り込みから発生する内部被曝が、その核汚染地域住民の被曝の特徴である。

核爆発後発生した放射性雲は、風下へ移動し、その軌跡上の住民が被曝する。この時の被曝状況を分析すると、表Ⅰ 3.2の被曝経路が考えられる。外部被曝の主な放射線はガンマ線とベータ線である。透過力の大きなガンマ線は体内組織・臓器に障害を起こすのに対し、ベータ線では皮膚や粘膜の障害が問題になる。内部被曝では、その他ベータ線、アルファ線による被曝を受ける。特にアルファ線は生物学的影響が大きい放射線である。放射性核種が体内に摂取される経路は、消化器官から内臓に吸収されて各組織・臓器にはいる経口経路と、ガス状のものや空中に浮遊している微粒子の呼吸器官からの吸入摂取、および皮膚を通して血液に入る経皮摂取とがある。摂取された放射性物質はその元素ごと、特定の体内部位に沈着し、その部位を照射し続ける。この場合、飛程の短いベータ線やアルファ線を放出する放射性核種が特に大きな問題となる。

第4章　原子力発電と核燃料サイクル

世界では現在、400基を超える原子力発電所が稼働している。その原子力による発電量の世界のトップ5は上から、米国、フランス、日本、ドイツ、ロシアである。発電量に占める割合は、例えばフランス77パーセント、ベルギー57パーセント、ウクライナ44パーセント、韓国36パーセント、日本33パーセントと高く、原子力は発電分野において重要な部分を担っている。

この原子力発電は、核分裂連鎖反応を安定的に制御し利用する技術であり、核燃料の製造から、使用済み核燃料の処理・廃棄を含めた全体としても、安全な技術体系の構築が求められている。したがって、これまで学習してきた核兵器とはまったく異なる範疇にある。核兵器は故意に大規模災害を発生させることを目的とした技術だ。

将来の核融合発電も含めて、原子力はいわば太陽のようなエネルギー源を人間の手で作り利用する魅力あふれる技術のはずである。人類がこれまでの歴史の中で、火を制御し利用することで社会が発展してきたように、核燃料サイクル全体を含む原子力の総合的な安全制御システムの確立が、21世紀に課せられた大きな課題のひとつかもしれない。

原子力技術の約半世紀にわたる歴史のなかで、数の上では少ないが、これまで原子力先進国で事故が発生している事実がある。また多数の公衆を巻き込んだ原子力発電所等の災害が起こっている。これらは、社会に対し大きな衝撃を与えた。1999年の東海村JCO臨界事故では、風評被害額は100億円規模と報道された。しかし、その実態はどういうものなのだろうか。すなわち私たちは、この災害の中身を自然科学的に認識する必要がある。

第Ⅱ部でチェルノブイリ事故や東海村臨界事故を取り上げる前に、ここで最初に原子力施設の構造や、わが国で推進している核燃料サイクル開発、国際的な事故評価基準について学習することとする。

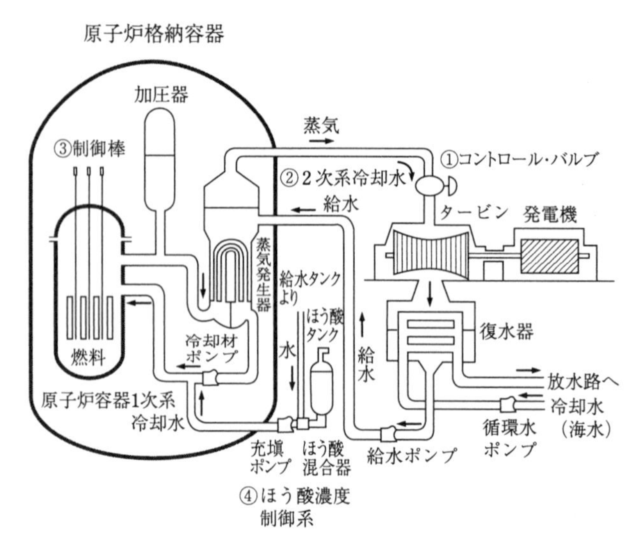

図Ⅰ 4.1　加圧水型原子炉発電所の構造（『原子力百科事典 ATOMICA』より）

原子力発電所の構造

原子力発電では、原子炉でウラン 235 を核分裂させたときに発生する熱エネルギーで、水を高温の蒸気にしてタービンを回し発電している。その蒸気を蒸気発生器を介して間接的に取り出す方式が加圧水型軽水炉で、直接的に取り出す方式が沸騰水型軽水炉である。

ウラン金属の酸化物の粉体を直径 8 ミリメートル、長さ 10 ミリメートル程度の大きさの円柱状のペレットに焼き固めたセラミックスを、厚さ 1 ミリメートル、長さ 4 メートルの金属チューブに数百個充塡（じゅうてん）する。それを数十から数百本束ねたものが、燃料集合体となる。天然ウランでは、ウラン 235 は 0.7 パーセント、ウラン 238 が 99.3 パーセントの構成だが、原子力発電ではウラン 235 を 3 〜 4 パーセントに濃縮させて使用する。核分裂はこのペレットの中で生じ、発生する核分裂生成物は金属チューブ内のペレットに閉じ込められる。発生するエネルギーは熱となり冷却水へ移動する。

粒子が焼き固められたセラミックスペレットは均一物質ではなく、多数の粒界が存在し、その隙間に核分裂生成物が溜まりやすい構造になっている。使用済み核燃料には、ガス状の核分裂生成物の 98 パーセントが、このペレット中にとどまっている。ペレットから飛び出した物質は金属チューブに閉じ込められる。

このチューブが破れると、放射性物質が燃料棒周囲の冷却水に移動する。加圧水型原子炉では、この冷却水は一次冷却水と呼ばれる閉鎖系であり、チューブが破れても、そのまま環境へ漏洩することはない。一次冷却水の圧力が高くなりすぎた場合には、その水を放出することになる。それを受け止める機能が原子炉格納容器である。

沸騰水型原子炉では、気密性の高い原子炉建屋で全体を包む構造となっている。このように、原子炉は、放射性物質の外部環境への漏洩を、幾重にも防止する構造となっている。

わが国の核燃料サイクル開発

使用済み燃料棒のなかには、残存するウラン235(1パーセント)、ウラン238(95パーセント）と核分裂生成物（3パーセント）のほかウラン238が高速中性子を捕獲して生成したプルトニウム239（1パーセント）が含まれている。この使用済み核燃料は、通常長期間、原子力発電所に保管貯蔵される。その後、使用済み核燃料から有用な成分を取り出す再処理が行われる。

プルトニウム239も核分裂性の物質であるので、再処理によりこれを取り出すならば、エネルギー資源の創生となる。これにより軽水炉でのウラン資源利用効率は2倍に向上する。そのうえ、プルトニウムの転換効率に優れた高速増殖炉でプルトニウムを利用することが可能になるならば、その利用効率は約60倍に向上すると推定されている。フランスやイギリスではこの再処理が40年前から実施されている。わが国では、核燃料サイクル開発機構（サイクル機構：旧動燃事業団）が1977年より使用済み核燃料の再処理に関する技術開発を行ってきた。

核燃料は、天然ウランの精製→転換→濃縮→再転換→成型加工の一連の工程を経て、燃料集合体として、原子力発電所で使用される。その使用済み核燃料を再処理して繰り返し利用する核のリサイクルシステムの完成により、長期安定なエネルギ確保が可能になる。これには、放射性廃棄物の安全管理が不可欠である。わが国では、青森県六ヶ所村に、ウラン濃縮工場、高レベル放射性廃棄物貯蔵管理センター、低レベル放射性廃棄物埋設センターが操業し、2005年には再処理工場が完成する計画となっている。

原子力発電所の運転や点検作業に伴って発生する比較的放射能レベルの低い廃棄物「低レベル放射性廃棄物」を埋設する設備は、窓もドアもなく地上の部分がない地下だけの鉄筋コンクリートビルである。しかも、その地下室の天井の上に

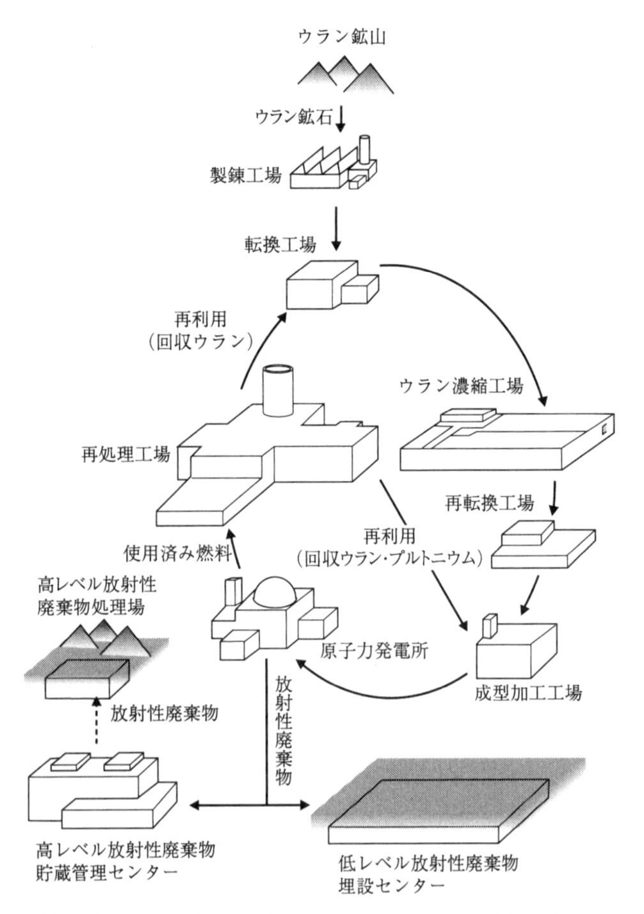

図Ⅰ4.2　核燃料サイクル。核燃料物質のリサイクルと放射性廃棄物の処理(日本原燃株式会社「会社案内」より)

は約6メートルの厚さの土が覆っている。その地下室内に整然と並べられた低レベル放射性廃棄物の入ったドラム缶群が、その隙間にセメント系充填材が注がれ、身動きできない状態にある。この設備の脇には点検路があり、放射能が減衰するまで管理を続けることになっている。

標高30～60メートルの台地に建設されている六ヶ所村の埋設センターは、充分な地耐力があり、透水性の少ない岩盤が支持地盤となっていると、日本原燃は説明している。このセンターは、最終的には200リットルのドラム缶300万本を

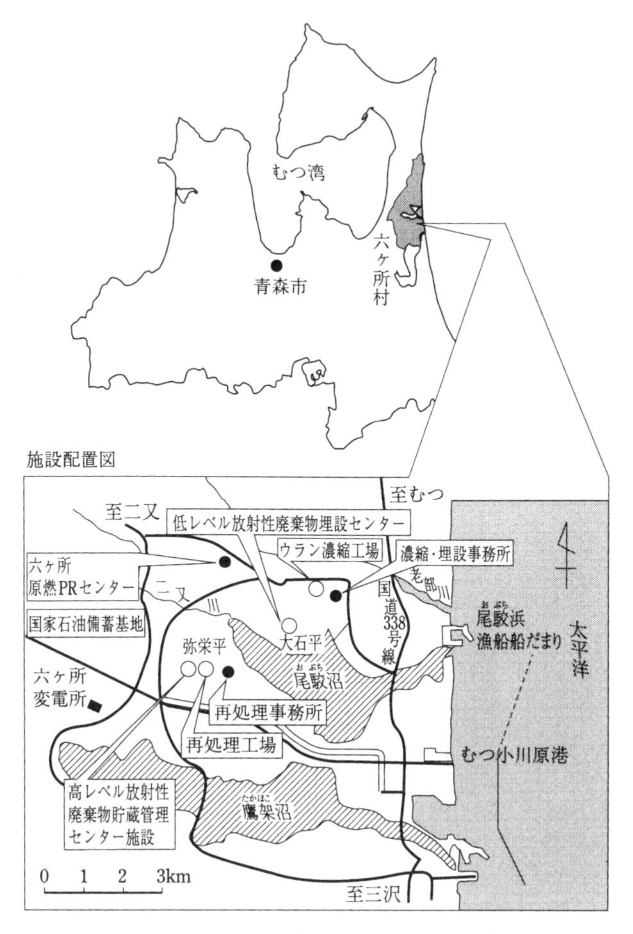

図Ⅰ 4.3　六ヶ所村の核燃料施設（日本原燃株式会社）

収容できる規模である。全国の発電所からのドラム缶が専用輸送船・青栄丸によって輸送されてくる。

使用済み燃料は、放射線の遮蔽が充分考慮された頑丈な専用輸送容器（キャスク）に入れられて、再処理工場に運ばれる。発電所のプールも含めて、4年以上プールで貯蔵し、放射能を100分の1に減衰後、使用済み燃料の再処理が開始される。

現在、わが国の使用済み核燃料は、サイクル機構およびフランスとイギリスの再処理工場にて、再処理が行われている。海外での再処理後、ウランやプルトニ

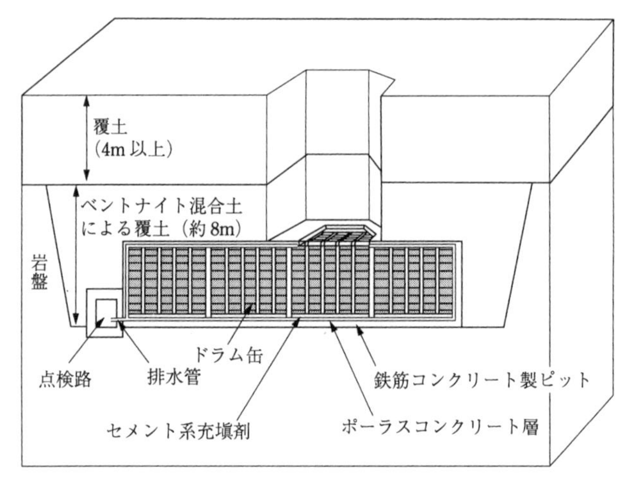

図Ⅰ 4.4　六ヶ所村の低レベル放射性廃棄物埋設設備の構造（日本原燃株式会社）

ウムの他、同時に発生する分離された核分裂生成物である高レベル放射性廃液がガラス固化体として返還され、六ヶ所村の高レベル放射性廃棄物貯蔵管理センターにて、貯蔵管理されている。再処理工程で分離された核分裂生成物を、高レベル放射性廃棄物と呼ぶ。これをガラス原料と混ぜて溶かし、ステンレス製の容器である直径 40 ×高さ 130 センチメートルのキャニスターに入れて、冷却し固める。これが核燃料サイクルにおける高レベル放射性廃棄物のガラス固化体である。

数千年前の遺跡からガラス器が出土していることから、このキャニスターに封入された高レベル放射性廃棄物ガラス固化体が、地層中で長期間変質せずに安定に存在できると考えられている。六ヶ所村では、地層最終処分前の高レベル放射性廃棄物貯蔵管理センターが建設されている。現在の容量はガラス固化体 1440 本だが、将来的には三千数百本の貯蔵施設を計画している。

高レベル放射性廃棄物の地層処分計画

1 トンの使用済み核燃料には 10 エクサベクレル（10^{19}Bq）の放射能がある。これは約 10 年後に、1000 分の 1 に減衰する。さらに 1000 分の 1 に減衰するには 1000 年を要する。この 1000 年後の放射能レベルは、最初の核燃料 1 トンを製造するために使用したウラン鉱石全体に含まれていた放射能レベルの 10 倍である。

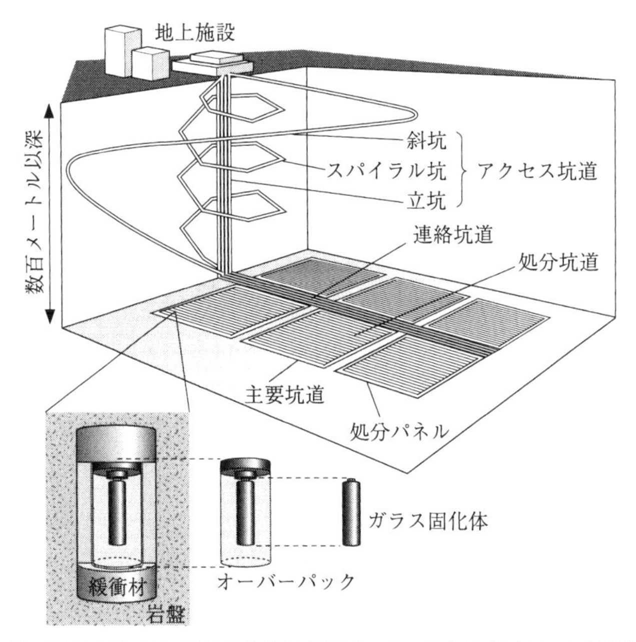

図Ⅰ 4.5　核燃料サイクル開発機構が検討している地層処分施設の概念図（第二次とりまとめより）

したがって使用済み核燃料からの高レベル廃棄物を千年から万年以上にわたって保管隔離する技術と社会システムの開発が求められる。

1000年の長さは歴史的な期間である。1000年前も、日本社会は存在していた。これから1000年後も日本社会は、大きく変化したとしても、その存在を疑いたくはない。未来社会の予想は困難だけれども、過去の歴史は調べられているのでいろいろな情報が存在している。またさまざまな過去の物、例えば、弥生時代の銅鐸（島根県加茂岩倉遺跡）、弥生人骨内の脳組織（鳥取県青谷上寺地遺跡）、縄文時代の巨木の柱（青森県三内丸山遺跡）、が長い年月を経て、出土している事実がある。したがって、現代技術をもってすれば、高レベル廃棄物の1000年以上の保管隔離も十分開発可能な技術ではなかろうか。

わが国では、高レベル放射性廃棄物ガラス固化体の深度地層中への処分の2030年代操業を目指して、1976年より研究開発が行われている。計画ではガラス固化体を30～50年間、高レベル放射性廃棄物貯蔵管理センターにて冷却貯蔵の後、人間の生活圏内から隔離するため、地下の深い安定した地層中に最終処分するとしている。

最終処分での防護としては、人工的な複数の防護壁（人工バリヤ）と地層（天然バリヤ）を組み合わせた地層処分システムによって生活環境に影響が及ばないような隔離埋設が検討されている。人工バリヤは、ガラス固化体とそれを収納する金属製の容器であるオーバーパック、そしてそれを地下に埋設する際に地層との間に充填される粘土の一種である緩衝材から構成されている。処分場の深さは、花崗岩などの硬岩系岩盤で1000メートル、泥岩や砂岩などの堆積岩からなる軟岩系岩盤では500メートルと設定されている。

原子力発電所の事故とは？

「原子力は絶対に安全である」とは、わが国の推進者たちがしばしば発言してきた言葉であった。私も学生時代の原子力特別講義で、事故の発生確率が天文学的数字であり極めて低いとの計算結果を聞かされていた。しかし、その後1979年米国のスリーマイル島事故、1986年旧ソ連チェルノブイリ事故が発生した。あの物理学者の計算した確率は、いったいなんだったのか。あの確率が正しいのなら、これらの事故は発生するはずがないのに。一方、原子力反対派も存在し、双方激突の構図がしばしば報道されている。原子力事故はわが国では起こらないとの説明だけでは、両者の真面目な議論にならないのも当然である。

こうして、1999年東海村臨界事故が発生してしまい、わが国で長い間語られてきた「原子力の安全神話」も作り話であった、と一笑された。しかし、これでわが国の21世紀のエネルギー基盤を支えうる原子力政策を、簡単に放棄するわけにはいかないと思うのは、私だけではないだろう。科学・技術およびわが国の政策に関わるこの件は、当然のこととして科学的民主的な取り組みと議論が求められる。「宗教対立」のようなものであってはならない。このエネルギー政策のみならず、危機管理、経済、科学・技術、教育などの重要課題を、世紀の初めに長期展望に立って真剣に取り組まなくてはならないはずである。

事故とは何か。わかっているようでわからない言葉であろう。交通事故と言えば、日常的なできごとで理解できているような気がする。車同士、車と電信柱、車と列車、車と歩行者など、これらの間の衝突が発生した場合が事故である。これにより車などの装置が故障したり破壊する。また人身が負傷したり死亡するなどの重大な結果を招く。

この交通事故には、幾つかの種類の原因がある。よくある原因としては、運転者の不注意、運転技術不足、飲酒などの交通規則違反、パンクなどの突然の予期せぬ車両故障、整備不良からくる故障、元々のメーカーに責任のある車両の欠陥、メーカーのクレーム隠し、落石・地震などの天災などがある。故障が発生しても、それが直ちに事故にはならないことも多い。すなわち故障と事故とはことなる出来事である。また事故原因には人的要素もあることになる。しかも運転者および場合によってはメーカーの違法行為が原因となる場合もある。

日本では毎年、年間1万人以上が、交通事故で死亡している。事故を恐れて、車に乗らない人はいないと言っていいほど少ない。それ以上に、車を利用するメリットが大きいと、利用者が判断しているのだろうか。また交通事故が発生したからと言って、トヨタなどの自動車メーカーに、その責任を求める場合はそれほど多くない。製造責任が求められるのは、ごくまれなケースである。

この交通事故の考え方は、原子力事故の考え方を理解することにも役立つかもしれない。原子力施設にも、部品や材料の不良からの故障と事故、運転ミス、設計ミス、東海村JCO事業所のようなごくまれには原子力の安全技術を無視した違法な操業が存在する。すなわち、人的物的原因からの事故が、原子力関連施設においても発生する。もちろん原子力関連施設においても、故障は故障であって必ずしも事故ではない。故障が発生しても事故に結びつかない場合もある。故障や事故を考える場合、原子力関連施設が特別ではないはずだ。

自動車との違いとして、大規模原子力施設の数は自動車の数と比べれば圧倒的に少なく、安全管理の徹底が可能であるところは幸いな面である。これは事故件数の圧倒的な差にも現れている。反面、莫大な量のエネルギーと放射性物質が1箇所に集中しているので、特別な形での安全確保が要求されるのは当然のことである。例えば、原子力発電所が海岸近くに立地している現実は、海からのテロ攻撃対策に万全を期すべきところである。

原子力の異常事象や事故に適用される国際尺度

この原子力関連施設で発生する通常ではない事象の規模を評価する尺度として、1992年に国際原子力機関と経済協力開発機構・原子力機関が提案した「国際原子力事象評価尺度」がある。それによると、異常事象を7段階のレベルに分類し、上位レベル7から4を事故とし、3以下を事故とはせず異常な事象としている。

レベル7が最大の事故で、原子力施設から多量の放射性物質が外部環境へ放出される。事例としてはチェルノブイリ事故が、これに該当する。事故分類上、最

表Ⅰ 4.1　国際原子力事象評価尺度と主な評価事例（『原子力百科事典 ATOMICA』福島評価は高田純）

	レベル	基準（所外への影響）	評価例
事故	7　深刻な事故	放射性物質の重大な外部放出 ヨウ素131換算で 数万テラベクレル相当以上	チェルノブイリ 黒鉛炉事故（1986，旧ソ連）
	6　大事故	放射性物質のかなりの外部放出 ヨウ素131換算で 数千から数万テラベクレル相当	キシュテム核廃棄物 貯蔵庫の爆発（1957，旧ソ連） 福島軽水炉事故（2011，日本）
	5　所外へのリスクを伴う事故	放射性物質の限られた外部放出 ヨウ素131換算で 数百から数千テラベクレル相当	スリーマイル島 軽水炉事故（1979，アメリカ）
	4　所外への大きなリスクを伴わない事故	放射性物質の少量の外部放出 公衆の個人被曝線量が 数ミリシーベルト	JCOウラン加工工場 臨界事故（1999，日本）
異常な事象	3　重大な異常事象	放射性物質の極めて少量の外部放出。公衆の個人被曝線量が 10分の数ミリシーベルト	旧動燃アスファルト固化処理 施設火災爆発（1997，日本）
	2　異常事象		美浜発電所2号炉蒸気発生器 伝熱管損傷（1991，日本）
	1　逸脱		高速増殖炉もんじゅ ナトリウム漏洩（1995，日本） 敦賀発電所2号炉冷却材漏洩 （1999，日本）
尺度以下	0　尺度以下		
	評価対象外		

評価基準は、所外への影響の他、所内への影響、深層防護の劣化に関する基準があるが、本表においては省略した。公衆が巻き込まれる核災害の原因としての事故分類としては、所外への影響基準で充分表現されていると考えられる。その他の2つの基準は、施設内従業員の被曝や装置の損傷・劣化に関する事項である

も低いレベル4の事故は、所外への大きなリスクを伴わない事故である。東海村JCO臨界事故は、このレベル4に分類された。社会の受けた印象とはかなりの差があるように読者の皆さんは思われるかもしれない。しかし科学的な判断で、レベル4と分類された。ここでは、公衆との関わりで事故の規模を分類していることに注目していただきたい。その事業所内では事故とされる事象であっても、この国際尺度では異常事象として分類されることがある。JCO事業所から漏洩した放射線による公衆の被曝線量は、最大でも20ミリシーベルトに達していなかった。また、周辺環境に顕著な放射性物質による汚染もなかった。

これが事実でありながら、社会へ与えた恐怖のインパクトはかなりの大きさとなってしまった。このアンバランスを専門家としては真剣に受け止めている。日本人のほとんどが、放射線および被曝の科学教育を受けていない事実。無責任に被曝リスクを話す一部「科学者」たち。恐怖を煽る報道。住民たちに不信を抱かせた科学技術庁（現・文部科学省）からの被曝線量に関する説明。発電の3割を原子力に依存し、医療やその他の産業で放射線を利用していて、科学技術立国を唱えるわが国としては、あまりにも悲しい現実ではないだろうか。

〈追記　2015年〉

福島2011事象の事故レベルは、保安院が2011年4月12日に第4報の暫定評価として、レベル7として公表した。この評価の基礎は、福島第一原子力発電所の原子炉から大気中への放射性物質の総放出量の試算にあった。しかし、放出放射能の総量推定には大きな誤差を伴っている。

レベル7はオンサイトで30人が急性死亡したチェルノブイリ黒鉛炉事故（線量レベルは、サイト内B～A、サイト外C）の評価値であり、急性死亡ゼロ人の福島軽水炉事象（線量レベルは、サイト内D～C、サイト外D）がそれと同一との判断には矛盾する。

レベル6と評価されている、再処理施設内の液体廃棄物貯蔵タンクの爆発だったキシュテム事故時の周辺公衆の線量は50～500mSv（線量レベルD＋～C）と比べると、福島第一原発事象の線量は、それよりも低い。だたし、福島はレベル5と評価されたスリーマイル島軽水炉事象よりも線量は顕著に高い。どちらかというと、福島はキシュテム事故よりも線量は低いけれども、総合的に判断して、事故評価としては6と区分するのが妥当である。

福島事象の線量評価は、補章3を、そして各地の災害の比較については特別章の表特１を参照のこと。

第Ⅱ部　調査の現場から

調査のねらいと方法：20世紀後半、米国とソ連が対立した冷戦下の核兵器開発競争のなか、2400回を超える核爆発実験が実施され、総量として広島原爆の3万5000発分の核爆発があった。実験場周辺の核汚染と住民の放射線被曝は、許容範囲にあったのだろうか。その実験がすべて軍事的であったため長い間秘密にされていたし、21世紀の今もなお、多くの実験場周辺での被曝の実相は不明な部分が多い。原爆の原料・プルトニウムの製造地域での住民の被曝は存在しなかったのだろうか。チェルノブイリ原子力発電所事故により高レベルに放射能汚染した地域の住民たちの被曝の線量と放射線状態のその後の推移など、不明な部分が残されている。

この疑問の答えを求めて、筆者は、1995年から2001年にかけて、世界の主な核災害地での住民の放射線被曝を調査した。この海外調査のために、持ち運べる実験室・ポータブルラボを開発した。航空機内持ちこみサイズのトラベルケースに、各種の小型測定器、ノートパソコン一式が入っている。これにより環境および人体に対し、主な測定と解析が現地でできる。

この測定システムの前に、ロシアで開発された、計測機器を搭載した車「走る実験室」があった。私のは、それをさらに小型化している。だから、このポータブルラボを片手に、航空機、トラック、漁船などに乗り、世界の被曝地を縦横に調査できた。

核汚染地に暮らす人々は、自分たちの被曝の状態がわからず、少なからず不安を感じている。そこで測定結果を現地の住民にすぐに伝えた。

調査地は、ロシア原爆プルトニウム製造施設周辺での核災害地（第1章）、カザフスタンにある旧ソ連セミパラチンスク核兵器実験場周辺（第2章）、米国の水爆実験で被曝したマーシャル諸島共和国ロンゲラップ島（第3章）、産業利用を目的としたシベリアでの核爆発地点（第4章）、チェルノブイリ原子力発電所事故からの放射性フォールアウトにより居住制限と指定された地区（第5章）、臨界事故で放射線が住宅街へ漏洩した東海村（第6章）である。これらの調査は、文部省の科学研究補助金や、民間の国際ボランティア団体からの支援、国内および現地の科学者との共同により実施できたことを忘れることはできない。

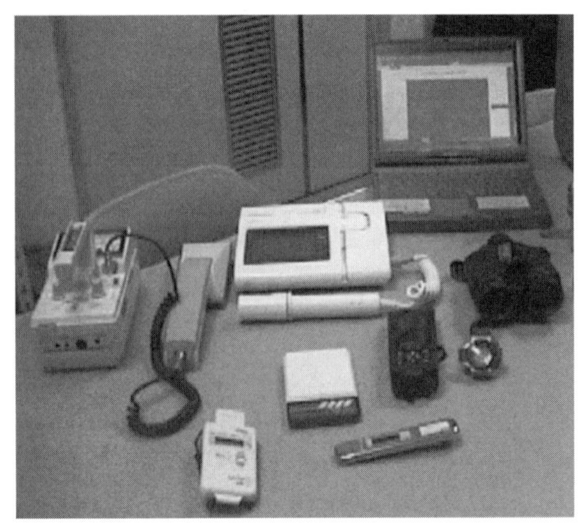

図Ⅱ序１　トラベルケースに詰め込んだ持ち運べる実験室・ポータブルラボ
環境および体内放射能測定、アルファ、ベータ、ガンマの各放射線計測、地球座標測定（GPS）、方位測定、測量、重量秤、インスタント写真、ボイスレコードの機能がある。

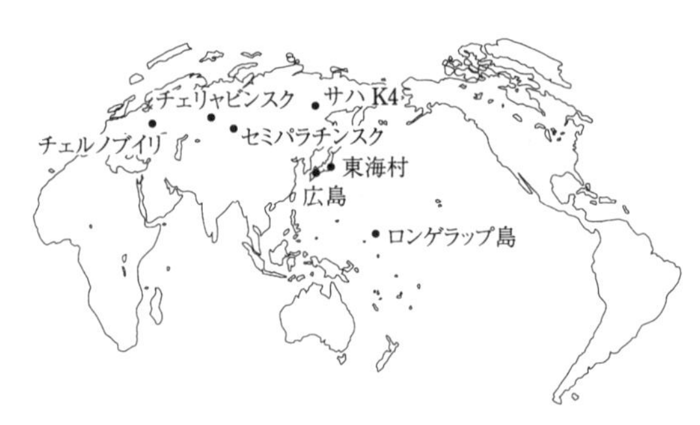

図Ⅱ序２　主な調査地

これらの調査から最初にわかったことは、世界の被災地で、過去に危険な被曝があった事実である。つぎに、その悲劇のあった土地も、年月を経て放射能汚染が減衰し、放射線被曝から解放されつつあることがわかってきたのは、嬉しい結果だった。

最後の第７章では、この世界の放射線被曝地の調査結果をまとめ、これらの土地の回復と原爆被爆地広島市の社会としての復興を検証する。

第1章　マヤーク・プルトニウム製造企業体周辺での核災害
――ロシア連邦チェリャビンスク

核兵器開発の最中、ソ連原爆プルトニウム生産拠点周辺で、核廃棄物公害などにより周辺住民に甚大な体内汚染が発生した。特にテチャ川の核汚染による流域住民のストロンチウム90による内部被曝は世界に例をみない災害となった。本章では、2000年4～5月の現地調査を中心に、この地の核災害による住民の被曝と現在の状況を報告する。

マヤーク核災害の歴史

1949年に、南ウラルにおいてソ連の原爆プルトニウムの生産が始まった。これは、内務大臣ベリヤが建設責任者としてつくったソ連最初の核施設マヤークである。ソ連のカザフスタン・セミパラチンスク核兵器実験場は、ここから東方1400キロメートルと近い。

このマヤークは、主に3施設から構成されている。原子炉と、プルトニウムを抽出するための放射化学施設、そして廃棄物処理施設である。ただし、驚いたことには廃棄物処理施設の処分場として、主として川と湖が使用されていた。まるで、昭和以前の日本の産業界が河川に廃液を垂れ流していたような状態だ。こうして、このマヤーク周辺で操業の初期に、核廃棄物公害と廃液貯蔵タンクの爆発事故により広範囲な環境核汚染が発生してしまった。

放射能汚染の主な源は、(1) 1949～56年のテチャ川への10万テラベクレルもの核廃液の放出、(2) 1957年のキシュテムでの放射性廃棄物貯蔵施設の爆発によって放出された放射能7万4000テラベクレルによる西ウラル地域の汚染、(3) 1967年の核廃液の投棄場として利用されたカラチャイ湖畔の落雷による22テラベクレルの沈殿物の舞い上がり、そして初期10年間のガス状アエロゾル2万1000テラベクレルのヨウ素131（I-131）などの放出であった。

1993年1月27日、ロシア政府は、はじめてこのウラル地方の放射能汚染の実

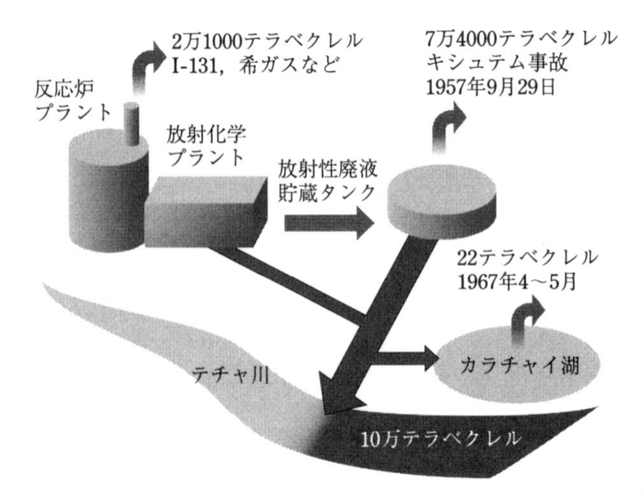

図Ⅱ 1.1　マヤーク・プルトニウム生産体から環境へ放出された放射能の概要
1テラベクレルは1 × 10^{12} ベクレルのことである。テラは100万の100万倍(デグテバ博士よりの情報，2000年)。

態を公式に発表した。ロシア閣僚会議幹部会によれば、工場周辺に放出された放射性廃棄物の放射能総量は3700万テラベクレル以上に達し、「チェルノブイリ原発事故の20倍」にあたる。この間、約45万人が被曝し、そのうち強度被曝者5万人中1000人が発病した。放射能汚染は工場周辺のチェリャビンスク、クルガン、スヴェルドロフスク3州を中心に広がっている。これに対して、ロシア閣僚会議幹部会は、マヤーク核兵器用プルトニウム製造工場からの放射能汚染補償・対策計画を決めたという。

特に核廃液が放出されたテチャ川河畔周辺の人々は、その川を主要な飲料水として利用していたため、世界で他に例をみない体内被曝となった。約3万人からなるこの調査対象群を、長期にわたり疫学的に調査した結果、白血病や他のガンからの死亡リスクが、被曝線量に伴って増加することがわかった。

テチャ川に流れ込んだ核分裂生成物の4分の1が長半減期放射性核種である、ストロンチウム90とセシウム137だった。放射能の95パーセント以上が、1950～51年に投棄された。水中の放射能は、投棄された場所から離れるにしたがって減少し、テチャ川の上流域と中流域の人々は、下流域の人々と比べて、放射性物質の摂取量が多い。川の汚染は、魚を汚染したばかりでなく、その水を飲む牛とそのミルク、そして流域農地を汚染し野菜を汚染した。

1956年から1960年の間にテチャ川の上・中流域に住んでいる約7500人の住民が、汚染された川から離れた場所へ移住したが、そのうち約2000人の住民は、1957年に起こったキシュテム事故からのフォールアウトも併せて被曝した。マヤークから60キロメートル以内に位置するテチャ川の上・中流域の人々は、また、施設が定常的に放出するプルトニウムの同位元素も含む気体状の放射能によっても影響を受けた。

テチャ川流域の住民への広範囲なモニタリングが、1951年に始まった。これらの調査で、長半減期放射性核種による人体の汚染の程度が長期間調べられた。被曝した住民を保護するための特別なデータベースが、ウラル放射線医学研究センターにより作成された。この体内被曝の特徴は、ストロンチウム90だ。ストロンチウムはカルシウムと化学的性質が似ているため、骨や歯に蓄積する。このストロンチウム90からのベータ線が骨髄を長期間照射することになった。

現地調査の許可

セミパラチンスクでの原爆実験のルーツであるマヤークでの核災害の存在を知った私は、その調査の機会をうかがっていた。折よく、チェリャビンスクから広島を訪れていた医師シャロフ博士が、1999年の春に私の研究室を訪れた。そこで、現地調査の可能性を打診し、文部省の海外研究開発動向調査に応募した。そのテーマは「ロシア連邦での核兵器原料プルトニウム製造過程における周辺住民に対する放射線防護・衛生学上の課題」で、幸いこれが採択された。現地の寒い気候を考慮して、翌年の年度末ぎりぎりに、単身出発し、5月中旬まで現地に滞在することにした。

ロシアの原爆プルトニウムの製造に関わる今回の調査は、現地での許可が得られるかどうか心配であった。もちろん許可なくして調査はできない。そこで現地チェリャビンスクに明るくない私だが、ロシア連邦の放射線分野には太いパイプがあるので、事前に可能な限り手を打った。そのひとつは、サンクトペテルブルクにあるロシア連邦保健省の放射線衛生学研究所（IRH）の協力である。この研究機関からは、過去私の研究所へ客員教授を迎えたことがある。またこの調査出発前の3ヵ月間、今回の調査をにらみ、共同研究のためIRHの研究者を広島大原医研へ招待していた。もうひとつは、オブニンスクの医学放射線研究センター。この研究所のステパネンコ博士から、現地チェリャビンスクの専門研究機関URCRMの紹介を受けた。

成田空港を、2000年3月29日出発し、ヘルシンキ経由で、サンクトペテルブルクに翌日に到着した。ロシア調査の多くの場合、かなりの率で、機器の持ちこみが税関でトラブルとなる。片手で持ち運べる実験室・ポータブルラボの持ちこみ成否が、今回の調査の最初の鍵である。そのため、あらかじめその持ちこみ許可証を、IRHのラムザエフ所長名で作成していただき、無事に税関を通過できた。空港ではIRHのコンスタンチノフ、エルケン両博士に出迎えられた。

放射線衛生研究所で、全般的な情報交換を行い、所長の共同研究協定書を携え、4月7日12時40分サンクトペテルブルクを出発した。南南東方向の飛行であったが、眼下の景色は次第にうっすらと白い雪に被われた大地となった。ウラル山脈を越えると大小の湖が現れ、17時40分にチェリャビンスクに到着した。時差2時間なので、3時間の飛行だった。そこで1年ぶりにシャロフ博士と再会した。彼は、広島放射線被曝者医療国際協力推進協議会の招待により広島を訪れ、今回の訪問のため当地当局に働きかけてくれた。専門は放射線診療。当地はペテルブルグよりも寒く、シベリアの一部だと言う。湖には依然氷が残り、氷上から釣りをする光景が見られた。空港は市中心から北北東方向に位置し、車でおよそ30分だった。

当地での住民線量調査の許可を得るのにおよそ1週間を要し、やきもきした。チェリャビンスク州環境放射線防護局へ出頭して調査計画書を提出し、要求に応じて日本から持ち込んだ測定器類一式のリストも作成した。過去、ハバロフスクで手痛い目にあったことを思い出した。その時は、数日間にわたり散々取り調べられた挙句、計器類一式が税関で取り上げられてしまった。これでサハでの調査が不能となってしまったのだった。核にかかわる調査の道筋を作るには、それなりの権威の了解を得なくてはならない。今回は、最終的にはIRHのラムザエフ所長が用意してくれた共同研究の書面が功を奏した。

いったん許可された後はすこぶる順調だった。この環境放射線防護局が調査地区へ指示をだしてくださり、調査対象のクナシャック区とアルガヤッシュ区では、かなり好意的に迎えられた。調査には、元URCRMの局員オレエグ氏の同行付きで、監視されている状態にあったが、私の調査や、住民や区長への対応ぶりを見てか、友好的に仕事を進めることができた。

秘密都市だったチェリャビンスク

チェリャビンスクに到着したその日、最初に市の中心へ行った。街にはトロ

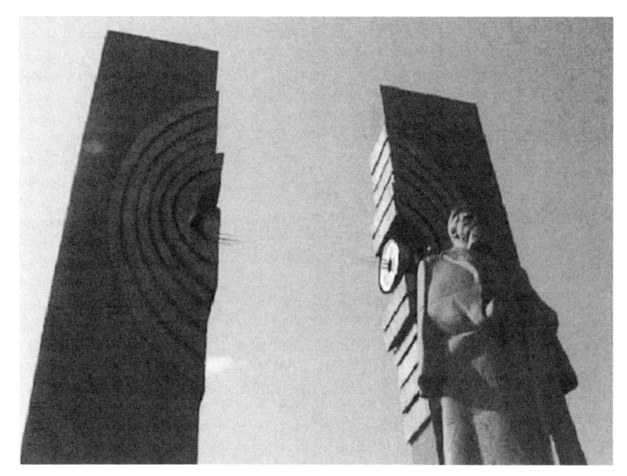

図Ⅱ 1.2　中央公園にあるクルチャトフの像
背景には、臨界現象を示す模型が見える。

リーバスや路面電車が走っている。まだ雪のある街は、寒いせいなのか人通りは少なかった。小さな屋外の売店キオスクや書店で街の地図を探した。

街の北部にあるチェリャビンスク医学追加教育アカデミーの宿舎へ向かった。ここは、シベリア地域の医師を対象とした教育機関に来る受講生のための宿舎である。ひと月あまり滞在することになるこの施設は、外見のみすぼらしさとは裏腹に室内は快適だった。

居間、台所兼食堂、寝室、シャワー室、家具・食器・掃除つきのアパートの家賃は1日2000円。洗濯と食器洗いは、メイドに週400円で頼めた。その施設内および周辺にはレストランがないので、久しぶりの自炊生活となった。また市内にもレストランはごく少ない。

到着2日目の午前中に、シャロフ博士に市場へ案内された。市場には、野菜、米、肉、魚が豊富に売られていた。物価は日本の20分の1くらいだ。骨付きの肉の塊、ペリメニというロシアの小さな餃子、それと地元で製造している麺を購入した。飲み水も4リットルほどの容器で売られている。醤油もあったが、これは中国製で味の方はかなりのがまんが必要。米も種類が豊富にあり、日本米に近いものを選んだ。

ご飯は、電熱器コンロの上に鍋を置いて炊く。強力な熱のためにしばしば、あっという間に真っ黒に焦がしてしまった。もちろんろくな食事は作れなかっ

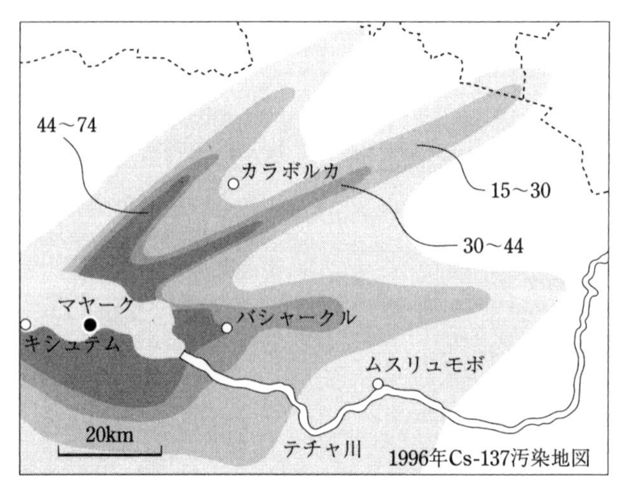

図Ⅱ 1.3　調査したマヤーク周辺の地図

地図中の数値は地表1平方メートル当たりのセシウム137汚染密度（キロベクレル）。（Chelyabinsk Oblast administration, 1997より）

た。これにより、1週間ほどで、2キログラムの減量に成功した。自炊で最高に美味しい食事は、1ビン500円で買った黒キャビアのお茶漬けだった。

チェリャビンスクは戦前からの工業都市で、人口120万人。新たな住宅も建設中で、各地から労働者が集まっているという。1991年までは、地図上に記されていない秘密都市だった。この街には、金属、石炭の鉱山、トラクター工業がある。第二次大戦前ソ連の戦車のほとんどがこの地で製造された。

中央公園には旧ソ連原子力の父と言われたクルチャトフの像が、プルトニウムの臨界現象を表現した模型とともに聳（そび）えている。ロシア語の意味が「灯台」であるマヤーク生産施設は、この街から北西60キロメートルにある。新大統領・プーチンは就任後すぐに、マヤークを訪れ、原子力産業再生重視の姿勢を示した。

チェリャビンスクの教育・文化レベルは高いようだ。ウラル州には、ロシア最高のバレエ学校があるという。市営の劇場では、毎日のようにバレエや音楽会が催されている。また2年前の数学オリンピックのチャンピオンが、この街の数学物理学校から出ている。

その学校の少年イゴール君（13歳）は、英語、独語の他、きれいな日本語を話した。この都市に日本人は住んでおらず、日本語のできる中国人から習っているという。彼の曾祖父はシベリアに来ていた日本の商人だった。しかし「第二次世

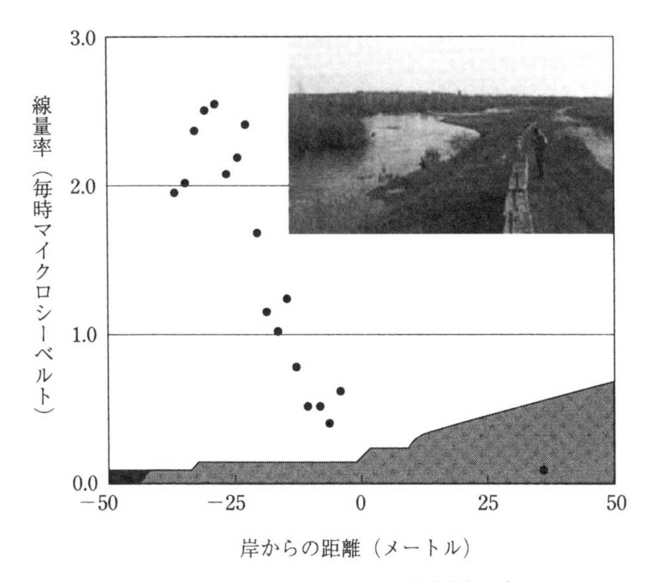

図Ⅱ 1.4　テチャ川河原の放射線調査
その汚染はチェルノブイリ汚染地の制限地区と同レベルであった。汚染は川に限られ、その他は低い。

界大戦が始まり、日本へ戻った後、音信が途絶えてしまった」と、彼の母親が話してくれた。

取り残されたムスリュモボ村

テチャ川はオビ川の上流に位置し、イセット、トボル、イルテイッシュ、オビと続いて、最後に北のカラ海へ至る。したがって、ウラルから北方の海まで核廃棄物質が運ばれてしまった。ムスリュモボ村は川の汚染後、他の村が移住するなかそこに取り残された村である。

その村を通る鉄道の鉄橋から180メートルの河原で、詳細な放射線測定を行った。そこの汚染は、チェルノブイリ事故により高レベルに汚染し強制移住となった地域と同レベルだった。すなわち、空間線量率およびセシウム137放射能が、毎時2マイクロシーベルトと平方メートル当たり1メガベクレルを超えていた。しかしその核汚染は川に局在しており、土手を越えての汚染はほとんどなかった。村の病院裏の白樺の森の中での結果は、それらの値が、毎時0.05マイクロシーベルトと平方メートル当たり20キロベクレルと心配のないレベルだ。

バシャークル村での環境会議で知り合ったゴスマン・カビロフさんが、ぜひ出身の村の調査をしてほしいとのことで、4月19日、2人で村へ向かった。英語がほとんどできない現地の人とロシア語に弱い日本人との2人だけで調査はできるのか、少し不安になった。

言葉がほとんど通じない2人だが、村にある学校の英語の教師に通訳を頼むらしいことはわかった。1つ目の学校では、忙しいとのことで断られてしまい困った。しかし、2つ目のゴスマンさんの出身校の校長先生は、学校で一番英語のできる生徒を紹介してくれた。申し分のない通訳だった。

その生徒の母親が村の駅舎にある博物館の館長とのことで、まずそこを見学した。そこは鉄道の駅の小さな1部屋で、村で亡くなった人たちの名簿が壁に貼られている。海外からの訪問者たちが持参したのか、チェルノブイリをはじめ世界の核災害の資料を目にした。私もこの地の調査報告書ができたら送る約束をし、別れた。

その日は、食事の準備はなく、飲まず食わずの調査となった。唯一白樺林のなかで測定している時に、ゴスマンさんがビンに入った水を差し出してきた。あまり味のない飲み物だが美味しい。これは村人が、新芽を吹き出す直前の季節に白樺の木に傷をつけて採る樹液だった。

住民の歯からベータ線

川沿いのカールマルクス通りの住人から鮒（ふな）の放射能測定を依頼された。その場での測定で、高いベータ計数があったので、宿舎に持ちかえり詳細な測定をした。魚全体で、セシウム137がキログラム当たり11キロベクレル、ベータ計数が毎分359カウントだった。そのうち、グラム当たり毎分、ウロコが75カウント、背骨が11カウントで、その他、内臓や卵からは検出されなかった。ベータ線を放射するストロンチウム90が川魚のウロコや骨に蓄積している証拠だ。

その結果を後日、その村民へ教えた。ギマトフ・ハイブラさん（50歳）は、以前トラック運転手をしていたが、現在失業し、漁猟でどうにか暮らしている。彼にとっては、それら川魚は、ソ連崩壊後、職を失った彼らの主食。そこで、「私があなたの立場なら、ウロコ、骨、ヒレ以外は食べる」と答えた。ちなみに、1999年に調査したチェルノブイリ10キロメートル圏内のマサニのキノコのセシウム137はその魚の3倍の汚染だった。

私が会ったその他の人たちは、テチャ川の魚は食べないと答えた。やはり、村

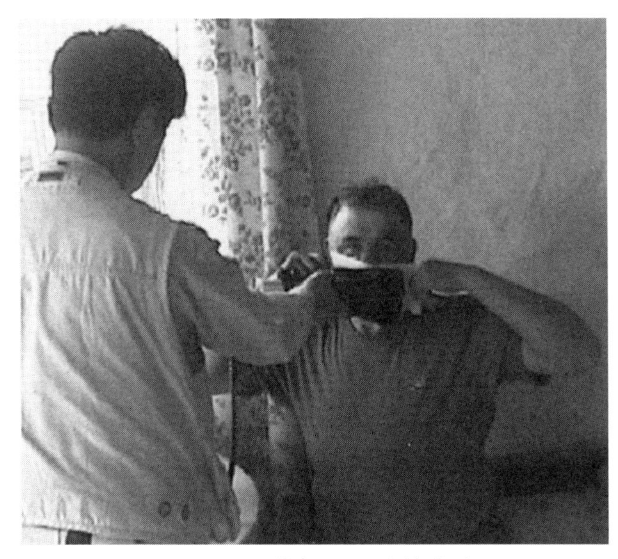

図Ⅱ 1.5　前歯のベータ線計測
最大で毎分733カウント。

人たちはテチャ川の核汚染を恐れている。

ハイブラさんから歓迎された私は、彼を含め、近所の知り合い多数の人体を測定することができた。ねらいは住民の骨や歯に含まれているかもしれないストロンチウム90が放射するベータ線の検出である。そこで前歯、額、手の甲に対しベータ線を計測することにした。

その結果、1946年と1950年生まれの村民の歯から、毎分733および476カウントの高い計数率を得た。ストロンチウムは骨や歯に蓄積され、長期間ベータ線を放射しつづける。このベータ線は薄い金属板1枚を透過できないので、背骨に含まれるストロンチウム90からのベータ線は測定できない。歯はむき出しなので、測定には好都合だった。1950年前後以外の年に生まれた村民は、顕著に高いベータ計数は観測されなかった。この現象は、テチャ川への放射能最大放出期間が1950～51年であることと相関していた。

それぞれの家で、チャイ（茶）の接待を受けながら、彼らの政府への不満を聞いた。農業組合の崩壊後、仕事がないことや、被曝補償が1ヵ月わずか100円あまりではどうにもならないことなど。

こちらは、各自の測定結果をメモとして、その場で被検者へ手渡し説明した。

以前、ドイツからの科学者たちが、同様な調査にきて、村民に測定結果票を残していた。彼らは、額(ひたい)に対してのみベータ線を計測したので、顕著な計数を見出せていなかった。

滞在7時間の個人線量計の平均線量率は毎時0.072マイクロシーベルトと正常値であり、現在、住民の外部被曝線量は平常である。以前は川の水が飲料水であったが、現在すべて井戸水に切り替わっている。川岸のごく一部に柵が設けられているが、放牧されている牛は川の水を飲み、河原の草を食べていた。幸い村のミルクの測定で顕著なベータカウントはみられなかった。しかし以前は食物連鎖で汚染した牛乳を村民は知らずに飲んでいたはずである。

帰りに、ハイブラさんから、以前、村でしとめたヘラジカの大きな角を土産にもらった。せっかくのプレゼントなので、ベータ線計測を宿舎で実施した。表面からの計数は毎分98カウントだった。この鹿もテチャ川の水で育ったに違いない。

バシャークル村の謎の汚染家屋

アルガヤッシュ区では、車や通訳の手配など、積極的な調査協力を受けた。最も汚染が心配されているバシャークル村での4月17～18日の調査では、同村で開催された環境会議へも招待された。調査には、区長代理のナイリャ氏の案内と、地元英語教師ズバリャさんによる英語、ロシア語、バシャーキ語の通訳がついて順調だった。この区の主な民族はバシャーキで、彼らは日常バシャーキ語を用いていた。

ウラル婦人の会主催で会議が催された。マヤークによる核汚染対策について真剣に討議された。チェリャビンスク州社会財団エコロギーは欧州TACIS支援プログラムによる汚染土壌の測定結果を報告した。私の方からは、その当日の朝に測定した村の森の結果を、世界の他のデータと比較しながら解説し、現状の村の汚染レベルは心配する必要のない範囲であると発言した。

核廃棄物貯蔵として利用されたカラチャイ湖が1967年に干上がって大量の放射能が環境に放出された事故により、この村は汚染した。現在、森でのセシウム137の汚染密度は平方メートル当たり76キロベクレルだった。滞在5時間半の個人線量計の平均線量率は、毎時0.07マイクロシーベルトと正常値である。

村の小さな保健施設プンクトに、ボランティアの被検者に集まってもらった。住民7人の体内放射能を測定したが、顕著に高い値はなかった。歯のベータ計数の最大値で毎分53カウント。なお、セシウム137は全員微量のため測定できないほどだった。すなわち体重1キログラム当たり20ベクレル以下だった。

環境会議で汚染している住宅があることが指摘されたので、会議終了後にその家を訪問した。19と番号が付けられた家の屋内の線量率の最大値は毎時1.7マイクロシーベルトで、床面より天井方向の線量が高い。ちなみに日本での通常の線量率は0.1以下なので、この家はかなり高い放射線があることになる。

家の外から梯子（はしご）をかけて屋根裏に入ると、天井裏に土が敷かれていた。表面のベータ計数は毎分2600カウントと異常なので、ガンマ線スペクトル測定を実施した。意外なことに、その土はセシウム137が平方メートル当たり160万ベクレルで汚染していた。

この家の家主ガビヤ・カリモバさん（51歳）は、1956年に両親とともに、テチャ川流域の村からこの村へ移住してきた。この家は、その移住のために、政府が新築したものなので、天井の土は1956年に敷かれたと説明した。カラチャイ湖の干上がった1967年による汚染では解釈できないこの汚染源は何か。まさか、この土が、テチャ川の河原から運ばれたのではなかろうに。こうした汚染土壌の敷かれた家は他にもあるらしい。

この事実を家主へ説明するとともに、結果を現地当局へ報告し、汚染土壌の除去を提案した。その後、チェリャビンスク州当局により、この実施が図られたが、当の住民に拒否され、実現しなかったと聞かされた。公衆に対する放射線防護実施の困難な一面を見た。

寒い日のカラボルカ村調査

1957年のキシュテム核廃棄物貯蔵庫の爆発事故で放出された、放射能により汚染したカラボルカ村を訪れた。この調査は、タタール・カラボルカ村出身の区長代理ムルジンさんの強い依頼があって実施した。ここはタタール人の村。キシュテムの事故で汚染があったとき、隣村のロシア人が住むマラヤ・カラボルカは避難させたが、ここは残ったと訴える。住民は不安を感じている。

前の晩に雪が降った5月3日の調査は大変寒く、野外の測定ではコンピュータの液晶画面が見えないほどだった。10時35分にクナシャック区の管理事務所に到着し、区長らの前歯および手の甲のベータ線計測を行い、その日の調査の計画を説明した。ウォッカを1本空けての昼食後、2台の車で出発。ムルジンさんの他、病院長のバイムルジン医師が同行。

村の学校にて、村民6名の測定を行った。また住民6人の歯、額そして手の甲に対し行ったベータカウントの値は、すべて低かった。最大値は、それぞれ毎分19、46、32カウント。森と河原で測定したセシウム137の値は、平方メートル当たりそれぞれ22～31および4.2キロベクレルだった。河原での測定は汚染を心配していた住民の依頼に応えたものだった。空間線量率は毎時0.05～0.07マイクロシーベルトの範囲にあり、正常であった。

この村の残留核汚染は心配のいらない現状であることを、村民、区の行政官に説明した。この寒い日は、太陽もとっぷりと落ちた夜8時に森の中で最後の測定を終えた。別れ際に最後のウォッカのボトルを空にした。その日は五本くらいは飲んだような気がする。ロシア人はよく1人1本が普通と言う。でも彼らのえらいところは、運転手は決して飲まないこと。日本人も見習わなくては。2時間くらいかけてチェリャビンスクの街に戻ったが、はっきりした記憶がない。

翌日、ビデオカメラがないことに気がついた。ムルジンさんに電話し、調べてもらったら、タタール・カラボルカのお父さんの家にあることがわかった。その家で食事をご馳走になり、2本くらいは飲んだ。その時に、インスタントカメラ・チェキで記念撮影もしたが、ビデオ撮影もしたらしい。ムルジンさんは、早速カメラを届けてくれた。

ウラル放射線医学研究センター

ボゴロフ博士にピックアップしてもらい、街の南部にあるウラル放射線医学研究センター（URCRM）を訪れた。出入りは、しっかりした警備で管理され、重要機関であることが肌で感じられる研究所だ。チェリャビンスク州における放射線医学センターとしてのこの機関は、キシュテムの事故後に、はじめIRHの支所として発足し、その後、生物物理学研究所に移管され現在に至っている。ここはマヤーク核災害による住民の健康影響調査の中心である。

この研究機関の生物物理学研究室のテーマは、マヤークからテチャ川へ放出された高レベル放射能とキシュテム爆発やカラチャイ湖の干上がりによる住民の被曝線量再構築である。グループトップのデグテバ博士をはじめ、若い女性科学者達が活躍している。ここではストロンチウム90による内部被曝に関する多くの情報を得ることができた。これが、現地調査の方法の確定と結果の解析に大いに役立った。さらに、こちらの測定結果とURCRMのデータベースとの相互比較もできた。サイエンスの他、訪問のたびに、彼女達の用意してくれた昼食をご馳走にもなれた。

ウラル放射線医学研究センターの体内の汚染に関する調査結果はデータベースとしてまとめられている。人骨試料中のストロンチウム90放射能分析のプログラムが1993年まで続けられ、ウラル住民の5400体から得られた骨試料の7500以上の分析がなされた。

以前の調査方法では被曝した人々を効果的に検診できなかった。しかし、1959年以来、前歯における表面的なベータ線を測定することによって、生体内の調査が可能になった。その方法は簡単かつ安価で、持ち運び可能のため、1945年から1955年の間に生まれた調査対象の住民たち（コホート）の前歯に含まれているストロンチウムの量を測定することができるようになった。

1974年以来、テチャ川河畔の居住者は、全身を測るホールボディーカウンターを使ってストロンチウム90とセシウム137の体内蓄積量を計測してきた。トンネル状の遮蔽室内のベッドに横になった被検者を、上下各2台の検出器を頭部から足先まで走査し、ストロンチウム90が放射するベータ線の制動放射を測る。これによりテチャ川流域の3万1800人の個人測定が可能になった。

ストロンチウム90体内汚染

図Ⅱ1.6が表しているのはテチャ川上・中流域の大人の移住者の骨格におけるストロンチウム90含有量の年変化である。平均的レベルは40年間に1桁以上減少した。図の下線は、大気圏内での核実験によって生じた地球規模での核汚染による一般的地域の成人の測定結果である。テチャ川流域住民の量はそれに比べて2桁以上も高い。

放射能放出地点から遠方になるにしたがって、流域住民のストロンチウム90体内蓄積量は少なくなる。各村の最高体内量はその村を流れるテチャ川の水中のストロンチウム90量に比例していた。これは住民が川の水からストロンチウム90を摂取した証拠だ。川の水利用の禁止は1951年にテチャ川の上流で始まり1956年には下流でも禁止された。

年齢により歯と骨に含まれるストロンチウム90量はかなり異なる。歯の成長のピークが乳児時期であるのに対し、骨の成長は、少年期15歳が最も大きいため、それら組織に蓄積する時期に大きな差異が発生したことが、図Ⅱ1.7でわかる。

テチャ川流域のムスリュモボ村の住民の摂取率は歯のベータ線を測ることにより再構築できる。前歯の永久歯のエナメル質はごく短期間に形成され、エナメル

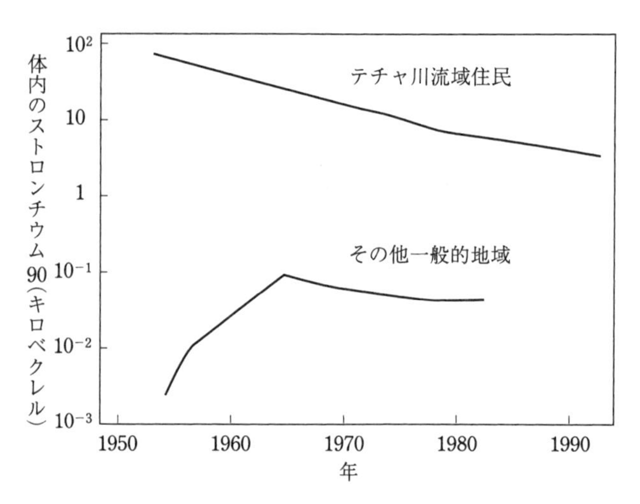

図Ⅱ 1.6　テチャ川上・中流域からの成人移住者の骨格内のストロンチウム90含有量の年変化

体内へとり込まれたストロンチウムは容易に体外へ出ない（M. O. Degteva, 1998より）。

質の代謝は非常に遅い。そのため、幼児期のストロンチウム90摂取の経年変化に著しいピークが見られる（図Ⅱ 1.7の右の曲線）。高濃度のストロンチウム90に川が汚染された期間にエナメル形成が起こった人々の摂取量の経時的変化を正確に示している。子どもと大人の摂取量の比は全食事に対する種々の食事構成成分の寄与を分析することで決められた。全住民のすべての世代の詳細な摂取を再構築することはいたるところで行われた。

1955年から1956年に移住したテチャ川上流の住民に対して、キシュテムの事故のためにストロンチウム90が摂取された量は、15万ベクレルとして推測されている。テチャ川流域から移住しなかった住民は、さらに約40キロベクレルのストロンチウムを取り込んだ。移住の有無により被曝に差が生じたが、この違いは1950年から1952年の間に摂取した300万ベクレルのストロンチウム90と比較すると、大きな差ではなかった。

放射性物質の主な摂取は、最初の3年間、そのほとんどが水からによるもので、セシウム137と短半減期放射性核種の摂取レベルは、川の水に含まれた放射性物質成分値とストロンチウム90の摂取量とから概算された。その結果、ストロンチウム89を除く、すべての短半減期放射性核種の影響は、ストロンチウム90とセ

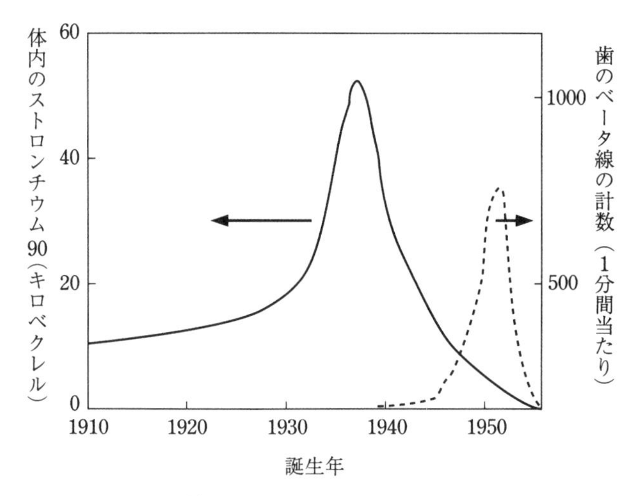

図Ⅱ 1.7　テチャ川流域住民の誕生年別の体内ストロンチウム90量（実線）と歯のベータ線計数（点線）（M. O. Degteva, 1998より）

シウム137と比べて無視できるほど少ないと評価された。

URCRMによってテチャ川流域住民の骨髄における線量が推定結果された。その対象は1960年まで居住していた人たちと、最大放出期間に暮らし、その後も永住している人たちである。それによると、両者とも半数以上の人たちが100～500ミリグレイの被曝をしている。

セシウムとプルトニウム

テチャ川からのセシウム137の体内摂取量を、地球規模のフォールアウトのレベルと比較する。1974年から1985年の期間にテチャ川流域住民の体内に含まれたセシウム137の量は、地球規模のレベルの約2倍だった。しかしその後チェルノブイリ原発事故で放出されたフォールアウトにより、住民の体内量は1987年にピークに達した。しかしセシウム137は生物学的半減期が約100日と短いため、過去の検査が困難になっている。

テチャ川流域の住民たちに対するプルトニウム239、240を計測する特別なプログラムはなかった。しかしチェリャビンスク地方の住人680体の解剖からの約7000試料に対する調査が、モスクワの生物物理学研究所の第一支部によって実施された。それによると人体に含まれていたプルトニウムの量は、マヤークから離れるにつれて急速に減少した。しかしプルトニウムのレベルは、テチャ川流域と、川沿いではないがマヤークから同じ距離に位置する居留地の人々の間に差はなかった。すなわち、プルトニウムは、施設からのガス噴霧として放出されたものであって、汚染された川が原因ではなかった。

まとめ

ロシア連邦は旧ソ連時代、核兵器用のプルトニウム製造工程で、核廃棄物による甚大な公害や事故を引き起こしていた。これにより周辺環境の核汚染と公衆の放射線被曝を招いた。

まるで日本における昭和時代の水俣公害事件（住民の有機水銀体内汚染）のような災害が発生していた。南ウラルの核災害での顕著な事象は、1949 ～ 56 年にテチャ川に放流した核廃液による流域住民の体内核汚染であった。現在も一部の住民たちの骨に蓄積されたストロンチウム 90 が放射するベータ線により骨髄などが被曝され続けている。なお、テチャ川は、2000 年時点でも、チェルノブイリの厳戒管理地区に匹敵する程度の高レベルに汚染が残留している。

1957 年のキシュテムの貯蔵タンクの爆発、および 1967 年の廃棄場カラチャイ湖の干上がりから大気へ放出された放射性物質による、住民の被曝災害が発生している。これにより、周辺地域が広範囲に汚染した。なお、カラチャイ湖からのフォールアウトで汚染が心配されていたバシャークル村の環境は、2000 年時点で、空間線量率最大が毎時 0.1 マイクロシーベルト、セシウム残留汚染の最大は平方メートル当たり 76 キロベクレルであり、リスクは高くはなかった。

この核災害の科学的調査を、生物物理学研究所、放射線衛生学研究所、ウラル放射線医学研究センターが担当してきた。現在、公衆の被曝調査についてはウラル放射線医学研究センターが担当し、医学検診はもちろんのこと、線量測定のために独特の方法が開発され、データベースが構築されている。

政策・行政面では、連邦緊急事態省が存在し、この地域の環境と被曝した住民回復のための政策を立案している。ウラル州放射線回復局の他、チェリャビンスクオブラスト行政区の放射線環境安全局および災害技術センターなどがこれに取り組んでいる。その基本的な目標は、汚染源の局在化、指定地区の回復、放射線状態のモニタリングのさらなる開発、被曝住民のための医療援助基準の改正と健康対策の向上である。しかし不十分な財政により、好ましい結果には、必ずしも至っていないようだ。

第2章　旧ソ連邦での核兵器実験による周辺住民の被曝
――カザフスタン共和国セミパラチンスク

ソ連の主な核兵器実験場は、北極圏ノバヤゼムリャとカザフスタン共和国のセミパラチンスクである。連邦全体で計969回、総出力285メガトンの爆発実験が実施された。ソ連が崩壊し、1991年に独立したカザフスタン共和国は、自国民の被曝調査のために、この実験場および周辺を外国人科学者に公開した。

こうした中、広島大原医研チームは、この地の線量評価を中心に被曝の影響調査を1995年に開始した。本章では、現地での放射線調査および被曝試料の解析にもとづく、過去の核爆発由来の被曝線量評価結果を中心に報告する。

セミパラチンスク核兵器実験場

旧ソ連最初の核爆発は1949年8月29日にセミパラチンスク核兵器実験場で実施された。この最初の原子爆弾はソ連のスパイが米国から盗んだ原爆の設計図にしたがって忠実に作られた長崎原爆のコピーだと言われている。出力22キロトンのプルトニウム原爆だった。この爆発は地表38メートルの高さで行われたため、巻き上げられた土埃（つちぼこり）に吸着した放射性物質からなる雲が形成された。火球が地表を覆う爆発は地表爆発に分類されるが、周辺住民のフォールアウトによる被曝を考えると、この種の核爆発が最も危険である。

ソ連は、この地で核兵器の爆発実験の存在を周辺住民に知らせることなく、1989年まで実施した。四国くらいの面積があるポリゴンと呼ばれた実験場は、セミパラチンスク州の西部に位置していた。その州の人口は、1949年当時で41万人、1962年で75万人である。ほとんどの爆発実験では、事前の住民避難処置は採られなかった。そのため、風下の住民たちが、被曝した。知る限りでは、住民の避難処置は最初の水爆実験のみである。こうして旧ソ連の核兵器開発による、カザフスタン国民の放射線被曝の歴史がはじまった。

1953年8月12日にソ連最初の水素爆弾がこの実験場の地表で爆発した。その

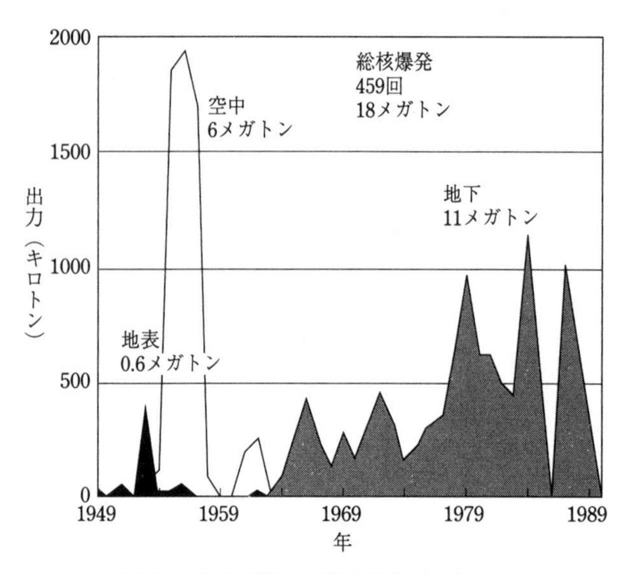

図Ⅱ 2.1　セミパラチンスク実験場での核爆発出力（I. A. Andryshin, 1996 より）

出力は400キロトンで広島原爆の27倍だった。この時ばかりは、政府はフォールアウトの予想されるカラウル村方面の住民を安全地帯へ3日間避難させた。しかし風速は予想の2倍速く時速40～45キロメートルで、3時間後にはカラウル村を通過した。これにより、避難が間に合わない村人191人が放射性雲から被曝したと言われている。

1949～89年にかけて、ソ連により延べ459回の核兵器の爆発実験がセミパラチンスク核兵器実験場で実施された。その内訳は地表26回、空中87回、地下346回であった。ロシアの報告によれば、総出力は地表0.6メガトン、空中6メガトン、地下11メガトンからなる約18メガトンであった。これは広島原爆の出力15キロトンの1200倍である。この出力はソ連の全核爆発の6パーセントであるが、実験場周辺に村や都市が接近しているので、周辺住民の放射線被曝としては深刻な地域である。

セミパラチンスク核実験場での核爆発の最中、各種の測定が軍部によりなされた。それは立ち入り禁止区域とされた実験場のみでなく、その外の居住区も対象となっていた。核爆発後に放射性雲が通過した方面の空間線量率の経時変化や土壌汚染が測定された。それにより、周辺住民の外部および内部被曝線量が秘密裏

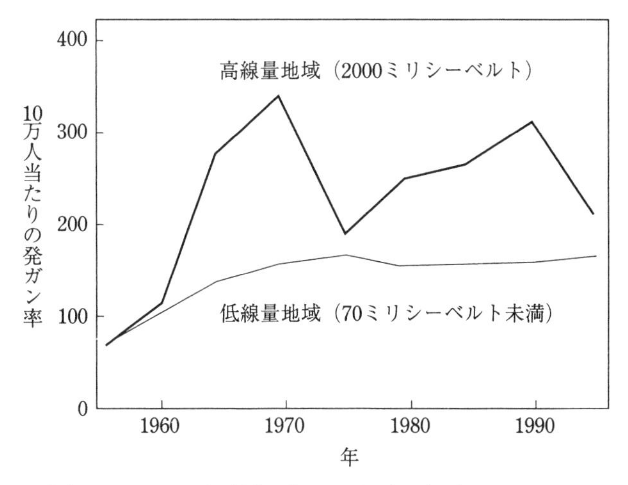

図Ⅱ 2.2　セミパラチンスク地域における発ガン率（B. 1. Gusev, 1996より）

に評価されていた。カザフスタン独立後に公開されたこの被曝データのなかには、その線量値が数シーベルトにおよんでいる居住区が幾つかある。

カザフスタン放射線医学環境研究所のB・I・グジェフ博士らおよびロシア医学アカデミー放射線医学研究センターのV・F・ステパネンコ博士らが、それぞれ住民の被曝線量を発表している。独立後のカザフスタンからの報告値の方が独立前に旧ソ連から報告された値に比べて高い傾向にある。最初の核爆発により被曝したと言われているドロン村の線量は少ない方の旧ソ連報告でも1600ミリグレイである。一方、実験場に最も近い都市であるセミパラチンスク市の線量はロシアから5.6ミリグレイと低い値が報告されている。これについてはカザフスタンの報告はない。ステパネンコ博士は1996年度、広島大学原爆放射能医学研究所の客員教授であったのでこの詳細を聞くことができた。博士らは軍事データを監視のもとに閲覧し、線量を計算したが、セミパラチンスク市に関するデータの個数は他の居住区に比べ圧倒的に少なかったと言う。

最初の現地調査

天山支脈の高い山並みの見えるカザフスタン共和国の首都アルマアタ（1997年にアスタナへ遷都）から、30人程が乗れるジェット機で2時間北上し、1995年10月2日午後3時、ミグ戦闘機が配備されているセミパラチンスク市空港へ到着した。モスクワ経由のため、9月29日に広島を出発してから実に80時間後である。

これが、星正治博士を団長とし、金沢大学低レベル放射能実験施設・山本政儀博士、奈良教育大学・長友恒人博士と筆者からなる原医研チームの、旧ソ連核兵器実験による周辺住民の被曝線量現地調査の1回目であった。

セミパラチシスク市は実験場から約100キロメートル離れた都市である。空港では、カザフスタン放射線医学環境研究所のグジェフ所長、アプサリコフ博士、ナイラ博士らに出迎えていただき、彼らの車でホテルへ向かった。ホテルでは広島大学の私たち2人とグジェフ所長とで手短かに打ち合わせし、これからの共同調査のお願いをして別れた。

私たちの旅の目的は、住民に対する核兵器実験の影響調査である。特に、被曝線量と疾病を調べる。地上および空中実験では、爆発後、多量の放射性物質が風によって数十キロメートル以上も離れた地域に運ばれて降り、住民の健康に被害を与えたり、その土地を汚染する。筆者らの所属する原医研は1994年に改組され、それまでの原爆被災学術資料センターが現在の国際放射線情報センターとなった。ここでは世界的な放射線被曝状況の調査・情報収集・解析が研究のひとつの大きな柱となっている。このセミパラチンスク核実験場近郊の調査が、最初の海外調査となった。

話はもどるが、その晩は前年原医研の客員教授であったナイラ女史が、彼女の家へ招待してくれた。温かい家庭料理とウォッカでほろ酔いになり、旅の疲れも吹き飛んだ。

カザフスタン放射線医学環境研究所

10月3日晴れ。朝9時にカザフスタン放射線医学環境研究所へ行く。ひっそりとした雰囲気で人も少ない様子。後で聞いた話だが、カザフスタンの独立の際にロシアが器材を持って行ってしまったとのことである。しかし被曝者に関するデータは隠したため、そのほとんどは、今研究所に残っている。

研究所でグジェフ所長と我々とで今回の調査について討議する。グジェフ所長は原爆フォールアウトによる線量分布地図を示しながら、詳細な説明をしてくれた。最初の原爆や最初の水爆など、4回の核爆発で発生した放射性雲による被曝の線量等高線が描かれていた。その中で、ドロン村は、1949年8月の放射性雲の軌跡の中心にあった。

こちらは、まず高線量被曝地域と報告されている村の被曝量の評価を行い、これまでの報告を検証することの目的を話した。そしてドロン村を中心とした調査

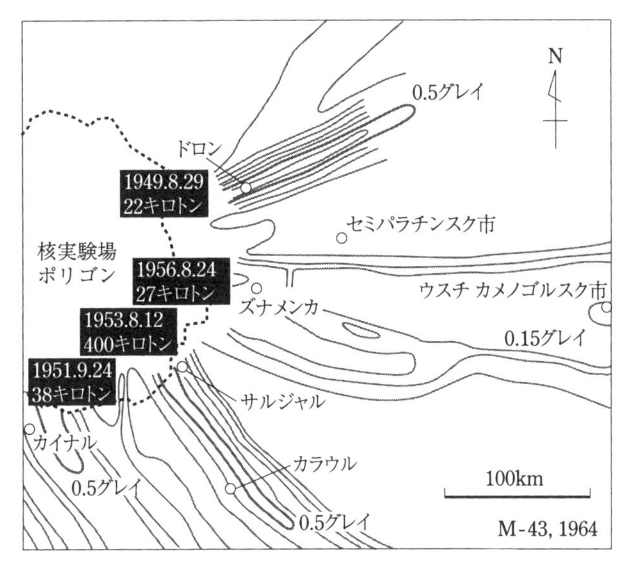

図Ⅱ 2.3　旧ソ連時代に作成された、線量等高線図（M-43）
爆発試験後に風下地域で測定されていた。

を考えている旨を強調した。グジェフ所長は広く各地を案内するつもりでいたらしい。しかし私たちとしては、数ヵ所に集中して、確実なデータを得ることが大事であることを重ねて説明し、ドロンへ初日に行くことを了承してもらった。

この後、広島大原医研とカザフスタン放射線医学環境研究所との間で共同研究に関する協定を結んだ。

10時35分に出発した。救急車の硬い長椅子に腰掛け、ガタガタと揺られ、セミパラチンスク市から西方のモスチックとドロン村へ向かう。モスチックの長老に会い、我々の探している核兵器実験以前に造られたレンガの建物を教えてもらった。その建物はモスチックにはなく、ドロン村の教会とイルテイッシュ川の向こう岸の石膏を焼く昔のペチカの話を聞いた。放射線を浴びたレンガの中に含まれている石英の結晶は何十年、何百年たっても、その線量を記録している。この石英を取り出し、ある方法で測定すれば、どれくらいの放射線の量を被曝したかがわかる。

被曝レンガの採取

ドロンの教会に到着した。グジェフ博士によると、この建物は1898年の建築で

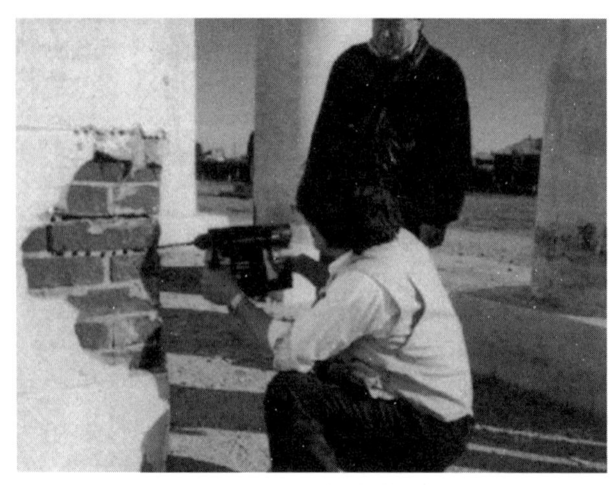

図Ⅱ 2.4　ドロン村の旧教会の外壁

ある。したがって、1949 年の最初の核爆発以来の放射線被曝の線量値を、この外壁のレンガは記録しているはずだ。

今はもう使われていないとのことで、レンガ採取の箇所を検討し、早速作業に取りかかる。この場所の位置及び周囲の放射線の強さの測定、そしてレンガと土の採取を手分けして行う。放射線状態に異常はなかった。目当てのレンガを建物から取り出すのにバッテリー電源で動くハンマドリルが役立った。しかしこれが利用できたのも 1 日だけだった。日本でテストした時は作動した変圧器は現地の 200 ボルトではだめだった。スイッチを入れた瞬間大きい電流が流れ、充電器のヒューズが切れてしまった。この国ではこのような部品もすぐには入手できない。

その日はその後近くのイルテイッシュ川岸で土を採取して、その晩 7 時にセミパラチンスクのホテルへ戻る。

10 月 4 日晴れ。朝 9 時にホテルを出発し、イルテイッシュ川南岸イズビョストカにあるペチカへ向かった。これは 1925 年に建てられ、石膏をつくるために使われていた。11 時 20 分に到着後途中で買ったパン、チーズ、塩辛いミネラルウォーターでその日も簡単な昼食をとった。ここでも昨日同様しっかりレンガが採取できた。しかしその日は、ハンマーとノミによる大変な作業となった。

その後、チャガンという鉄道の廃駅へ行った。この駅は 1947 年に建築され核兵器実験場から 55 キロメートルの距離にある。線路は実験場に向かっている。日が沈むまで作業は続き、地平線にオレンジ色の夕焼けが広がった。そこでも多量のレンガ採取に成功した。

その夜ホテルには8時に戻る。いつものように炊いたソバの実と羊の肉のカザフスタンの夕飯を食べて就寝。

10月6日、本日も晴れ。レンガや表面土壌はドロン及びその周辺3箇所とセミパラチンスク市内1箇所などから採取できた。11時にカザフスタン放射線医学環境研究所へ行き、採取試料の重量を計り、木箱へ詰める。その重さは100キログラムを超えた。グジェフ所長の国外持ち出し許可証をもって、税関へ行き、カザフスタン国の許可を得る。係官は木箱に対しカザフスタン国の封印を行った。我々は首都アルマアタから出国する際に、採取した被曝試料の国外持ち出しが阻止されることを極度に警戒していた。なぜなら、これまでアメリカの調査団が過去に試料持ち出しに失敗している経過を知っていて、かなりの対策を検討していたのである。

係官は、セミパラチンスク市の放射能を心配していた。そこで、「現地居住区での放射線の強さは毎時0.1マイクロシーベルト以下と通常レベルで、問題はない」と伝えると、彼は安心したようだった。

被曝試料はその後、無事アルマアタおよびモスクワを通過し、広島大学へ持ち帰ることができた。

ポリゴン内外の放射線状態

1995～2001年までの計7回の現地調査で、核兵器実験終了後の環境において、顕著な放射線を観測したのは、ポリゴンの中のみである。実験場には、住民はいなかったので、私たちの被曝調査の主な対象にはならなかった。そのため、直接得たデータは少ない。核兵器実験終了後の居住区における放射線環境調査は、周辺住民の公衆衛生上、重要である。そのため、広範囲にわたり、その場での放射線計測や採取した土壌の放射能分析を行った。幸い1995年以後の調査では、ごく近い村でも、顕著に高い残留放射能と放射線は検出されなかった。

1965年1月15日にあった140キロトンの地表爆発地点・原子の湖周辺の放射線レベルは依然として高かった。ここは、クレータを形成したので、30年以上経ても、顕著な核汚染が残留している。その実験の目的は、核爆発の産業利用であった（第Ⅱ部第4章参照）。

場所は、実験場東側境界のごく近く。1995年10月、ポリゴンの周囲には鉄条

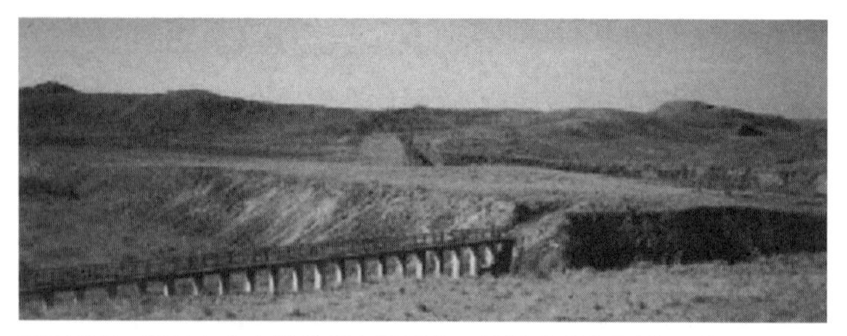

図Ⅱ 2.5　荒涼とした核兵器実験場内。核爆発実施区域Ⅲ（バラパン）

網が張り巡らされ、出入り口は、数ヵ所に限られていた。当時、入場時間は、1時間に限定された。水で満たされたクレータの縁での最大線量率は、毎時21マイクロシーベルトだった。ただし、その後、旧ポリゴンへの出入り口に監視はなくなった。

2001年9月に、最初の核爆発地点の調査をする機会を得た。その月の11日にあった米国内同時多発テロ事件後、カザフスタン国内の要所での警備は厳重になっていた。旧ソ連時代に兵器実験を推進していたクルチャトフ市に今も残る国立核センター（NNC）の支所で、ポリゴン内調査許可を得るのに、5時間待たされた。ポリゴン内には、地下原子炉が現在も存在しているからだ。NNCの科学者と銃を携帯した警察官の同行で、約70キロメートル離れた爆心地へ向かった。

爆発時に各種の測定をするために計器を配置する場所として建造された鉄筋コンクリート製の棟（グサキ）が放射状にその時にも残っていた。その中心に三角の鉄板が置かれていて、エピセンター（爆心地）と表示されていた。半径1キロメートル以内は土壌などの試料採取は禁止されていたが、監視の下（もと）でも、地表面での測定はできた。

高さ38メートルの鉄塔の上で22キロトンの原爆が約52年前に炸裂した直下の場所の放射線は、長崎大学の高辻俊宏博士との測定で爆心から80メートル以内は毎時10マイクロシーベルト以上あった。65メートル地点では最大値毎時約30マイクロシーベルトであった。90メートル以上離れると、大幅に放射線強度は減衰した。これは火の玉の推定半径189メートル（$R=54.9 \times W^{2/5}$〈メートル〉、Wは原爆出力〈キロトン〉）と爆発高度から想像される地表面での火球の接触面の半径の推定値185メートルから想像される原爆キノコ雲の幹の直径の大きさと関係しているのであろう。

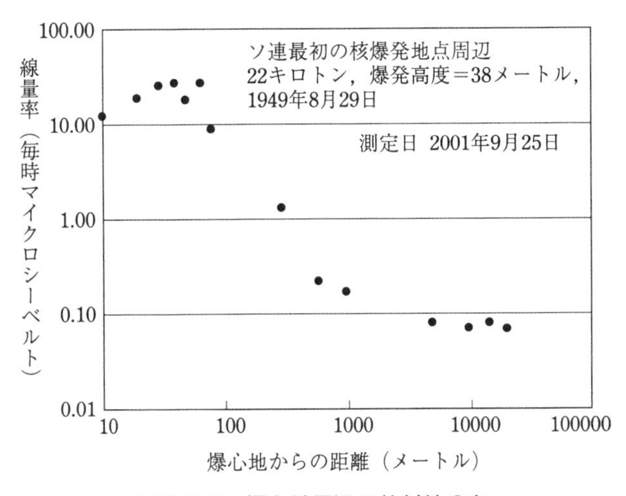

図Ⅱ 2.6　爆心地周辺の放射線分布

地表面でのベータ線測定からも、爆心地を中心に広範囲に放射能が残留していることを確認した。この地は、爆発時に発生した中性子による誘導放射能の他、土砂に溶け込んだり吸着した核分裂生成物で覆われているに違いない。

爆発後の時間が７倍に経過するにしたがって、全核分裂生成物の放射能が10分の１に減衰する法則（$A=A_0t^{-1.2}$）がある。これを、この地表に当てはめて、爆発当時を大雑把に推定してみる。おおよそ毎時、爆発１日後で3000ミリシーベルト、7日後で300ミリシーベルト、1年後で３ミリシーベルトとなる。この減衰法則は、6ヵ月を超えると次第に推定の誤差が大きくなるが、当時、兵士たちが行った、爆心地での計器類および試料の回収時や軍事演習時の危険な被曝が、想像できる。

この地の状況は、広島や長崎での空中爆発の場合と大きく異なっている。日本の爆心地の当時の核汚染は、この地点と比べると、圧倒的に少ない。その理由は、直下の中性子放射化量が比較的少ないことと、直下に核分裂生成物のフォールアウトがほとんどなかったことにある。地面の放射化量が爆発高度の２乗に反比例し、爆発出力に比例するならば、この地の放射化量は広島の爆心地の300倍と考えられる。広島の場合には、被爆１日後の線量率は、毎時10ミリシーベルトだったと推定されている（第Ⅰ部第１章参照）。核戦争では、地表に近い場所での爆発は考えられないが、テロならば、こうした地表に近いビル内での爆発もある

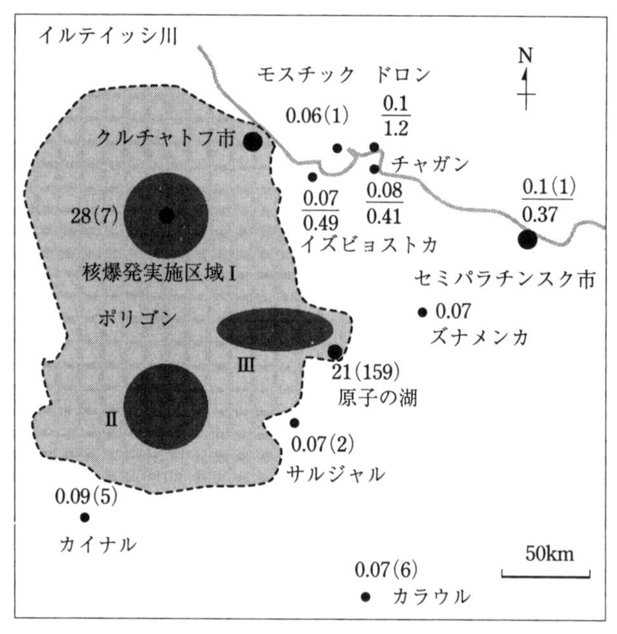

図Ⅱ 2.7　ポリゴン内外での 1995 ～ 2001 年における放射線調査結果
図中の数値は線量率（毎時マイクロシーベルト）、カッコ内は地表面での 1 分当たりのアルファ線計測数の最大値、下段はレンガ試料の熱蛍光測定から推定した、その地の過去の被曝による積算屋外線量（グレイ）。なお、セミパラチンスク市の被曝線量は、市内 6 地点の平均値。なお、本図には記載されていないが、ウスチカメノゴルスク市の積算屋外線量は市内 7 地点の平均で、0.33 グレイだった。

かもしれない。

1999 年にポリゴンの外、サルジャル、カラウル、カイナルなどの村を中心に南東部 24 地点を調査した。各地点で 5 メートル範囲 3 箇所でガンマ線線量率とアルファ線計測を行った。ガンマ線線量率は毎時、最大値 0.093、最小値 0.047、平均 0.071 マイクロシーベルトであった。これは、日本のレベルと比べて同程度である。山本博士の分析結果によると、セシウム 137 の最大汚染は、サルジャル村西方のポリゴン境界付近の、平方メートル当たり 14 キロベクレルだった。それでも、この値は、チェルノブイリ汚染地の値と比べると、100 分の 1 以下である。この砂漠のような乾燥地帯では、長い年月の間に、当時地表面にあったはずの核汚染も風で吹き飛ばされてしまったのかもしれない。

アルファ線は、各地点での最大値にのみ注目した。その結果は、計数ゼロが14地点で、計数1〜3が6地点、計数5〜6が4地点、最大計数の10が1箇所あった。山本博士のプルトニウムの分析結果は、この最大計数地点で、深さ10センチメートルまでの放射能が平方メートル当たり1.5キロベクレルであった。

ポリゴン場内には依然として放射線レベルが顕著に高い場所がある。しかしながら、周辺居住区での環境放射線レベルは、自然放射線レベルに近い。したがって、2001年時点では、核兵器実験からの環境中の残留核汚染による周辺住民の健康リスクはかなり低いといえる。

この調査では、カラウルのアバイ地方中央病院とカイナルの中央病院の病室を宿として利用した。両院長とも、私たちの調査隊を歓迎してくださった。カイナルの院長アキムバイさんは、1991年より在職しており、広島大原医研から最初にこの地方を調査した佐藤幸男博士を代表とした調査団のことをよく覚えていた。

地下核爆発実験場となったデゲレン山は、カイナル村から80キロメートル。そのデゲレンにも、以前は人が住んでいた。アキムバイさんは、「今のこの地方の病気はすべて、放射線被曝と関係している」と強調した。なお、旧ソ連の報告を見ると、1951年9月24日の38キロトンの地表爆発からの放射性雲が、カイナルを通過している。しかし残念ながら、この村では測定用のレンガ建造物を見つけられなかった。

熱蛍光による線量評価法

軍部のデータに基づいて評価された周辺住民の外部被曝線量は、主として地表爆発後の線量率測定からの推定であり、総核爆発による積算値ではなかった。そこで、広島・長崎の線量測定に応用された熱蛍光法を、セミパラチンスク核実験場周辺の居住区で採取したレンガに適用し、積算外部被曝線量を推定した。この方法を説明する。

レンガにふくまれる石英の結晶にガンマ線が照射されると、それにより発生した自由電子と正孔が準安定準位に捕獲される。言いかえれば、結晶に電子的な傷がつく。これを500度Cに加熱すると元の状態に戻り、その際に光（ルミネッセンス）が発せられる。その発光強度は吸収線量に比例する。放射線により電子的に傷ついた石英の結晶は、高温に加熱されない限り、修復されないので、いつまでも建物外壁のレンガは被曝線量を記録していることになる。

さて核実験場周辺住民の外部被曝は、核分裂生成物からのガンマ線、ベータ線によるものである。このうち、ガンマ線は全身被曝の原因であり、ベータ線は、皮膚に対する被曝源である。その理由は、ガンマ線は透過性が高いのにくらべ、ベータ線は薄い物質で遮蔽されてしまうからだ。したがって、放射性雲が村を通過する際、レンガの外壁の1センチメートル以上奥にある石英粒子はガンマ線の被曝を受けている。外壁のごく表面層はベータ線からの被曝の影響も受けている。ただし、表面層は、太陽光線の影響もあるので定量的な測定はむずかしい。光線が石英の電子的傷を修復してしまう効果があるからだ。

レンガ中の石英の結晶は、核実験以外の自然放射線からも被曝している。そのため、その量を測定して、その分を差し引く必要がある。試料採取地点表面にて、ガンマ線線量率を測定し、レンガ内の石英が被曝する自然ガンマ線線量の推定に利用した。レンガ内に含まれるベータ線放射体からの被曝線量は、帰国後、実験室で測定した。レンガの粘土成分に含まれるアルファ放射体による線量成分は石英粒子表面を10ミクロンの厚さ、フッ化水素酸でエッチングすることで、無視できる。

広島大チームの推定した住民の外部被曝線量

これまでの現地調査で集めたレンガの解析により、ドロン周辺の村、セミパラチンスク市、ウスチカメノゴルスク市の線量を推定した。レンガの建物の数に限りもあり、充分な測定数とは言えないまでも、ある程度の外部被曝の実態が見えてきた。

レンガ中の吸収線量は住民の被曝線量とはならないが、推定のための基礎データにはなる。はじめに、建物の外壁表面線量値を推定し、つぎに建物から充分はなれた空き地での自由空間線量（表面線量の約2倍）を見積もる。最後に、住宅の遮蔽と屋内滞在時間を考慮して住民の外部被曝線量を推定する。この地域の村の住民の多くは農民で、平屋の木造家屋に暮らしている場合が多い。筆者の線量推定方式では、これら農民に対しては、屋外線量の70パーセントを住民の外部被曝線量としている。

屋内滞在時間は、職業、性別、年齢、季節、個人的要因などに依存するので、いちがいに決定できない。また都市部での住宅やオフィスには、レンガ製の建物も多い。

セミパラチンスク市以外は、ロシアやカザフスタンからの報告値と、大まかなところで、一致していた。図II 2.7で見るように、ポリゴンに近い村での外部被曝線量は、数百ミリグレイのレベルであった。画中下段の数値は、その地が核兵器実験で被曝する以前より暮らしている人が屋外に24時間ずっといた場合の外部蓄積線量である。先に説明したように農民の場合、筆者はその値の約70パーセントが外部被曝線量と推定している。都市部では、職業も屋内労働が主である。しかも、木造よりもレンガなどのより放射線遮蔽能力の高い建造物が多い。したがって、農村よりも、その分、低い線量になるはずだ。セミパラチンスク市の推定値は、極端な不一致があった。これに関しては、今後の検討も必要だろう。

ロシアおよびカザフスタンから報告された、外部被曝線量値は、地表爆発後に、風下の居住区で測定された空間線量率の経時変化のデータをもとに、それらだけを積算した線量にすぎない。したがって、総核爆発18メガトンのうちの0.6メガトン、すなわち3パーセント程度に対する線量になっている。例えば、ロガチョフによって報告された線量等高線地図においては、1949～65年の間で、わずか21回の核爆発に対するデータのみである。その上、その地図のセミパラチンスク市内及びその近傍の線量の情報が空白となっている。

地下核爆発でさえ、割れた地殻から放射性ガス（キセノンやクリプトンなど）が噴出している事実がある。また、事故的な地下核爆発がなかったとはいえない。さらには、政治的に地下と分類された「平和的」地表爆発が、1963年以後に複数あった事実がある（第4章）。もし、346回11メガトンの地下核爆発で、毎回の地下核爆発により、0.1ミリシーベルトずつ被曝する居住区があったとすると、地下実験だけでも、総被曝は35ミリシーベルトにもなる。定量的な線量は不明だが、総量11メガトンもの地下爆発がこの地域で実施された以上、それによる被曝は無視できるという根拠はないのではないか。

もちろん、空中爆発6メガトンかちのフォールアウト成分による被曝も無視できないはずだ。

まとめ

セミパラチンスクで実施された旧ソ連の459回の核兵器実験は、実験場内に多量の核汚染を残したばかりか、周辺住民の放射線被曝をもたらした。そこには、事実を知らされないままに被曝していたカザフスタンの人たちの悲劇があった。

広島大チームの線量調査により、実験場周辺の住民が、長年の核爆発から放出された放射性物質のフォールアウトにより、総量として数百ミリグレイの外部被曝を受けたことが、確認された。この線量評価は、過去の軍事データをいっさい利用していない、独自の測定結果にもとづいていることを強調したい。その手法は、広島・長崎の原爆のガンマ線線量推定と同一であった。この独自調査から、旧ソ連の核兵器実験によって受けたカザフスタンの人々の放射線の被曝を、量的に確認できたことは、大きな成果であった。さらに、この外部被曝に付随した内部被曝が存在していたことに疑いはない。

もう一つ大事な調査結果は、実験場外の環境中の残留核汚染が少なく、現在の環境リスクはかなり低いことであった。空間線量率は、これまで測定した範囲では、どの調査地も、毎時0.1マイクロシーベルト以下だった。

第3章　太平洋における米国の水爆実験
――マーシャル諸島共和国ロンゲラップ環礁

広島と長崎に続いて、わが国にとって忘れられない核災害は、1954年（昭和29年）のビキニ被災である。この事件を知らなくても、女性の水着としてのビキニを知らない者はいないだろう。この名前の由来が、実はこの核実験の世界への衝撃にあるようだ。

1999年7月に、筆者は、このビキニ水爆で発生した多量の放射性物質により被曝し、汚染した悲劇の島ロンゲラップを調査する機会に恵まれた。本章では、現地調査結果を中心に、現在の放射線状況を報告する。なお、島民たちは、1957年に、米国の安全宣言を受けて1度は帰島したが、その後、放射線を恐れて、1985年に島を脱出した。1998年再定住計画が米国との間で作成され、それに向けての工事が開始された。

ビキニ水爆実験による被曝

米国は太平洋のマーシャル諸島において、太平洋戦争終結の翌年である1946年から核兵器の実験を開始した。1958年までの間に、北部のエニウエトック環礁とビキニ環礁で、延べ66回、総出力107メガトンの核兵器実験が行われた。

このうち最大の核爆発は1954年3月1日午前6時45分、ビキニ環礁で実施されたブラボー実験の15メガトンの水爆だった。この1発だけで、広島原爆の1000倍、セミパラチンスク実験場で爆破された459回の総出力18メガトンに匹敵するくらいの威力の大型水爆だ。その時の東北東の風により、ロンゲラップ、ロンゲリック、ウトリック環礁の住民の他、わが国の漁船・第五福竜丸もまた、莫大な量の放射性フォールアウトにより被災した。

175キロメートル離れたロンゲラップ島には、約4時間後からフォールアウトが始まった。珊瑚が砕けた放射性の白い粉が、2～3センチメートルも積もった。64人のロンゲラップ島民は51時間後の3月3日午前10時に米軍に救出された。

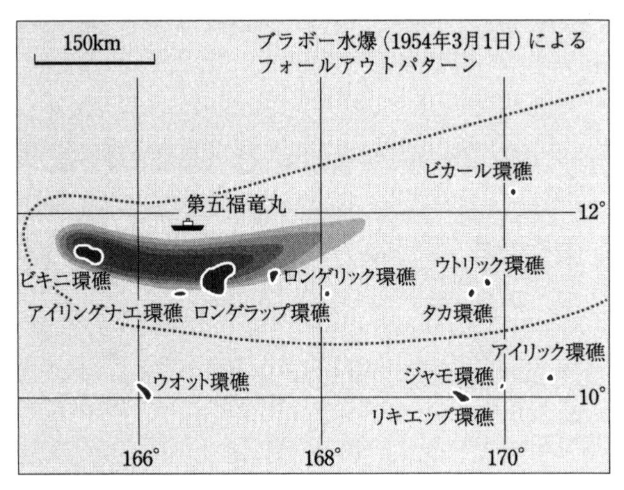

図Ⅱ 3.1　フォールアウトパターン地図（Health Physics, 73-1 および『ビキニ水爆史料集』より）

また一時的に、アイリングナエ環礁に滞在していた島民18人も54時間後に救出された。全身の外部被曝線量は、前者64人が1.9グレイで、後者18人が1.1グレイと推定されている。救出までに、皮膚炎、嘔吐、下痢などの急性障害が発生した。クワジャリン米軍基地到着後に脱毛が始まった。

第五福竜丸は、当日このロンゲラップ環礁の北側、爆心から北東150キロメートル地点にいて、ブラボーの閃光を目撃した。爆発3時間後に、船上にフォールアウトが始まった。それにより甲板に積もった放射能は平方メートル当たり26ギガベクレルと推定されている。

ロンゲラップ島民の環礁への帰還が、1957年3月の原子力委員会で承認された。その年の6月29日250名の島民たちがロンゲラップ本島へ帰島した。その月の空間線量率は毎時0.26マイクログレイだった。

1978年、米国エネルギー省（DOE）は全11の環礁の放射線状態を調査した。その結果が1982年に、マーシャル語で出版された。この報告の内容は後で説明するが、ロンゲラップの人たちにとって、かなりの恐怖をもたらしてしまった。

この後ロンゲラップ島民は、移住を米国政府およびマーシャル政府に訴えた。しかし聞き入れられなかった。

こうしたなか、国際環境保護団体グリーンピースの協力で、島からの脱出をはかった。1985年5月、島民たちは大型帆船レインボー・ウオリヤ（虹の戦士）号に乗り込み、クワジャリン環礁の小島メジャットでの生活を始めた。

恐怖の DOE 報告書

さて、ロンゲラップ島民を恐怖に陥れた報告書の内容を見てみよう。クリーム色の背景に南国の敷物が描かれた感じのよい表紙には、「1978年に調査されたマーシャル諸島北部の環礁における放射線の意味」の題名がつけられている。報告書はマーシャル語の文書の他、やや小さめに英語の文書も添えられている。

全5章63ページには、原爆からの放射性フォールアウト（1章)、放射能と放射線（2章)、被曝の経路（3章)、放射線被曝の人体被害（4章)、放射線の測定方法（5章)、各環礁の測定結果（6）が説明されている。しかも放射性物質の怖い食物連鎖や長年消えることのない放射能を描いた数々の絵が随所に添えられている。以下、要点を見ていくこととする。

1章では、放射性フォールアウトにより島の表土が汚染した後、そこに育つヤシの実などのフルーツやヤシガニが放射能汚染するさまを描いた絵があり、島民がそれらを食べれば、放射性元素が体内に入りこむと説明している。

2章では、30年間で半減する放射能のことを最初に説明し、次には、数百年間全く減衰しないプルトニウムのことが書かれている。井戸水を汲む島民の絵には、放射線マークがビッシリと付け加えられている。

3章では、汚染した島に暮らす人たちが、地面にある放射性物質からのガンマ線で外部被曝することや、汚染した地元の食物から人体へ放射性物質が移動するさまを描き、さまざまな食物の、写真を掲載している。

4章では、マーシャル諸島北部の放射線の人体被害は、すぐに発生するのではなく、何年も後に生じる可能性があるとして、ガン細胞が増殖するさまを大きく描いている。しかしその後、世界中にガンは発生しており、マーシャルの人たちがガンになる率も同じ程度であり、放射線が原因だとは言えないと、突然説明している。さらに被曝した人から生まれた子どもへの影響はないと、他の国（広島と長崎の事実をさしていると思われる）の事実をあげて、説明している。

5章では、眼に見えない放射能や放射線の量を調べる機械があることを説明し、安全を確保するために、被曝線量の限度を設けていると述べている。米国政府はその限度を1年間で500ミリレム（旧単位）すなわち5ミリシーベルトと決め、30年間の生活で50ミリシーベルトを超えてはならないとしていることを教えている。そしてマーシャル諸島北部の測定をしっかりと実施したことを述べてある。

6章では、14の環礁での調査結果が説明されている。そのうち1978年時点でのロンゲラップ島については、地元の食物だけを摂取したとして推定される最大の線量は1年間で4ミリシーベルトである。この放射線は年々減衰していくが、非常に遅い。その後30年間の総線量を、25ミリシーベルトと推定している。233人の島民のうち、この30年間に10人が放射線以外の原因のガンにより死亡する。0.1～0.6人が30年間に被曝する放射線による発ガンで死亡すると推定している。これからの30年間に放射線以外の原因で健康障害をもつ60人の子どもが生まれる。これに加えて、放射線が原因の障害児が0.007～0.1人生まれると推定している。

読者の皆さんは、どう思われただろうか。私の第一印象は、「放射線の恐怖」。島民が安心して、ロンゲラップ環礁で暮らせないと感じたのも当然だと思う。ちなみに、国際放射線防護委員会は1977年および1990年に、公衆の年間線量限度（実効線量等量限度）を1ミリシーベルトと勧告している。ただし、この値は、かなり安全側になっており、この値を少しばかり超えて被曝したから障害が必ず発生するものではない。

さて、安全宣言によりロンゲラップ島に戻った1957年の島民の被曝線量は、1978年に比べるとより大きな値のはずである。この報告書で述べられた30年の半減期をそのまま利用して推定すると、帰島した1957年の年間線量の最大推定値は、6.5ミリシーベルトになる。これは米国政府の決めた公衆に対する線量限度を超えている。この線量に関しては、DOEの報告書に説明はいっさいなかった。1954年のブラボー水爆実験時の被曝をロンゲラップ島民の第1の被曝とすれば、1957年からは第2の被曝である。

ロンゲラップ島再定住計画

1987年8月、マーシャル諸島政府は、ビキニ再建委員会の前議長であるヘンリー・コーン博士に1982年のDOE報告書の内容検討を依頼した。その目的は、ロンゲラップ島での定住が安全か否かを判断することであった。その結果、ロンゲラップ再評価プロジェクトが発足した。

1989年3月、ロンゲラップ再評価プロジェクトは最終報告書を発行した。ロンゲラップ本島は現地食物と輸入食品との混合食を仮定するならば生活上概して安全である。しかし幼児と小児の潜在的被曝に関しては、依然調査の必要性があると報告した。

1992年にマーシャル諸島共和国ロンゲラップ環礁地方政府と米国エネルギー省、米国内務省との間で理解のための覚書（MOU）が調印された。これにより、ロンゲラップとDOEの2つの独立した調査が実施されることになった。

ロンゲラップ環礁南部における再定住の条件

（1）地元（環礁南部）の食物のみを摂取したと仮定して、非自然放射線による年間線量が1ミリシーベルト以上とならない。

（2）ロンゲラップ島のプルトニウムなどの超ウラン元素の濃度が平方メートル当たり7.4キロベクレルを超えない。

この合意の一部として、米国内務省は科学調査と住居費の目的でロンゲラップ地方政府へ160万ドルを支払った。それに続いて、ロンゲラップ地方政府は再定住計画を作成し、帰島後の予想線量推定を実施する科学チームと契約した。

なお、その前年の1991年1月には、首都マジュロにマーシャル諸島共和国全土放射線調査研究所が完成し、稼働を開始した。この科学業務は、ロナルド・レーガン大統領が1986年に署名した米国公衆令99～239自由連合コンパクトの第177合意に基づいている。そして1990～94年の5年間、マーシャル諸島共和国政府は29の環礁で放射線状態を評価する独立したプログラムを実施した。全環礁の系統的な調査はこれがはじめてのことであった。

主要なモニタリングはその場でのガンマ線スペクトル測定であり、400以上の島で実施された。ココナッツなどのトロピカルフルーツ、200地点以上での土壌深さ分布試料、800地点以上での表面土壌が採取された。それらはセシウム137の濃度決定に注目しつつ、その他の全ガンマ放射体について調べられた。表面土壌はプルトニウム239、240についても解析された。この調査をスティーブン・サイモンとジェームス・グラハムの2人の科学者が担当した。

1994年に、4つの独立した線量評価結果が報告された。それによるとロンゲラップ島に暮らして、地元の食物のみを摂取した場合、成人の25パーセントが年間1ミリシーベルトを超えて被曝する可能性があると結論した。

1996年9月、クリントン政権はロンゲラップ島民の再定住のために4500万ドルを拠出すると発表した。ロンゲラップ環礁ロンゲラップ島再定住計画フェーズ

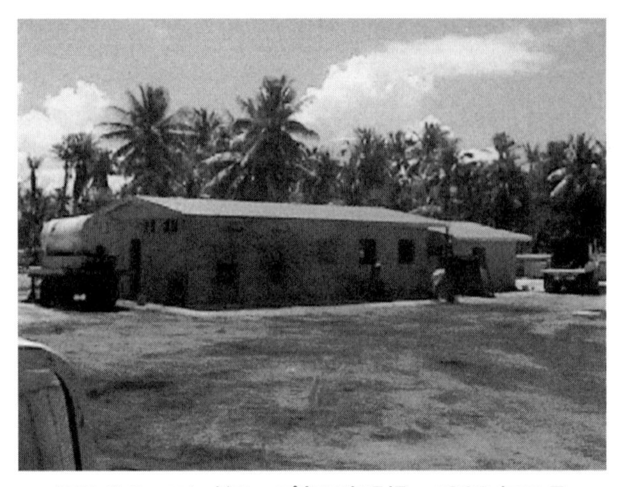

図Ⅱ 3.2　ロンゲラップ島工事現場　1999年7月

1が1998年1月に作成された。これに基づき、インフラ整備として一部クリンナップ工事が始まった。

リーマンマン号でロンゲラップ環礁に到着

1999年のゴールデンウイークの間、開発した体内放射能測定器を活用したマーシャル諸島の被曝調査を模索していたところ、写真家の島田興生さんが1994年に出版した、『還らざる楽園』に出会った。この図書には、核被災したロンゲラップ島民の暮らしと思いが、6年間もの現地での滞在を含む長年の取材を通して記述されている。

その後、電話、ファックス、手紙などのやり取りがあってわかったことは、船を贈って、避難生活をしているロンゲラップ島民の生活支援をするボランティア団体があることであった。現地ではエンジン船をブンブンと呼ぶので、「ブンブンプロジェクト」といい、多くの日本人の善意の募金とペンキ塗りなどの作業の賜物により、1997年8月メジャット島に船リーマンマン号が届けられた。さらには放射線調査をしたかったのだという。

翌6月8日の東京出張の際に、こちらの現地線量調査の内容を説明し、具体化した。そして現地調査には、プロジェクトの清水谷子さんと渡辺幸重さんが協力してくれることとなった。当初は、1人でも出発するつもりだったが、かなり確実性が増した。

島田さんらの話では、「見えない放射能汚染の恐怖から、旧島民たちは、帰島は希望するが不安は大きい」という。特に、1957年の米国原子力委員会が発表した安全宣言に対する不信も根深いようだ。この意味で、現在クリーンナップが行われているロンゲラップ島の、第三国による環境放射能・放射線調査と旧島民への説明は急を要する案件となっていると感じた。

成田を1999年7月4日20時30分に出発した。グアムの空港で仮眠した後、ミクロネシアの島々を通過し、マーシャル・クワジャリン米軍基地空港へは、翌5日17時15分に到着。入国手続き後、すぐに隣島イバイへ移動した。マーシャル調査を思い立ってから、まだ2ヵ月しか経っていないのに、もう南太平洋の島にいるのが、何か不思議な気持ちだ。幸運というべき運命。もし、ここに1人で来ていたら、何と感じただろうか。今思うと、ぞっとする。無茶と冒険か。私の調査には、いつでも冒険的要素があるけれども、冒険が目的ではないのだ。

桟橋で待機する間に、子どもたちと身振り手振りでコミュニケーション。子どもがオレンジ色の実をくれた。口にすると甘いけれど、硬い繊維質で食べることはできない。甘い味の「たわし」か？　これが、タコの実パンダナスだ。神様が、マーシャルの子どもたちに用意した砂糖。こちらも飴をあげると、いくらでも子どもが集まってきた。

ロンゲラップ島民たちが操縦するリーマンマン号に乗り込み、22時に出発した。月夜の中、環礁の内海ラグーンを進んだ。途中、珊瑚礁の浅瀬に乗り上げ、安眠から叩き起こされた。間もなく船は動きだしたので、また眠った。

翌朝起きると、見渡す限り水平線しか見えない太平洋を航海していた。真っ青な海と空の間を、ひたすら北へ向かった。環礁の南端の水路を抜け、目的の環礁のラグーンへ入った。ロンゲラップ本島の西端を通過したので、間もなくゴール。ラグーンに碇（いかり）を下ろし、上陸したのは、6日17時だった。

浜では、工事を請け負っているパシフィック・インターナショナルの所長ノエル・ビグラー氏の出迎えを受けた。清水さんの旧友で、2人とも再会に驚いたようす。これで、この島の調査はうまくいけると踏んだ。

エアコンとシャワー室のあるアメリカンスタイルの宿舎に案内された。汗を流した後、その日初めての食事をとった。白米、鶏肉と豆の煮付けはフィリピーナの料理で、まずまず。

工事現場は旧島民の居住地区にあり、パワープラント、海水純水化装置、作業員宿舎、食堂が造られていた。その辺り一帯は、表土が30センチメートルの深さで除去されていた。その晩の予備的な測定では、周囲は毎時0.01～0.2マイクロシーベルトで、クリーンナップの効果が期待できた。太平洋の上に、南十字星を観た。

実は、後でわかったことだが、船は大変危ない状態にあった。クワジャリン環礁の幅の狭い水路を抜けようとした時に、暗礁にスクリューを引っかけ、舵部を損傷していた。ノエルさんに潜ってみてもらったら、スクリューが折れ曲がり、舵の支持棒が破断していた。舵が抜け落ちたら大変なことになっていたのだった。応急処置だけをした。

カバレ島

翌7日は北方の島カバレへ向かった。船で2時間30分。砂浜へ上陸した。もちろん無人島である。上陸地点の植生との境界の浜辺で測定して驚いた。線量率が毎時0.73マイクロシーベルトで、セシウム137の汚染が平方メートル当たり3400キロベクレルもあった。砂浜のベータ線とアルファ線は毎分1200および2カウントだった。昨晩のロンゲラップ本島とは違って残留汚染が顕著だ。

ヤシの森の中に入ると、次々に大きなヤシガニが出てきた。幅30センチメートル重量2キログラムほどで、美味そうだ。長年にわたって誰にも捕獲されなかったので繁殖したのであろう。そのヤシガニの甲羅からは、毎分約200カウントのベータ線が検出された。

森の中は、浜ほどの残留汚染はなかった。線量率は毎時0.07マイクロシーベルト、セシウム137の汚染が平方メートル当たり100キロベクレル。

隣の島ボコエンに渡った。森はなく、高さ2メートルほどの背の低いブッシュがあるだけなので、ものすごく暑い。日陰のないビーチは灼熱地獄。そこでの調査で、意識朦朧（もうろう）。リーマンマン号の船員が、水の樽を運んでくれたので、助かった。時々頭に水をかけた。メジャットから来た船員たちは、私たちとは違い、水を得た魚のように元気だった。入り江で、走って魚群を追い、捕獲してしまった。

砂浜300メートル程を測定したが、どこも線量率は毎時0.02マイクロシーベルト以下で、異常はなかった。セシウム137も平方メートル当たり3キロベクレルと低かった。この低地で森がない小さな島の表面に、むかし積もったフォールアウトは太平洋の波で洗い流されてしまったようだ。

当地での6時間の調査を終え、美しい夕焼けを見ながら、ロンゲラップ島への

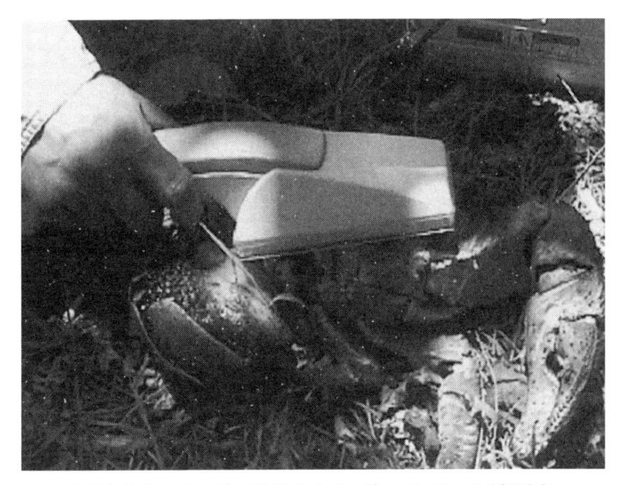

図Ⅱ 3.3　カバレ島でのヤシガニのベータ線測定

帰路についた。快適な専用船があれば、何ヵ月もロンゲラップ環礁での調査をしてもいいなと思った。どこかに、船と調査費用を寄付してくださる、奇特なお方はいないものか。

ロンゲラップ本島

8日は朝のうちに、ビグラー所長の車の案内で、全島をまわった。ロンゲラップ島は長さ約8キロメートル、幅が最大で500メートルの細長い島。ヤシの木、タコの木が生い茂り、珊瑚で囲まれている。ラグーンサイドの海は穏やかだが、オーシャンサイドは波が高い。島の中央のオーシャン側には飛行場ができていた。定期便があるとのこと。戦前日本軍が支配し、日本軍の風呂跡も残っている。

旧島民が住んでいた住居跡地を中心に、全島17地点で放射線サーベイを行った。帰島したときに、同じ場所に暮らすと予想されるからだ。住居の一部もまだ残っているところがあった。島の案内は、リーマンマン号のクルーであるドン・トーマスさん（36歳）にお願いした。彼は、1985年の島捨て以前の島内の家々をすべて覚えていたので、どこそこが誰の家だと説明してくれた。私の方も、その測定の意味と結果を、そのつど彼に説明した。彼の口から、ロンゲラップ島民へ結果が口コミで伝播（でんぱ）することを期待した。

教師のエモス先生の家は、ほぼそのままの状態で残っていた。20畳くらいの平

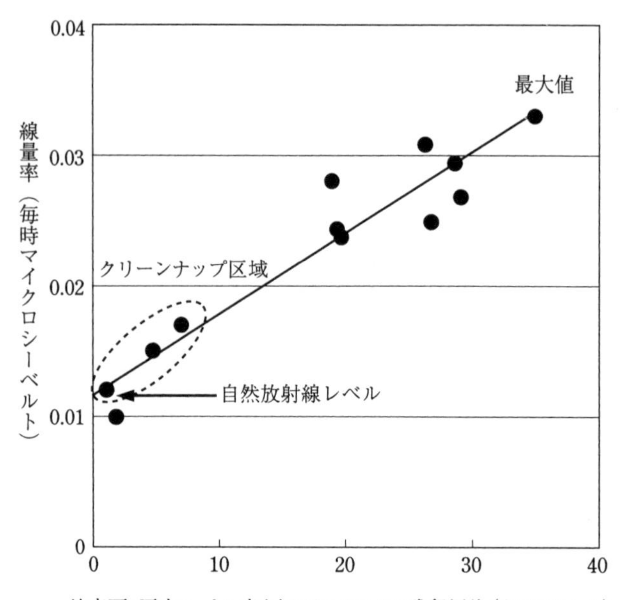

図Ⅱ 3.4　ロンゲラップ本島全域での測定結果を●で示す
画中の左下ほど、放射性セシウムの残留汚染および放射線が弱い。

屋住宅の周りにはヤシの木が茂る。すぐ際はビーチで、ラグーンの青い海が広がっていた。中に入ると、壁には日本の絵葉書、テーブルの上には出席簿、講義ノートなどが、置き去りになっていた。ノートにはアメリカの原爆実験や環境のことなどが記されていた。1985年の島捨てのあわただしさがうかがえる。

まだクリーンナップしていない14地点の平均値として、線量率が毎時0.026マイクロシーベルトで、セシウム137が平方メートル当たり26キロベクレル。島内の最大値は、毎時0.033マイクロシーベルトおよび39キロベクレル。アルファ線の最大値は毎分1カウント。意外に低い結果で、驚いた。放射性セシウムの汚染がややあるにしても、ガンマ線線量率が東京や広島と比べて低いからだ。しかもアルファ線を放射するプルトニウムで汚染したはずの島のアルファ線計測結果も日本よりも小さい。

北のカバレ島と違い、ロンゲラップ本島は、放射能汚染はかなり低かった。

島の中央部の工事現場とその周辺の放射線環境を測定した。表土を取り除いた区域3地点の平均として、線量率が毎時0.015マイクロシーベルトでセシウム137

が平方メートル当たり 6.5 キロベクレルだった。クリーンナップ効果がはっきりと確認できた。

今回の測定結果から、セシウム 137 によるロンゲラップ島での外部被曝は 1999 年時点で、年間 0.1 ミリシーベルトと評価した。これは日本の自然放射線による年間外部被曝線量 0.6 ミリシーベルトとくらべてもかなり少ない。

作業員の体内放射能

島内の放射線環境調査とともに重要な測定が、作業員の全身体内放射能測定ホールボディーカウンティングだ。この測定から、放射性セシウムの体内とりこみによる内部被曝線量を評価できるからだ。実際、1977 年から 1984 年の間、ロンゲラップ島民の体内放射能が、ブルックヘブン国立研究所によって測定されていた。

この島の作業員の食事は、すべて輸入食品。朝は、卵焼き、パン。昼はご飯と缶詰めソーセージと野菜。夕食は、ご飯と鶏肉や豚肉料理。充分な量が用意されている。冷凍肉などの食材が使われている。彼らは、1985 年の旧島民の島捨てで、置き去りにされた野生化した豚、鶏の他、魚や南国のフルーツをときどき食べているという。ただしローカル食品の摂取率は、10 パーセントを超えていないであろう。

その他、汚染した土地からの体内への放射能の移行は、食物連鎖の他に、土木作業中に舞い上がった土埃の吸入の経路がある。

ビグラー氏に体内放射能測定の話をしたところ、すぐに了解してくれた。彼も作業員の健康を心配していたとのことで、これにも協力的だった。もちろん彼も受診した。見えない放射能・放射線の恐怖は、昔の島民だけではなかった。特に島の南東部の滑走路工事での土埃の吸い込みを、皆は心配していたという。

毎朝２人ずつ、食堂で、日本から持参した世界最小のポータブル計器で測定した。20 分間の測定中に、生まれた島やその後の移動、食生活などを聞いた。怖いので、島の物はいっさい食べない人も中にはいた。皆緊張した顔だった。測定終了後、すぐにノートパソコンで計算して体内中のセシウム全身量を求める。帰国後あらためて、詳細な計算をすることになるが、とにかく概算値を出した。結果をあらかじめ用意してきたマーシャル語で作成した様式に書き込み、各被検者へ渡した。

作業員の中に、日本語の話せるパテリック・チョリリンクさん（75 歳）がいたので、通訳をお願いした。戦前、日本軍から日本語教育を受けたとのこと。1961年にビキニ、1962年にエニウエトックで働き、その時、島の食物をよく食べたという。ロンゲラップでも時々食べている。

幸い作業員たちの体内セシウム量はごく微量だった。以前ビキニで暮らしたことのあるフィリピン人のパブロ・マボーニさん（60歳）は、結果を知らされ、顔がぱっと明るくなった。彼は長年、放射能のことで心配していたようだ。アメリカは検診をするが、けっして結果を教えてくれなかった。彼らは、知らされないことで不安になっている。作業員たちが抱いていた余計な心配は、この測定と結果の説明で取り除かれた。この交流を通して、多くの作業員たちと仲良くなれた。

全作業員15人中6人を測定した結果は、内部被曝を心配するような値ではなかった。6人の平均値は2000ベクレル。体内の放射性セシウムから生じる内部被曝線量は、年間0.07ミリシーベルトにすぎなかった。ちなみに、1997年に、ロシアの最大核汚染地のキノコを食べた私のセシウムは4000ベクレルだった。第I部で解説したように、日本の成人は普通、カリウム40の自然放射能を4000ベクレルもっている。日本人の体内にある天然放射能からの内部被曝線量は年間0.8ミリシーベルトなので、作業員たちのアメリカの核爆発からの内部被曝線量は、その10分の1以下となる。

島民への報告

7月12日、作業員全員に見送られて、島を後にした。致死線量となるほどのフォールアウトが3センチメートルも積もった島ロンゲラップ。全島を調べたが、放射線が顕著に高いところは見つからなかった。意外だが、うれしい結果だった。顕著な島の回復だ。こうした思いを胸に、島の西端の環礁のすき間を抜け太平洋へ出た。船のへさきで、潮風に吹かれながら、島民たちが暮らすメジャット島へ向かった。

翌日、美しい朝焼けのなか到着。この島での2泊3日の滞在中にロンゲラップと同様の調査をした。セシウムは地表面から検出されないほど少ない汚染のようだ。島の診療所を借りて、島民の体内放射能を測定したが、誰1人として、検出された人はいなかった。ガンマ線線量率は毎時0.008マイクロシーベルトで、核汚染していないメジャット島の自然放射線はかなり低い。

2日目の晩に、診療所の前の広場で、ささやかなパーティーをした。村のご婦人方の歌、子どもたちの歌、日本の歌、清水さんの用意した小さいけれどたくさんのプレゼント。ネルソン・アンジャイン元村長、日本側の挨拶。

3日目の朝、雨の中を出航。海は大荒れに荒れた。まるで終わりのないジェットコースターに乗っているようだ。甲板でビニールシートを被っていたが、全身ずぶ濡れ。胃の中の物をすべて吐き出したが、全部波が洗ってくれた。

イバイでは、1954年当時の村長ジョン・アンジャインさんを教会に訪ねたが、不在のため、信者の若者2人が案内してくれた。そこは、私たちの宿泊したホテルから徒歩10分ほどだった。私が、広島からロンゲラップ島へ調査に来た科学者であることは、既に知っていた。「私たちマーシャル人には放射線のことはわからない」と言う。それでも今回の調査のことを説明した。「島がきれいになってきたので、帰島が可能である」と話すと、彼は涙を流した。調査結果については後で報告すると約束して、別れた。

採取した土壌のプルトニウム分析を金沢大学の山本政儀博士に急いでもらった。突貫作業で、報告書を書き上げて、製本した。これを、ブンブンプロジェクトの清水さんが、2000年10月、首都マジュロにいるロンゲラップ島選出の国会議員アバッカ・アンジャインさんに届けた。調査結果は専門家のためにあるのではなく、本来この島の人たちのものなのだ。

ロンゲラツプ本島およびカバレ島で採取した土壌試料中のプルトニウムは平方メートル当たり、本島で、約3キロベクレル、カバレ島で約16キロベクレルだった。プルトニウム量も北方の島に多い傾向はセシウムと同じだった。なお、カバレ島のアルファ計数の最大値は毎分2カウントだった。やや本島に比べ高い値だが、プルトニウム汚染値に比例するほどにはなっていない。それは、プルトニウムは環境中にあっても、アルファ線が飛び出しにくい性質があるからだ。したがって、多少環境中にプルトニウムが存在していても、被曝線量としては、その量に比例して大きくなることはない。

これまでのデータからして、海抜2メートルほどの小さな島の表面核汚染は、急速に減衰したようだ。1977～99年の間のロンゲラップ本島でのセシウム137の実効半減期は7年で減衰した。すなわち7年で半分の量に減っていた。物理半減期は30年だが、この島ではそれよりも短い。

1999年における私たちの調査の結論は、「ロンゲラップ本島には再定住は可能」である。

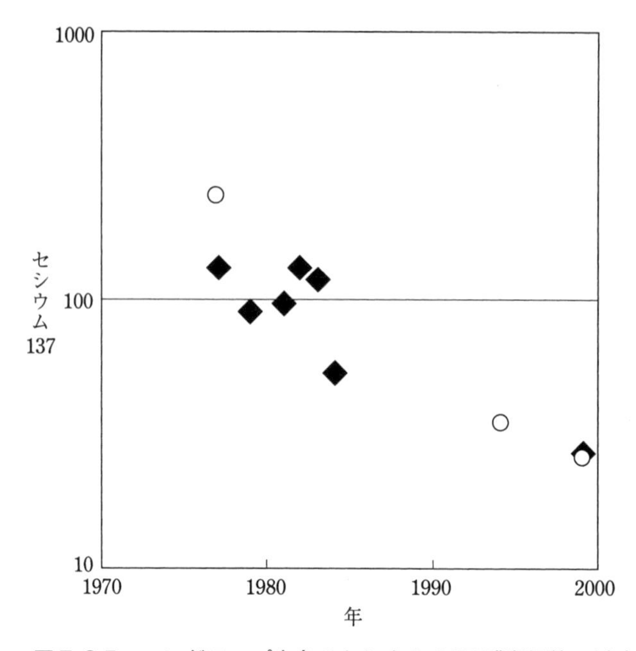

図Ⅱ 3.5　ロンゲラップ本島のセシウム 137 残留汚染の減衰
○が表土の平方メートル当たりの放射能（キロベクレル）。◆が体重 1 キログラム当たりの体内放射能（ベクレル）。

まとめ

1954 年、最大規模の水爆実験 15 メガトンの放射性フォールアウトにより汚染し、被曝したロンゲラップ島。当時、島を脱出しなければ、全島民が死亡したであろう、最悪の放射線状態にあった。

海抜 2 メートルほどと低く小さな島は、太平洋の高潮で洗われたのか、その後、7 ～ 10 年くらいの環境半減期で、核汚染は清浄化した。当時、平方メートル当たり恐らく数ギガベクレルあった島の放射能も、45 年後には、10 万分の 1 に減少した。核汚染による線量率をみると、被災の翌日毎時 28 ミリシーベルトあった環境も、45 年後には 0.02 マイクロシーベルトと奇跡的に回復した。

しかし米国の安全宣言を受けて、帰島した 1957 年には、まだ無視できないほどの残留放射能による被曝があったと想像する。それを心配した島民たちは、1985 年に島を捨て、クワジャリン環礁の小島メジャットでの生活を始めた。困難な生活と不安の中、1998 年、再定住に向けた計画がスタートした。

1999年7月の独自調査の結果は、第1報告書として2000年10月に作成されて、ロンゲラップ島民に届けられた。環境の大幅な回復を示した結果は、島民にとって良い知らせである。北方の島々に対する未調査の問題は残るが、ロンゲラップ本島での生活に対する放射線リスクはかなり小さい。島民たちに、穏やかな未来が訪れることを願う。

第4章　シベリアにおける核爆発の産業利用
——ロシア連邦サハ共和国

大気圏での核兵器爆発実験を禁止した部分的核実験停止条約が締結された1963年以後も、米ソによって「平和利用」と称して、地表近くで核爆発が実施されていた事実がある。地表面にクレータを造るなどの核爆発は、大気圏へ多量の放射性物質を放出するばかりか、地表に莫大な核汚染を残した。米ソで約100回の「平和的核爆発」があった。

米国ネバダでは1962～68年の間に、6回のこの種の核爆発があった。その中での最大出力は1962年の104キロトンの爆発で、クレータを形成した。2番目の大出力は1968年の30キロトンだった。その他は10キロトン未満である。

本章では、現地調査のできた旧ソ連の「平和的核爆発」という産業利用核爆発に関して、爆発の内容と影響をみることにする。

旧ソ連の産業利用核爆発

旧ソ連は1965～88年の期間に「平和的核爆発」と称して、地層調査、ダムや廃棄物貯蔵施設などの土木工事、天然ガス・原油の採取などの産業目的で、124回（表Ⅱ4.1はロシアのデータ）の核爆発を行った。その多くは500～2000メートルの深さで、2～20キロトン規模の爆発であった。しかしその一部には、地表爆発と分類される核爆発があった。しかも、この時代は、既に部分的核実験停止条約が締結されていた。

地下核爆発は、物理的には、実効的な地表爆発、浅い地下爆発、充分な深度での爆発の3種に分類される。この順にしたがって、環境汚染や住民の被曝の危険性が高い。地表に近い浅い地下での爆発では火球が地上に出てしまうため、物理的には地上核爆発と分類されるべきもので、核分裂生成物、中性子誘導放射能そしてプルトニウムにより、爆心地周辺の地表面が汚染した。最悪の核爆発であった。この場合、放射性雲により、風下地域の住民が被曝の危険に曝（さら）された。浅い

表Ⅱ 4.1　ロシア領内での産業利用核爆発

目的	回数
地震波調査	33
原油と天然ガスの採取	21
原油と天然ガスの地下貯蔵	19
有毒液体廃棄物用地下貯蔵	2
天然ガス井戸のシール	1
その他	5
計	81

V. ラーリンらの旧ソ連の平和的核爆発の報告（1999）より

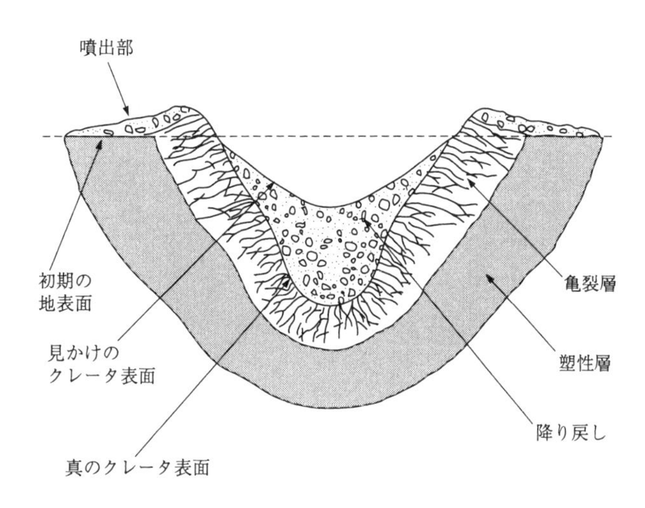

図Ⅱ 4.1　クレータ断面図（The effects of nuclear weapons, 1977 より）

地下爆発では、地割れから放射性ガスが噴出し、必ずしも充分安全とはならない、充分な深度での爆発では、放射性物質が地下に貯蔵される形になり比較的安全であるが、多くの亀裂を形成した地殻の中で地下水を経由した水系や地表の汚染拡大が、長期的には心配である。

地表爆発の場合、極めて高い熱のため地表面近くにあるかなりの量の物質が蒸

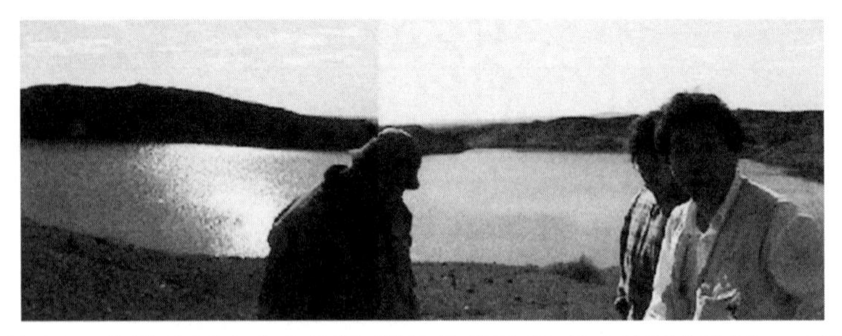

図Ⅱ 4.2　カザフスタンにある旧ソ連セミパラチンスク核実験場内に、1965年に核爆発によって造られた人工湖アトミックレイク

筆者の足元で毎分159カウントのアルファ線を放射するプルトニウムの微粒子ホットパーティクルを検出（1999年10月）。長崎大学吉川勲博士、金沢大学院生大塚良仁君と。

発する。これらは、火の玉の上昇の際に、キノコ雲の幹の気流によって吸い上げられる。そして爆発点に発生した高温高圧のガスの急激な膨張により、地表面の土や岩盤が除去されて、クレータが形成される。クレータは、1度空中に吹き上げられた物質が降って再度堆積した最表面層にある層、その下には無数の亀裂がある層、そしてその下には爆破の影響を受け永久的に変形した層の3層から成る。亀裂層の半径は、クレータ半径の約1倍半である。

核爆発を利用したソ連のダム工事

1965年1月15日、ソ連最初の産業利用を目的とした核爆発が、セミパラチンスク核実験場のバラパンで実施された。140キロトン出力の水爆が実験場の東側境界近くの地表（地下175メートル）で爆発し、クレータを形成した。そのクレータの大きさは直径約400メートル、深さ100メートルとなった。爆発後、クレータおよびその周囲で、多くの労働者が貯水池を造る工事に従事させられた。クレータには水が満たされ、現在、原子の湖「アトミックレイク」と呼ばれている。

1995年の私たちの最初の調査時点で、その付近には通常値の100倍以上、毎時10マイクロシーベルトの放射線強度があった。すなわち、そのクレータ表面付近はかなりの厚さの層が、莫大な量の核分裂生成物と中性子により誘導された放射性物質で汚染されている。したがって、平和目的の核爆発との主張だが、その当時、いかに危険で無謀な工事であったかは容易に想像できる。つまり、核爆発

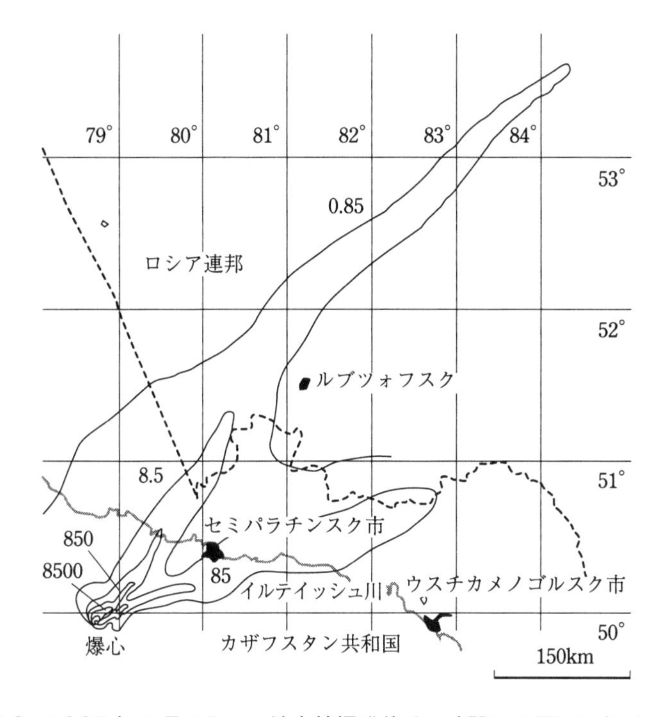

図Ⅱ 4.3　1965年1月15日の地表核爆発後24時間での周辺における放射線線量率地図（SCOPE59より）
等高線の数字の単位は毎時マイクログレイ。

は、その後に残留する核汚染のため土木工事には適さないわけだ。

モスクワにあるグローバルクライメート・エコロジー研究所のユーリ・イズラエル博士によると、この爆発で発生した大量の放射性物質は2500メートルの高さの柱状となり、北の方向に広がりながら、セミパラチンスク市を含む北東方向へ移動した。こうして、核爆発から放出された莫大な量の放射性の土埃が風下の環境を汚染し、住民たちを被曝させた。爆発24時間後のセミパラチンスク市の放射線は毎時8.5マイクログレイと記録されている。

爆破3～4時間後では、おそらくその10倍の強さの放射線であったであろう。セミパラチンスク市と爆発点とのおよそ中間地点にズナメンカ村がある。筆者は、その村は、爆破3～4時間後の線量として、毎時1ミリグレイ程度の状態にあったと想像する。

ロシア極東の役人に阻まれた最初のサハ調査

地下資源が豊富なロシア連邦サハ共和国では1970～80年代にかけて、永久凍土内で産業目的に、地下核爆発が実施された。その爆発は居住区域内、あるいはその近くで行われていた。事故的核爆発もあり、複数の地点では表面汚染があるという。

こうした背景のもと、サハ自然保護者から日本へ調査協力依頼があった。日本財団が支援し、日ロ貿易協会が「サハ共和国核実験汚染影響調査」を取りまとめた。これに応え、1997年10月および1998年3月の2度にわたって、サハを訪れた。

セミパラチンスクの被曝調査から10月11日に戻ったばかりで、現地受け入れ側の予備知識がほとんどないままに、広島を10月15日に発った。その日、青森空港にて北海道大学低温科学研究所の福田正己博士（永久凍土）、東京工業大学総合理工学部の秋山明胤博士（電子化学）、日ロ貿易協会・長堀芳靖氏と合流後、ハバロフスクへ向かった。

私はこれまでの調査と同様に、ポータブルラボを持参した。しかしハバロフスク空港税関長V・A・フェーフェロフに阻まれてしまった。このような事態は過去モスクワ、キエフ、アルマアタの各税関では生じなかった。ロシア持ち込み交渉は3日間にわたった。通信管理局の役人や連邦核及び放射線の安全調査委員会の役人が機器検査を実施した。これに対し当方はサハ自然保護者大臣の招聘状及び放射線測定器4点の持込み許可証を示した。しかし、すべてが無視された形になってしまった。

結果は、胸ポケットに入れていたポケット線量計以外のポータブルラボ一式をハバロフスク税関に残したまま、10月17日ヤクーツクへ向かった。極東のむずかしさを痛感した。ハバロフスクからの帰国の際には、ロシア外務省の役人までもが現れ、私に詫びた。しかし二度とハバロフスクからの入国はすまいと思った。

21時ヤクーツク到着。私は用意していたスキーウエアを着て、飛行機のタラップを降りた。空港では、ヤクーツク州立大学ステパノフ博士および環境省のイエフレモフ博士に出迎えられた。その日は雪が降り、これから来春までの間、根雪になるという。

日本とは時差がなく、地図の上では近い国だが、社会的には遠い国である。首都ヤクーツクは広島と北極点とを結んだ直線上のほぼ中央地点に位置する、シベリアの東部にある。サハリン（樺太（からふと））のサハはこのサハ共和国のサハである。リ

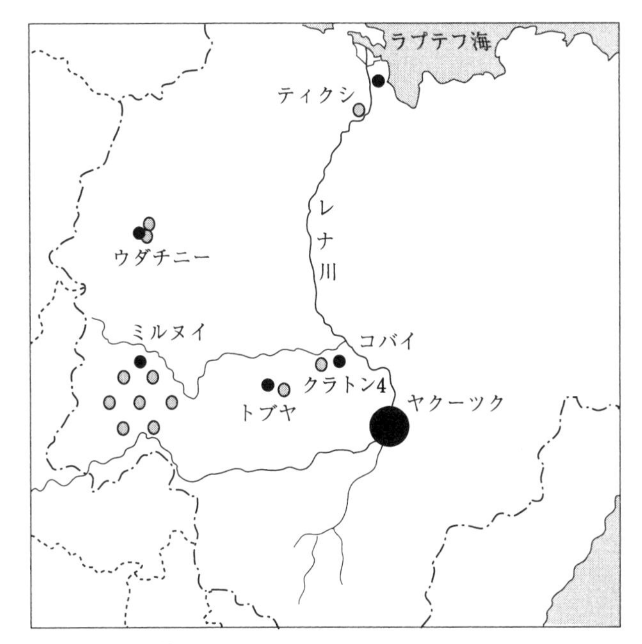

図Ⅱ 4.4　サハ共和国であった、地下核爆発地点（○）を示す地図

ンは東の意味なので、サハリンはサハの東をさす。

核とダイヤモンド

サハ自然保護省次官アルヒポフ氏、国会議員のチョムチョエフ氏らから核爆発の模様を聞いた。それによると、1974～87年にかけて12回の地下核爆発が、サハ共和国内で実施されている。「核爆発は、地質調査、石油採取、そしてダイヤモンド産出のための水かめ造りの目的で行われた」という。ソ連が崩壊し、情報が公開された今、国民にとって大きな不安のタネとなっているらしい。

サハはダイヤモンド、金、銀、タングステン、鉄鉱石、石炭、石油、天然ガスなどの地下資源が豊富である。特に、ダイヤモンドは世界の年間産出量の20パーセントを産出している。ミルヌイには直径4キロメートル、深さ500メートルのクレータ状の露天掘り鉱山がある。日本の商社や機械メーカはこの地と関わりがあり、従業員がしばしば出張していたと、ハバロフスクであった商社マンから聞いた。

爆発は居住区域内、あるいはその近くで行われていた。事故もあり「複数の地

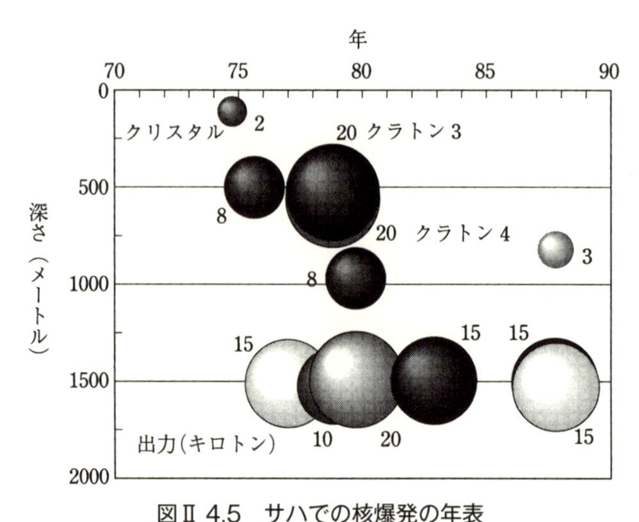

図Ⅱ 4.5　サハでの核爆発の年表
その深さと爆発の出力（バルーンの半径に比例）を示す。

点では表面汚染があるという。管理された境界線がないので、核爆発を全く知らされていなかった住民は、その放射能汚染地へ無意識に立ち入っていた。いわば、地下核爆発で汚染した土地の上で住民が暮らしてきたことになる。

12 回のうち、4 回の爆発が地震波の発生のため、6 回の爆発が石油と天然ガス採取の効率改善のため、1 回が地下の原油貯蔵の形成のために実施された。クリスタルでの爆発は、鉱石から有用な物質を抽出した後の不用物廃棄のためのダム建設のために、実施された。しかし、目的は達成されず、そのプロジェクトは中止となった。

ロシア連邦原子力省の報告によれば、10 の核爆発があった地域の放射線環境は自然バックグラウンドレベルを超えていない。しかしクラトン（K）3 とクリスタルでの核爆発では環境放射能汚染を招いてしまった。1974 年のクリスタルでは半径 60 メートルの範囲が高濃度に汚染した。これらに対し、ロシア政府は 1992 年に、直径 150 メートルの範囲に高さ 15 メートルの石堤防を築き、放射線防護の処置を講じた。クラトン 3 は地震波を発生させるために、1978 年に実施されたが、失敗に終わった。爆破孔の封印が吹き飛び、放出された核分裂生成物が東北東の風に乗り、広がってしまった。放射性雲とその軌跡によるガンマ線外部被曝線量は 3 ～ 13 キロメートルの距離の地点で、事故当時、5000 ～ 250 ミリグレイと推定された。個人線量の平均値は 100 ミリシーベルト。放射性雲の軌跡 3.5 キロメートルにあるカラマツの森は1979年夏までに枯れた。1990年までに、最表面に吸着したプルトニウム239、ストロンチウム90、セシウム137などの放射能の影響を弱めるために、爆心地と放射性雲軌跡上の土地500平方メートルが耕された。汚染した器具や土壌を、深さ2.5メートルの堀に埋め、清浄土1メートルで覆った。爆心のドリルホールには、清浄土で2.5メートルの丘が築かれた。

ロシア保健省の放射線衛生研究所は、1996年の秋に、ウダチニーアイハル地域にあるこれら事故地域の現地調査を行い、放射能汚染と線量を報告している。クリスタルで採取した土壌キログラム当たり、プルトニウム239、240が0.3～7.5キロベクレル、セシウム137が0.12～5.2キロベクレル、ストロンチウム90が0.05～0.8キロベクレル検出された。クラトン3周辺では、地表の最大汚染が平方メートル当たり、プルトニウム239、240が4.3キロベクレル、セシウム137が82キロベクレル、ストロンチウム90が99キロベクレルだった。また線量率は毎時0.5マイクロシーベルトであった。

最初のクラトン4現地調査

10月22日午前11時10分、ヤクーツク第二空港から、輸送用ヘリ・ミル8に乗り込み、クラトン4へ向かった。実は前日もこの空港でヘリの出発をかなりの時間待ったが、天候不良のため延期となっていた。シベリアの達人・福田先生を除いて、私たち日本人の防寒具は不十分で、ステパノフ先生がいろいろと用意してくれた。私も狐の帽子、トナカイのブーツと、厚い綿入りのコートをまとった。外はマイナス10度C。モコモコして身体の動きが鈍くなったが、これで寒くはない。

高度およそ200メートルで、雪に覆われたシベリアの原野の上を飛び、260キロメートル離れた目的地へ着陸した。そこは氷の張った1キロメートルくらいの大きさの池の辺り。このヘリは私たちをそこに降ろすと、直ぐに飛び立ち、本来の定期便のコースへ戻った。1時間後に、迎えに来ると言う。

イエフレモフ博士らが、たき火と昼食の支度をしている間に、200メートル西の地下核爆発地点クラトン4へと進んだ。松林の一角が開けていて、その中心に丸い道路標識のような看板があった。そこが爆心だった。その直下560メートルの地下で、1978年8月9日、核爆発が実施された。その出力はTNT火薬換算で20キロトン。看板には、その半径350メートル以内でボーリングするなとあるだけで、地下核爆発汚染による被曝の警告はなかった。また驚いたことに、周囲に

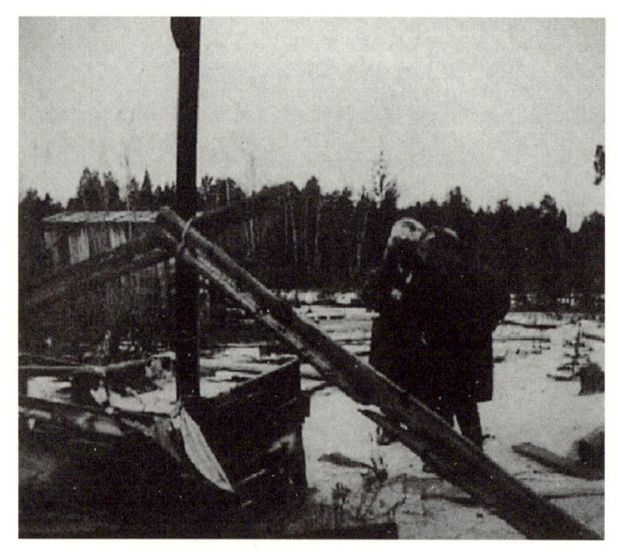

図Ⅱ 4.6　クラトン４爆心地（1997 年 10 月 22 日）にてステパノフ博士と

は囲いなどの、立ち入りを制限する処置もない。

簡単な昼食後、私たちは二手に分かれて、土壌のサンプリングを行った。私のグループは爆心地近く、もう一方のグループが池の向こう側。土地の表面は、人工芝のような長さ４～５センチメートルの苔でびっしり覆われていた。したがってこの苔も採取した。しかし土壌持ちだしの許可は６ヵ月を要するとのことで、結局はヤクーツク大学に置いてくることにしたのだが。これは、いつかの機会に日本へ持って来よう。

ヘリは予定からかなり遅れて、４時間後に迎えに来た。この間の私の被曝線量は 0.2 マイクロシーベルト、平均線量率は毎時 0.05 マイクロシーベルトと爆発 19 年後の時点では特に高い値ではなかった。クラトン４は成功した地下爆発なのか。しかし、爆発時に永久凍土が溶け出すので、放射性物質が断層に沿って染み出すことによる汚染の広がりが心配であると地質の専門家は指摘している。

モスクワを経由した二度目の挑戦――急がば回れ

２回目の調査が 1998 年の３月に計画された。前回の極東からの入国が失敗に終わったので、民主化が少し進んだモスクワからの入国を、私の方から提案した。３月 15 日午前７時に成田を出発し、12 時間後にモスクワ着。そこからまた東へ飛び、翌16日午前9時にヤクーツクへ到着した。タラップを降りて気がついたのだが、乗った航空機の外側面には大きく英語でDiamond（ダイヤモンド）と書かれていた。お金と忍耐を使ったが、今度は測定器一式をサハへ持ち込むことに成功した。

市内での測定結果は、線量率が毎時0.04マイクロシーベルト、セシウム137の汚染も検出できないほど低かった。すなわち地表面平方メートル当たり2キロベクレル以下だった。

今回はヤクーツク大学の物理学科の学生・教官らに対し、セミパラチンスクでの核兵器実験やチェルノブイリ事故による周辺住民の被曝に関し講義した。受講者らの関心は高く、いろいろな質問があった。

3月のシベリアは気温マイナス20～30度C、積雪40センチメートルであった。3月19日正午、軍用トラックを改造したバスで、クラトン4へ向けて出発、凍りついた大きなレナ川の上を、暴れ馬のように走った。前の座席の手すりをしっかり摑まえていなくては放り出されてしまうほどで、まるでアメリカのロデオのようだ。河幅も広いところでは15キロメートルもある。

途中夜遅く、サンガリの町で環境監視員ミハイルおよびニコライの2名が加わった。そこでの線量率は毎時0.02マイクロシーベルト。クラトン4へのルートを除雪し、我々の調査を待ち構えていてくれた。

道のり700キロメートルもの苦行の末、ようやく目的の村に到着した。人口500人のテヤ村。夜が明けかけた朝6時であった。猟師のドウシャコフさん宅にお世話になった。家のドアを開けるとそこは、ひとつの玄関のような部屋になっていて、そこまでは土足である。そこで靴を脱ぎ室内へ入る。防寒のためのワンクッションとなっている。そこに20匹のカワウソが置いてあった。罠で捕獲したものだという。

朝食には、生のヘラジカ肉、チョウザメのシャーベットとトナカイ肉のスープをご馳走になった。屋内外の線量率は、それぞれ毎時0.05および0.04マイクロシーベルトだった。

トイレは外の小屋だった。中の板の床に大きく開口部があり、その中に穴が掘ってある。覗くとエベレストのような山が見える。小屋には長さ1.5メートルの鉄棒が置いてあり、使用前に、その山を砕けということを悟った。

見た目よりも大きな家で、私たちは居間に用意されたベッドで、3時間ほど仮眠した。

クラトン４爆心周辺の地表は清浄

クラトン４地点への道は、きれいに除雪されていた。日本からの調査のために、しっかりと準備されていた証拠だ。正午に爆心付近に到着した。辺りは40センチメートルほど雪が積もっていた。例年この程度だという。爆心の20メートル手前まで除雪してあった。その下560メートルで爆発しているので、ほぼ真上に近いところに立った。

これまでのロシアによる放射線調査が、事故のあった地下核爆発地点であったのに対し、我々の今回の調査は正常に爆発したと報告されている地点である。しかしこの地下核爆発においても、地表の亀裂、ニジリ湖で新しい３個の島の出現、そしてドリルホールから半径500～600メートルの範囲でサンドバンクが発生している。事故ではないにしろ、長崎原爆クラスの地下核爆発が、周囲の地層に大きな衝撃を与えたのは確かである。

さて、その場の測定結果は、線量率毎時0.02マイクロシーベルトでセシウム137放射能はここでも検出できないほど少なかった（平方メートル当たり１キロベクレル以下）。しかも爆心から１キロメートルまでの間、線量率は約0.02マイクロシーベルトと一定であるので、地表面に顕著な量の放射性物質は漏洩していないことがわかった。このことは、４キロメートル離れたドウカヤン湖周辺でも同様であった。

クラトン４、ドウカヤン湖、テヤ村の放射線状況は、観測した限りでは、通常状態にあり、異常はなかった。

村人が食べるヘラジカの肉塊を測定したが、セシウム137放射能も検出できないほど低い値だった。すなわちキログラム当たり20ベクレル以下だった。この草食性野生動物は水草、樹皮、地衣類（ちいるい）を餌（えさ）としているので、地表面の放射能汚染が特に高くないことを反映した結果であった。

また食物連鎖からの住民の内部被曝としても、特に心配はないと言える。

以上から、今回の調査では、周辺住民への放射線衛生上の問題は見つからなかった。

永久凍土の地下に眠る多量の放射性物質

それでは核爆発後に発生した多量の放射性物質はどうなっているのだろうか。また、今後の長期間にわたる放射線環境はどうなるであろうか。困難な問題であるが、状況の大雑把な把握を試みる。

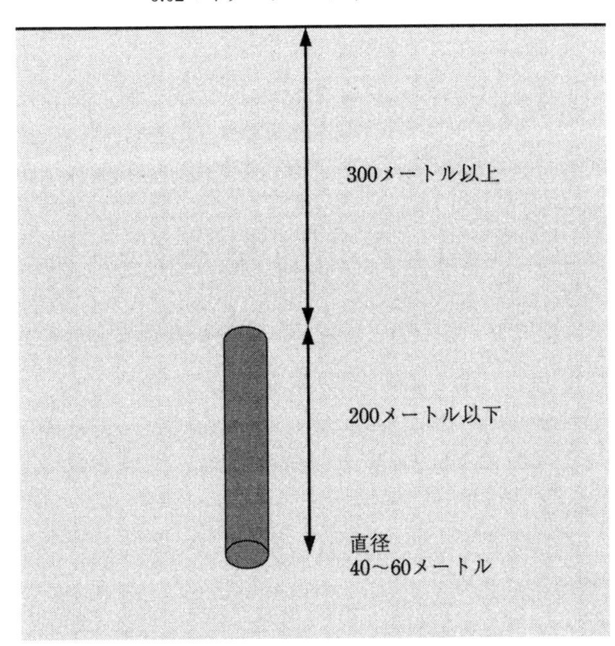

図Ⅱ 4.7　クラトン4の核爆発で発生した放射性物質の地下における分布想像図

永久凍土の厚み約500メートル。

1998年時点でクラトン4爆発点の地下には、総量として、88テラベクレルのセシウム（Cs-137）が存在していることが、核分裂出力の値20キロトンから推定される。その他ストロンチウム90もそれよりもやや少ないが同程度存在するはずだ。もちろん核分裂しなかったプルトニウムも数十キログラム地下に残っている。

次に、これらの放射能が地下に、どのように分布しているかを、考察する。米国国防省の資料に、地下核爆発により形成されるガス空洞と煙突構造に関する、現象論的な公式の記述がある。それを用いれば、おおよその放射能分布を想像できる。クラトン4の場合、空洞の直径は40〜60メートル、煙突の長さ200メートル以下となった。したがって地下に眠る放射性物質は一番浅いところでも、地表からおよそ300メートル以上の深さになる。この充分な厚みの岩盤・地層により、放射線が遮蔽されている。

この地域は、年平均気温がマイナス10度Cの永久凍土地帯である。その永久凍土の厚みは、ヤクーツク周辺で特に厚く、最大で500メートル以上である。これはその深さまで地下水が存在していないことを意味する。したがって地表から300メートルよりも深い所にある放射性物質が地下水を経由して地表へ漏洩してくるとは考えにくい。すなわち、この部厚い永久凍土が大量の放射性物質をこの地点に閉じ込めている。

テヤ村での報告

その晩の、ドウシャコフさん宅での歓迎会には、村長をはじめ、校長先生、英語の先生、当時の共産党地区委員長らが集まった。居間のテーブルには、家にあるすべてのご馳走が並べられた。「これが、この地方の大事な客人へのもてなしです」と、ホストであるご主人が述べた。「この村へ、はじめて外国からのお客様が来ました」と聞いた。

ここは、ジンギスカンがこの地を攻めた時の末裔（まつえい）が暮らしている村との説明があった。テヤ村の出身者がジンギスカンに関わる物語を出版している。たしかに彼らの顔は、モンゴル系である。赤ちゃんには蒙古斑（もうこはん）があるという。

最初に、筆者から、日本からの調査を歓迎していただいたことについて、感謝の意を表明した。つづいて、テヤ村を含むクラトン4地点付近の放射線状態に異常は見られず、生活上問題ないとの調査結果を報告した。集まった村人たちは、これを聞いて少し安堵（あんど）したようだった。

20年前の出来事を元地区委員長が語ってくれた。当時、核爆発に関して村へはいっさい説明はなかったそうだ。その日の数ヵ月前からヘリコプターが頻繁に飛び交うようになり、器材が運び込まれた。その日には地震があるから、高いところに物を置くなという警告だけだった。夜中に地響きがあったが、爆発音は聞こえなかった。その後、周辺の樹が枯れたという。10キロメートルごとに計器が設置されて、天然ガスの埋蔵量の調査が行われた。

ステパノフ博士が挨拶した。「サハの人たちはロシア政府を信用していません。だから日本の広島からの科学者が調査して、ここに住んでも大丈夫だと言ってくれたことを喜んでいます」

なお、今回の調査結果に関しては、滞在中に手書きの簡単な報告書を作成し、サハ自然保護省へ送った。また、1年後、サハの科学者との共同調査結果として、

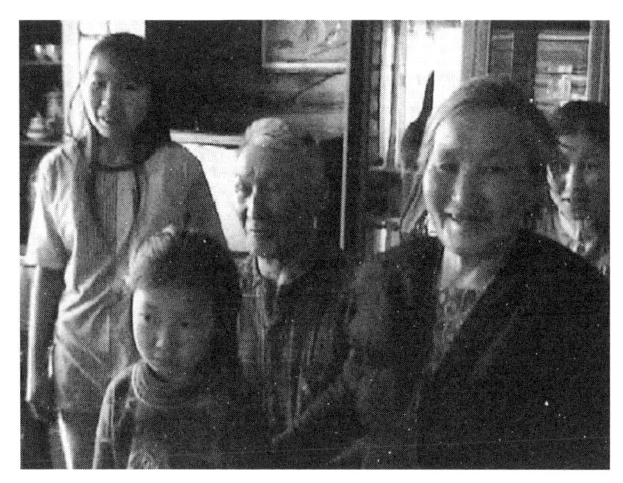

図Ⅱ 4.8　ドウシャコフさん家族

科学論文を出版し、同省へ送った。

まとめ

ロシア連邦サハ共和国で、12回の産業利用を目的とした核爆発があった。同国自然保護省の依頼のもとに、1つの爆発地点（クラトン4）周辺の環境における放射線の調査を実施した。1998年時点で、爆心地とその周辺に、放射線的な異常は見られなかった。食肉も含めて、環境の放射線・放射能の測定値は正常であった。クラトン4での核爆発により発生した多量の放射性物質は、地下200メートル以上の深さにあると推定した。その地域の地層は、永久凍土状態にあり、地下水による放射能の、地表面への漏洩の心配は、現在は少ない。

他の11箇所の核爆発地点の調査も必要だが、資金的目途が立たない状態にあり残念だ。ロシア保健省放射線衛生学研究所のバルコフスキー博士によると、現在（2000年）爆発地点では、新たなボーリングによる核汚染が問題化しているという。

サハでの核爆発においても、周辺住民が被曝していない根拠はない。永久凍土とはいえ、地殻に亀裂を発生させ、放射性ガスが地表から噴出したはずだ。クラトン4周辺の木々が枯れたことが1つの証拠である。また爆心の近くに居た11人の小学生たちの髪の毛が抜けたとの住民証言もあった。

第5章　チェルノブイリ事故
――――厳戒管理地区

20世紀最大の原子力発電所事故のあった1986年には、世界で最初にウランの連鎖反応の実験を成功させたシカゴ大学に滞在していた。原医研から、チェルノブイリからの放射性フォールアウトが日本へも届いているとの手紙を受け取ったが、まさかその後母校へ戻り、自らが調査をすることになるとは思いもしなかった。この事故は、物理的な放射性物質の全地球的拡散ばかりでなく、世界中に恐怖の連鎖反応を引き起こした。

では物理的・医学的にはいかなる影響を与えたのだろうか。その環境影響・人体影響の質的・量的な理解には、その後実に10年以上の調査・研究を要した。本章では、高レベルに核汚染し、居住制限を受けた厳戒管理地区に焦点をあてて、チェルノブイリ事故を検証する。もちろん、この調査は完了しているわけではない。

世界を震撼させた原子力災害

1986年4月26日午前1時24分、ウクライナの首都キエフの北にある旧ソ連邦チェルノブイリ原子力発電所の4号炉が爆発した。前25日から職員たちが原子炉の安全性に関する試験を実施しており、緊急冷却装置のスイッチが、切られた状態で運転が続けられた。26日午前1時23分40秒、暴走した原子炉の制御を回復させようとしたすべての試みが失敗し、調節棒、安全制御棒を炉心に差し込み始めたが、途中で停止してしまった。そして1時24分の爆発となった。

放射能の環境への漏洩を防止する建屋構造・格納容器のないこのソ連の原子炉からは、その後10日間にわたり、多量の放射性物質が環境へ放出されてしまった。その放射能の量は広島原爆のおよそ500個分（2エクサベクレル）と莫大であった。

消防士たちは原子炉近傍の屋上で、隣接する3号原子炉への延焼防止と、発電

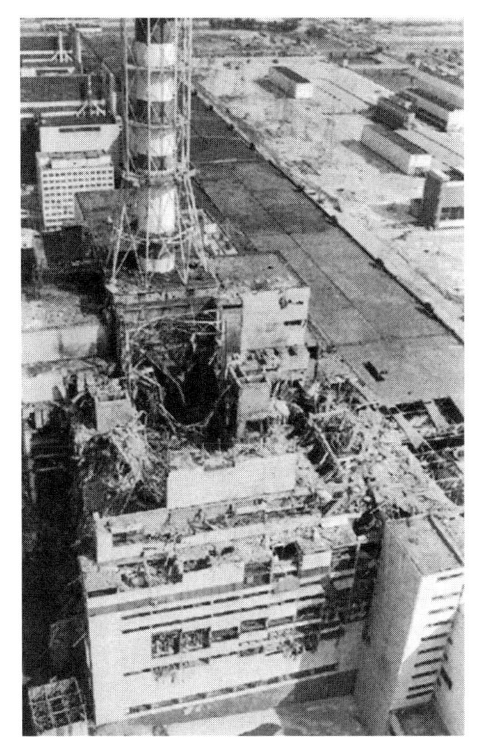

図Ⅱ 5.1　爆発後の4号原子炉（写真／ロイター＝共同）

所内のディーゼル燃料やガスタンクの燃焼防止を目標とした消火活動をした。その際、隊員たちは、個人用の放射線防護装置や線量計を身につけていなかった。その上、ベータ線から皮膚の被曝を守るためのきめの細かい防水加工の服や、呼吸器を守るマスクもなかった。すなわち無防備の状態で、核の地獄に送り出されていた。

モスクワの生物物理学研究所の病院部門ソ連放射線医学センターでは、熱傷に対する外科チームを編成し、研究所から線量計測機器を病院に運び込んだ。翌27日、消防隊員らを含む129名のチェルノブイリからの患者を受け入れた。

初診から30人が、致死線量に対応する急性放射線症状が現れていた。各患者の被曝線量値の情報は、治療方法の決定のため必要であった。そこで、末梢血リンパ球や骨髄の細胞の染色体異常の分析による生物的線量評価法が採用された。その結果、全身線量は1～14グレイと推定された。血液中の放射能測定から、中性

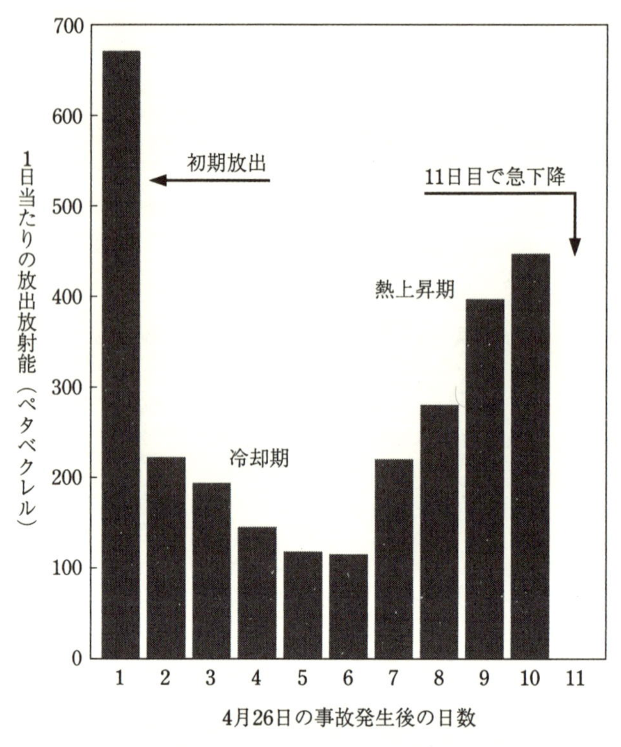

図Ⅱ 5.2　環境へ放出された希ガスを除く放射能の経日変化（原子力安全研究協会、1995年より）

子被曝を示すナトリウム24は検出されなかった。死亡した28人中17人は放射線障害が主な死因となった。

シチェルビナ副首相を議長とした事故調査政府委員会が26日に現地に設置された。事故炉から3キロメートル離れたプリピャチ市については、政府委員会がソ連の国家放射線防護委員会の緊急避難基準のレベル（ガンマ線外部被曝250ミリシーベルト）を超えると判断し、市民4万5000人の避難を決定した。それは、1200台のバスで、27日午後2時に開始され、3時間で完了した。避難することにより、放射性ヨウ素の吸入量も減少させている。さらに市民たちは、ヨウ化カリウムを組織的に摂取したので、甲状腺への放射性ヨウ素のとりこみも低減させていた。

ソ連では原子力発電所周辺に、特別な線量計を、1976年から設置している。5

月3～4日に回収されたプリピャチ市内に設置されていた線量計によると、この事故による線量は500ミリシーベルトであった。したがって、27日の市民の避難処置は被曝低減に効果的だった。

国防省にある特別モニター部門は、核実験後、ソ連領土内で放射能を含む空気の動態を監視するために組織され、線量計を搭載した航空機を有している。これにより、4月29～30日に初めて、東はボルガ川から西はブレスト川にかけての広大な領土の調査が行われた。

5月1日深夜23時から、4号炉（黒鉛減速軽水冷却チャンネル炉）タイプの原子炉事故で放出する放射性物質の量を最初に理論的に推測したパブロフスキーとイリーンとアバギャンが、共同して、溶融した原子炉が水タンクに落下して生じる水蒸気爆発からの漏洩放射能量を推測した。その結果、半径30キロメートルの範囲で避難が必要との結論となった。2日の朝に、この水蒸気爆発の可能性を考慮した30キロメートルゾーンの緊急避難を勧告するレポートが提出された。その日の政府委員会で、避難の最終決定がなされた。

3日10時から午後7時にかけて、38の村、7809人の住民のいる10キロメートルゾーンの人たちが避難した。4万2000人いる30キロメートルゾーンでは翌日いっぱいかけて避難が始まった。300台のバス、1100台のトラックが、このために用意された。このとき1万3000頭の牛と3000頭の豚も避難させなければならなかった。これらの避難は6日に完了した。なお、3日、30キロメートルゾーン境界に沿って、監視ポストを建てて、通行の厳格なコントロールを始めた。

国防省の中央陸軍医療部門は、5月5日から5つの大隊と250人の軍医によって、避難民を1日に、1万から1万3000人、検診した。しかし線量測定のための機材も専門家もいなかった。そこで活躍したのは、生物物理学研究所のロマノフのグループだった。1970年代に開発した車に放射線機器を搭載した移動式放射線医学実験室で、ゾーン内を調査し、15万人を検査した。5月後半にはウクライナの子どもたち11万人の甲状腺内放射能測定が行われた。

パブロフスキーは、10キロメートルゾーンのトルステイ・レス、テストゴロフカとコパチの村の住民が避難するまでには、最高で750ミリシーベルトの被曝があった、と推定している。避難がプリピャチ市と同様に早期に実施されていたならば、住民の線量はもっと低減できたはずである。しかも、30キロメートルゾーンで生産されたミルクの消費が禁止されず、ヨウ素予防手段も講じられなかった。

このため、ゾーン内の住民は、高いレベルで甲状腺に被曝を受けてしまった。ベラルーシ側ホイニキ郡およびブラーギン村の18歳未満の子どもたちの平均甲状腺線量は、それぞれ3.2および2.2グレイと推定されている。ちなみに、プリピャチ市から早期に避難した7歳未満の子どもの場合、その平均線量が0.44グレイ、大人で0.15グレイである。

事故10年後の調査

チェルノブイリ笹川医療協力プロジェクトの5医療診断センターにあるホールボディーカウンターの最終点検と併せて、事故10年後の30キロメートルゾーンの環境放射線調査を目的に現地へ赴いた。1996年4月6日から21日の日程で、キエフ、コロステン、クリンシー、ゴメリ、モギリョフの全センターを、遠藤暁博士とともに回った。全センターの設置型および検診車に搭載した装置は、ともに良好であった。

4月8日未明5時50分、キエフ市内のホテルをバスで出発。市内の放射線線量率はおよそ毎時0.08マイクロシーベルトで通常レベル。キエフセンター前の庭での30分の測定ではセシウム137の放射能は観測されなかった。これは国際原子力委員会が1989年に作成した汚染地図のデータと一致した結果である。

7時45分、30キロメートルゾーン・ゲートに到着。交通は厳密に管理されている。道端の池の縁で、毎時0.2マイクロシーベルト。約10分の計測でセシウム137の放射能を観測した。9時20分入場。

9時40分チェルノブイリインターインフォームへ到着した。毎時0.17マイクロシーベルト。ここで所長からゾーンの概要説明を受けた。放射性フォールアウトにより汚染した土壌400万立方メートルが除染（汚染除去）されたとのこと。仮にこの時表面10センチメートルの深さまで処理されたとすると、その除染面積は40平方キロメートルで、ゾーンの総面積に対してわずか1.4パーセントでしかない。

ゾーンには26のポストで、常時放射線線量率がモニターされていて、ネットワークが作られている。この数値はテレフォンサービスで、だれでも知ることができるようになっている。日本原子力研究所（原研）もこのモニタリングプロジェクトに参加したとのことであった。

チェルノブイリの教会に10時20分着、毎時1.08マイクロシーベルト。200秒の計測でセシウム137の放射能が顕著に観測された。この教会でも今月14日の復

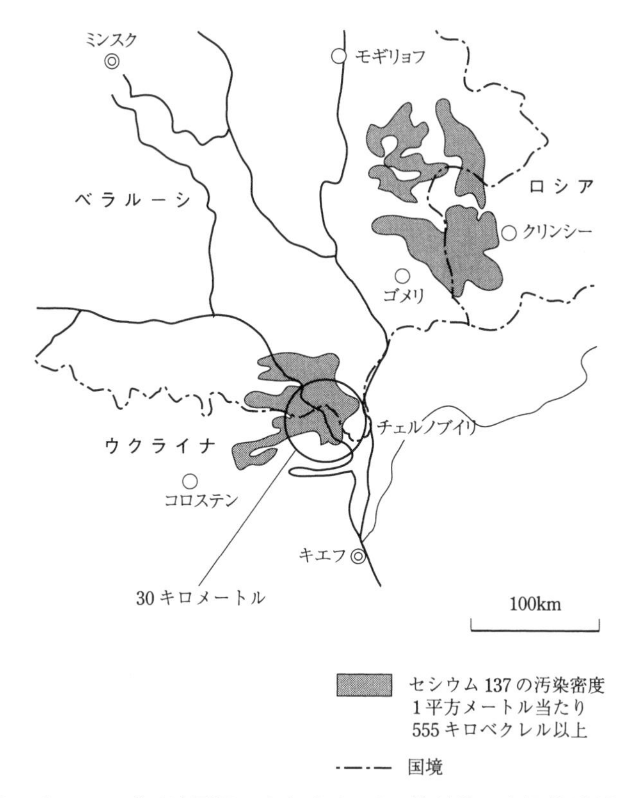

図Ⅱ5.3　チェルノブイリ周辺のセシウム137放射能の高汚染地域（『国際チェルノブイリ・プロジェクト表面汚染地図』1991より）

活祭が催されるのだろうか。

4号炉に比較的近い原子力発電所の管理事務所にて、原子力発電施設全体の説明を受けた。まだ1号および3号炉が稼働している。これらはウクライナの総発電量の6パーセントである2300メガワットを発電している。2000年にはこれらの原子炉が閉鎖されるとの覚え書きがある（2000年12月15日に完全閉鎖された）。

事故4号炉のシェルター（石棺）は800人のチームにより監視されている。石棺の寿命は30年と推定されており、次の建設が予定されている。英、仏、ウクライナの3国が入札しているが、しかし今のところ具体的な計画はないらしい。

この後、昼食に招待された。「ウクライナで最も安全な食事」を発電所職員が用

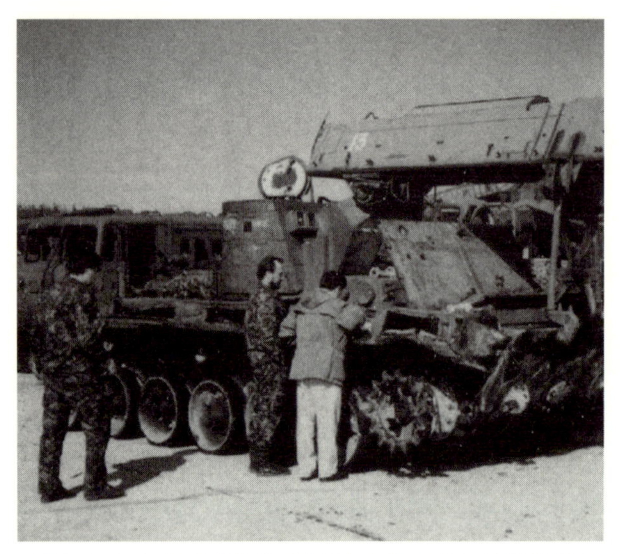

図Ⅱ 5.4　事故処理作業で汚染した装甲車の廃棄管理場

意していると説明し、私たちを安心させた。ハンバーグ、マッシュポテト、ボルシチ、ハム、サラダとパンを美味しく食べた。ちなみに、この建物の玄関前の線量率は、除染はされているはずだが、毎時 1.1 マイクロシーベルトであった。

10 キロメートルゾーン

13 時 0 分にインターインフォームのイーナさんのガイドで 10 キロメートルゾーンのフィールドワークに出発した。汚染地域に行くので私たちは、現地で用意された靴と服上下に着替えた。まるで囚人服のようだ。

14 時 10 分、事故炉からおよそ 100 メートル地点へ到着、毎時 18 マイクロシーベルト。コンクリートの塀越しに、東南東の方向に青色の石棺を見る。思っていた以上にがっちり建設されているかのような印象をもった。

14 時 18 分、1986 年以前は原発労働者の町であったプリピャチへ移動、毎時 2.3 マイクロシーベルト。4 分程度の計測で、セシウム 137 の強い放射能が観測された。石棺の西側に位置するこの町に、私たち以外人影はなかった。

15 時 20 分、事故処理に用いられ汚染したトラックなどの処分場へきた。約 600 台が廃棄管理されている。事故処理に使われた装甲車などは、10 年後も高レベルに汚染が残留している。周囲は柵が張り巡らされ、出入りは厳重に管理され、番

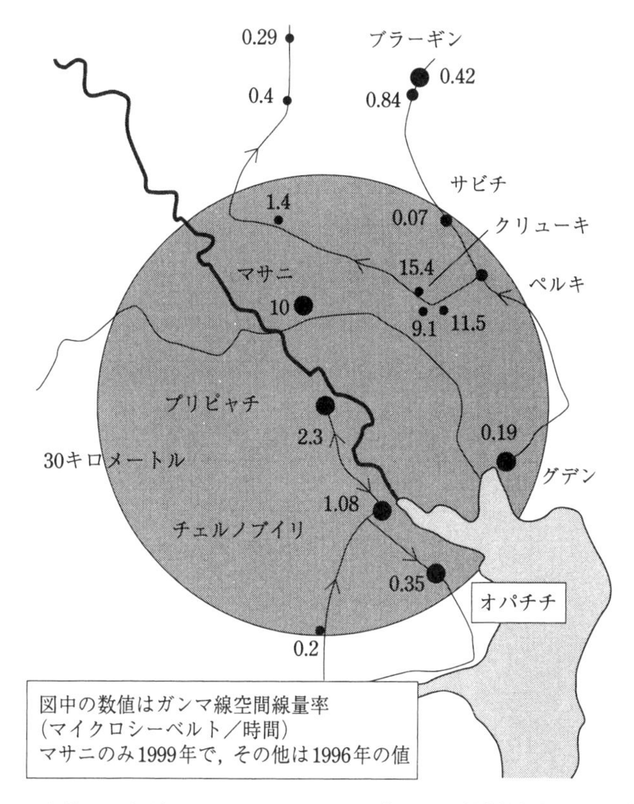

図Ⅱ 5.5　事故 10 年後の 30 キロメートルゾーンの放射線地図と写真（次ページ）

犬も配置されている。土を被ったクレーン車の真上では、10 年後でも最高毎時 120 マイクロシーベルトもあった。当時の除染作業がいかに危険であったかが、容易に想像できた。

イリーン博士の 2001 年 5 月のチェルノブイリ笹川医療協力プロジェクト最終シンポジウムでの報告によると、22 万 6900 人の除染作業員の平均線量は 100 ミリシーベルトで、白血病その他のガンのリスクが増大している。

16 時 10 分、除染で取り除かれた汚染土壌の廃棄場へ行った。線量率は意外と低く、毎時 1.04 マイクロシーベルトであった。これが 10 キロメートルゾーンの最後の調査ポイントで、ゲートの外へ出た。

30 キロメートルゾーンのオパチチ村へ 18 時 40 分到着した。毎時 0.35 マイクロ

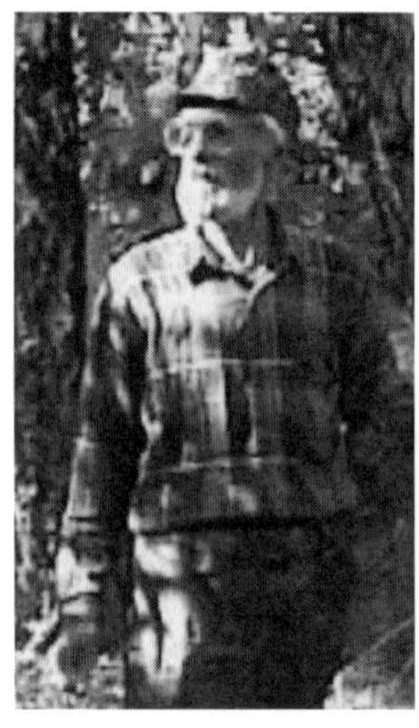

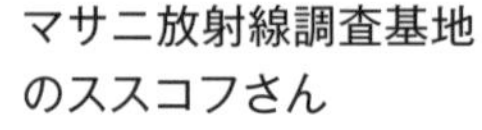

マサニ放射線調査基地のススコフさん

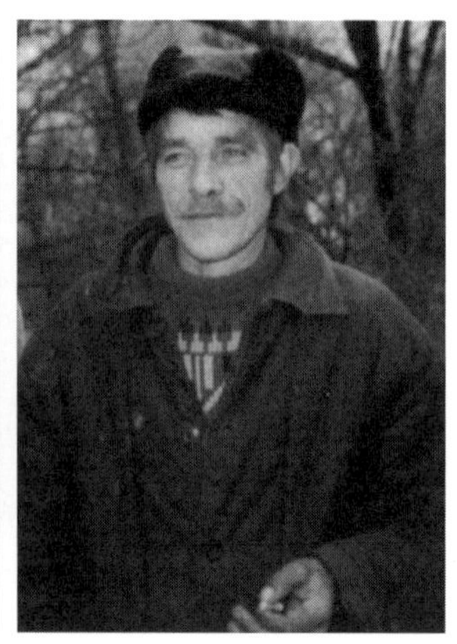

クリューキのイワノフさん

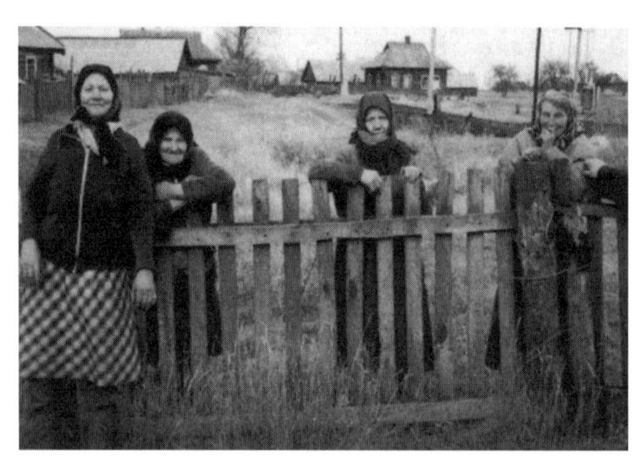

グデン

シーベルト。このゾーンには、自分の意思で戻り、住んでいる人々がいる。これは非合法なのだが、政府はその人たちを黙認している。現地では、彼らをサマショール（身勝手な人たち）と呼ぶ。

このオパチチ村は事故前約300人が暮らしていた。一時全員が退去したが、その後戻り、今56人が住んでいるとのこと。我々の出会った63歳の老婦カテリーナさんはご主人と1994年にここへ戻った。子どもや孫たちとめったに会えなくて寂しいと言う。このサマショールの村へは電気が送電されている。

19時0分、ゲートを通過し30キロメートルゾーンの外へ出る。ゾーンでの総外部被曝線量は7.41マイクロシーベルトで、平均線量率は毎時0.56マイクロシーベルトであった。この被曝量は職業被曝に関する国際放射線防護委員会の1990年勧告値・年間50ミリシーベルトのおよそ1万分の1で特に問題とはならない。なお年間300日同様な調査を続けた場合、線量は約2ミリシーベルトである。

ベラルーシ側30キロメートルゾーン

4月12日10時､4輪駆動の救急車2台で、ゴメリホテル発。先頭車が私たちで、報道陣が後に続く。私は助手席に腰掛ける。この日の調査の目的のひとつはレンガ採取地点に昨年4月に設置した熱ルミネッセンス（TL）素子の回収とバックグラウンドガンマ線スペクトルの測定である。

11時38分、事故炉から46キロメートル離れたブラーギンの町に着く。この町は平方メートル当たり0.56～1.5メガベクレルの汚染地帯である。道端の草むらで毎時0.42マイクロシーベルト。町外れには立ち退きゾーンゲートがあり、0.84マイクロシーベルト。

ゾーン内へ入場。サビチ村を通過時（12時18分）の車内の値は毎時0.07マイクロシーベルトと低い。その後値は上昇し、12時28分、極大毎時1.36マイクロシーベルトに達した。

12時34分、再びゾーンの外へ出た。それ以後毎時0.2マイクロシーベルト以下が続いた。13時11分グデン村へ到着、毎時0.19マイクロシーベルト。この村は平方メートル当たり37～185キロベクレルの汚染地帯で、人が住んでいる。陽気なおばあさんたちが集まってきた。「日本人だろ、また来たね、覚えているよ」。前年のレンガ採取チームのことを話しているらしい。3分間の計測でセシウム137の放射能を観測した。

少年のころ観たソフィア・ローレン主演の「ひまわり」という映画を思い出した。戦場で傷ついたイタリアの兵士が、ウクライナの娘に助けられる。彼は戦争が終わっても、奥さんが待つ国に帰らず、その美しい娘とひまわりの広大な畑のあるその土地で暮らす。このゾーンが、多分この「ひまわり」の舞台となった土地に近いのだろうが、しかしそこに住むのは、朝からウォッカを飲む元気なおばあさんたちだけだ。ここで、怪我して倒れたら大変なことになるかもしれない。

再びゾーンへ入場し、14時32分ペルキを通過後線量率は上昇し、14時48分には携帯型線量率計の測定範囲毎時20マイクロシーベルトを超えた。事前に支給されていたビニール靴カバーとマスクをして下車した。1台目の車両が巻き上げた土埃の後ろをついてきた報道陣の皆さんはかなり緊張したようすだった。その地点はスペクトロメータの値で毎時26マイクロシーベルトであった。

ミカエレフカ村へ移動15時28分、毎時9.1マイクロシーベルト。TL素子を回収した。3分間の計測でセシウム137のかなり強い放射能を確認した。この辺り一帯人影見えず。廃墟の村。

次のポイントへ移動。前方道いっぱいに水溜まりが見え、運転手ちょっとためらうが前進。その途端に、車がその水溜まりにスタックし、動けなくなる。2台目は脇を迂回し私たちの前へ出た。全員車外へ出る。

調査班は車を乗り換え、近くのゼレポール村へ行く。16時17分、毎時11.5マイクロシーベルト。ここでもTL素子を回収できた。人が多く、生活・社会活動が感じられるウクライナ側30キロメートルゾーンと対照的に、ベラルーシ側のゾーンは静寂である。

スタック地点へ戻るが、状況変わらず。動ける方の車で、他方を引き上げることにし、私、遠藤、マシャーキン、イリヤの4人は徒歩で次のクリューキ村へ向かった。15分程で到着した。17時14分、毎時15マイクロシーベルト。

この村には舗装路があり、私たちはここで30分程車が来るのを待った。しかし来ない。しびれを切らし、途中まで歩くと、廃村で運転手がワイヤーを探していた。

がっちりしたワイヤーを見つけたので、スタック地点へ戻る。いつもは冗談を飛ばしている報道陣も青ざめたようす。そこで遅い昼食となった。ここの線量率は毎時11マイクロシーベルト。

気がつくと見知らぬ現地の人、イワノフ（仮名）さん（45歳）。ブリャンスク州へ疎開後、5年前にクリューキ村へ奥さんと戻って来たという。「ここは静かで、空気も美味しい」、「あなたたちがいるのを知っていたら、魚をもってきてあげたのに」。持参したパン、ソーセージ、ウォッカで、いっしょに昼食をとった。記念写真を撮ると、「後で送ってほしい」と言う。このゾーンにはもちろん郵便配達はない。言葉につまった。ウクライナのオパチチ村が私の故郷で家があるなら戻るかもしれないが、ベラルーシのクリューキなら戻って暮らすのはむずかしいかもしれない。除染作業が活発でないであろうこの地域では、放射線線量率が毎時1マイクロシーベルト以下へ低下するのには何年かかるだろうか。

ウォッカの勢いも手伝って、18時46分、ぬかるみからの車の脱出に成功。イワノフさんと別れる、ダスビダーニア（さようなら）。その後、砂路を時速20キロメートルとゆっくり西方へ走り、本日の最終調査ポイントへ向かう。途中1頭の鹿を目撃。19時42分ポゴヌノエに到着、毎時1.4マイクロシーベルト。ここまで来ると、皆の緊張も解けた。

19時57分に出発した。辺りは真っ暗になったが、家の明かりはひとつも見えない。20時30分、ゾーンのゲートを通過、毎時0.29マイクロシーベルト。一部グデンを含むゾーン内の総外部被曝線量は26マイクロシーベルトで、平均線量率は毎時3.0マイクロシーベルトであった。これはウクライナ側ゾーンの約5倍の線量率だった。すなわちベラルーシ側はウクライナ側と比べて顕著に汚染が高い。22時28分ゴメリホテル帰着。

チェルノブイリ笹川医療協力プロジェクト

事故後数年間の国際的な支援は、事故の影響把握に関する調査的なものが主で、被災地住民への支援を直接の目的としたものは皆無に近い状態であった。このような状況下で当時のソ連政府は国際医療協力の面で多くの実績を持つ笹川記念保健協力財団に被災地住民の支援を要請し、「チェルノブイリ笹川医療協力プロジェクト」が発足した。

このプロジェクトは、1991年5月に、ウクライナ、ベラルーシ、ロシア連邦の3共和国で、核災害により大きな影響を受けた5地域に住む、1976年4月26日から1986年4月26日までに生まれた子どもを対象に、小児検診を開始した。5医療センター——ゴメリ州立専門診療所（ゴメリ市、ベラルーシ）、モギリョフ州立医療診断センター（モギリョフ市、ベラルーシ）、ブリャンスク州立第二診断センター（クリンシー市、ブリャンスク州、ロシア）、キエフ州立第二病院（キエフ市、ウクライナ）、コロステン広域医療診断センター（コロステン市、ジトミール州、ウクライナ）——での主な検診内容は、体内放射性セシウムの測定、甲状腺検診、血液検査の3項目で、検診児童数は5センター合計で延べ約16万人に達した。このうち重複受診者や検診データの不完全な者を除いた約12万人に対して、科学的な解析が行われた。そして2001年5月モスクワでの国際シンポジウム「21世紀へのメッセージ：チェルノブイリ笹川医療協力プロジェクトから学んだこと」で総括を行い、プロジェクトは終了した。

総経費35億円のプロジェクトで実施された内容は、(1) 甲状腺超音波診断装置、

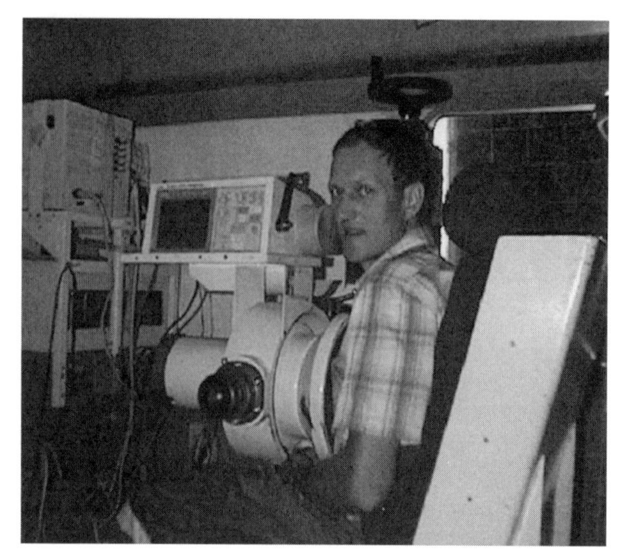

図Ⅱ 5.6　各種診断装置が搭載された検診バス

血液分析装置、ホールボディーカウンター等を搭載した検診バス5台および受診児童の移動用バス10台の供与、(2) 検診バス搭載の機器と同様の診断装置各一式を5センターに供与、(3) 医療機器、医療用品、医薬品、試薬およびデータの保管・管理用パソコンの供与、(4) 広島大学、長崎大学、放射線影響研究所などの研究機関からの専門家の派遣（約90回、延べ310人）、(5) 検診担当者の日本および現地における技術研修（13回、延べ130人）、(6) 被災地住民に対する啓蒙活動、(7) 検診結果の公表とワークショップ、シンポジウムの開催（住民対象の講演会4回、ワークショップ6回、シンポジウム6回）であった。

核爆発ではなかったチェルノブイリ事故では、急性放射線障害での死亡は28人、平均100ミリシーベルトを被曝した22万人の事故処理作業員たちに白血病などのガンのリスクが増大したが、その他一般公衆には、甲状腺ガン以外の悪性腫瘍の発生はこれまでに確認されていない。小児甲状腺ガンの発生は事故後増加し1996年をピークに減少傾向にあるが、成人は2000年においても増加している。なお、女性は男性に比べ、その発生率は少し高い。

幸いなことに、この甲状腺ガンの治癒率はその他のガンと比べて高い。一部のまれな例を除いて、甲状腺ガンの成長はゆっくりで、手術を受ければ、ほとんどが治ってしまうという。現地での外科手術などに関する日本の専門医たちの活躍

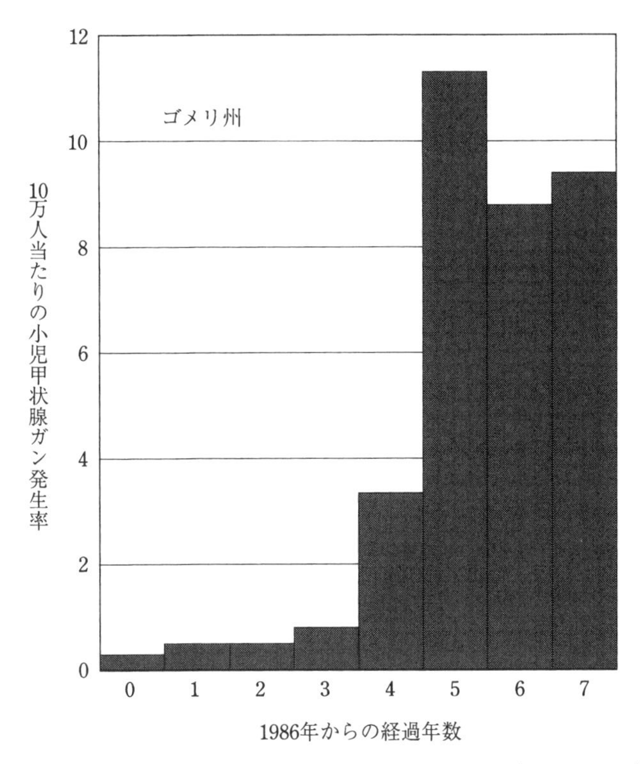

図Ⅱ 5.7　ゴメリ州に住む子どもたちの甲状腺ガン発生率（WHO1996年報告）

も、私たちの誇れる国際貢献のひとつであった。

ブリャンスク州へのミッション

1997年7月、オブニンスクの医学放射線研究センター（MRRC）のロシア・ブリャンスク州高放射能汚染地区へのフィールドミッションに参加した。笹川記念保健協力財団のチェルノブイリ医療協力事業の一環である。モスクワから南西90キロメートルに位置するこの都市は、日本では「つくば」に相当する旧ソ連の科学都市である。街の壁には、アインシュタインの有名な式（$E=mc^2$：質量に光速度の2乗を乗じた値はエネルギーに等しい）が大きく描かれている。なお、1954年に世界初の原子力発電所がこの地に誕生している。

このミッション参加者の内訳はMRRCからステパネンコ博士、ゴンドラショー博士、シャフターリン博士ら7名、科学工業ユニオン・タイフーンから事故直後に現地調査をしたスニコフ博士、モスクワの生物物理学研究所からヨウ素129の調査のための土の採取にカブリーリン博士、ブリャンスクダイアゴナスティックセンターからアレクサンドル博士、イズベスチヤ紙の記者チェチェン氏、そして私の総勢12名である。4個のスペクトロメータを搭載したモービルラボを含む3台の車で、7月18日朝9時にオブニンスクを発ち、南西方向に約400キロメートル離れた町クリンシーへ向かった。このミッションは、その前年に原医研に客員教授として招聘されていたステパネンコ博士からの提案がその発端だった。彼から、ロシアで最も汚染した村ザボリエの話を聞いた私は、その調査の機会を心待ちにしていた。

私のねらいはチェルノブイリ事故からのフォールアウトで高レベルに汚染した居住制限地区の被曝線量調査である。

途中ブリャンスクダイアゴナスティックセンターに立ち寄り、ドロホフ博士から現地の甲状腺ガンの疫学的状況の説明を受けた。土壌汚染の少ない地域でも、甲状腺ガンの発生が必ずしも少なくないと言う。その晩20時にクリンシーに到着した。

ウエートホテルを基地として日帰りの現地調査が翌日からはじまるのだが、私がこれまで経験した、旧ソ連のホテルの中で最もレベルの低いものであった。9泊の滞在中に、シャワーの湯は2晩しか供給されなかったし、部屋は1度も掃除されなかった。支配人は私たちに挨拶に来てベストを尽くすと言ったにもかかわらず。他のロシア科学者たちも同様な悪印象をもったようだ。

ザボリエ村へ

バザールで、魚の燻製、野菜、西瓜、チーズ、豚肉などの食料品を調達した後、11時45分に出発。ザボリエ村の6キロメートル手前、眺めのすばらしいマカリチの丘の上で昼食休憩。毎時0.36マイクロシーベルト。この場所で、前年の厳戒管理地区での調査で校正した検出器を用い、セシウムの地表面汚染密度のその場測定を試みた。

セシウム137が放射するガンマ線を直径2.5センチメートル、長さ5センチメートルのヨウ化ナトリウムの結晶で検出する。その1秒間当たりの計数と汚染密度との関係を既に求めているので、その計数を測定することから、未知の土地の汚染密度を知ることが可能である。液晶画面を有するスペクトロメータと称するノートサイズの装置にガンマ線のデータを記録し、それを信号ケーブルでつないだノートパソコンへ読み込む。このパソコンで汚染密度が計算できるようにしてある。測定に3分、計算に2分で、結果が出せる。

その場でのセシウム137放射能の測定結果は平方メートル当たり316キロベクレルだった。この迅速な評価にロシア科学者たちの関心が集まった。今回が、オブニンスクの科学者たちとの最初の合同調査である。

昼食を終え、いよいよ厳戒管理地区・ザボリエ村へ移動。レンガ造りの旧織物工場の壁からドリルで直径5センチメートルのレンガ試料をくりぬいた。その近くでその場測定した結果は、セシウムの汚染は平方メートル当たり5.1メガベクレル、線量率が時間当たり3.9マイクロシーベルトと確かに高い値だった。

その廃工場の前の草原で、村のウシャコフさん（40歳）が草刈りをしていた。日に焼けた筋肉質の男性。そこでチェルノブイリという名の、丈50センチメートル程の真っ直ぐに伸びた先に小さな花を見た。群生せず、1本のみが、ひっそりと咲いていた。

その後、旧養鶏場へ移動した。そこも同様に高濃度に汚染していた。セシウムの汚染は平方メートル当たり6.3メガベクレル。

厳戒管理地区に暮らす住民の被曝線量

ウシャコフさんをマカリチの川辺へ連れていき、車に搭載した機械で体内放射能量を測定した。セシウムの全身量は10万ベクレルだった。この放射能は筋肉組織に分布し、ガンマ線を放射する。彼の場合、これによる年間の内部被曝線量を3ミリシーベルトと推定した。

小川には近くに放牧された牛たちが水を飲みにくるため、糞が多数あった。それを踏まないように気をつけながら、私たちはパンツ1枚で水浴を楽しんだ。小川での水泳は最高。ロシアのアルブス（西瓜）もうまい。この時、マカリチで入手したウォッカを喉の奥に入れた。クリンシーのホテルの風呂には湯がないので、その後毎日、小川が風呂代わりとなってしまった。風呂好きの私は、毎日、動物の糞を踏まないようにと願った。

チェルノブイリ事故後、1989年にザボリエなどの村の住民は退去することになったが、そのまま居残った人たちがいる。20時、ウシャコフさんの家を訪れ、家の内外の放射線を測定させてもらった。彼の家の外の線量率は毎時2.9マイクロシーベルトだが、中は外からの放射線が壁で遮蔽されているため約4分の1と低かった。家で12時間、屋外に12時間いるとし、彼の1年間の外部被曝を推定

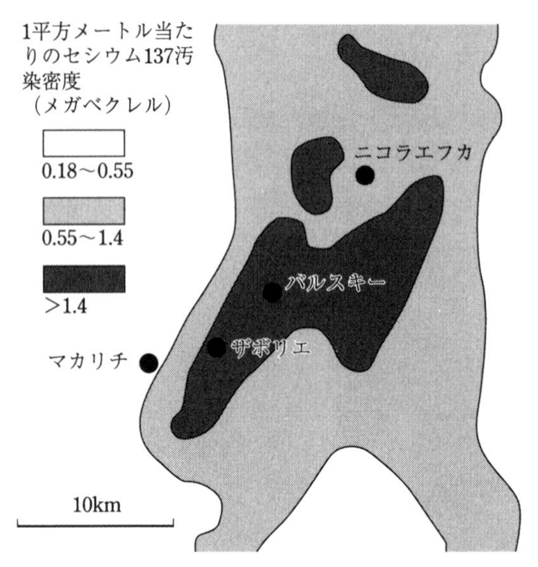

図Ⅱ 5.8　ザボリエ周辺の汚染地図（N-36-B, 1990 より）

すると、およそ14ミリシーベルトになる。この量は日本と比べると約10倍だ。セシウムに汚染した村に暮らすウシャコフさんは、内部被曝の3ミリシーベルトと合わせて、総被曝線量は年間17ミリシーベルトと推定した。

家の玄関先の日陰には長いすが置かれ、彼のお母さんや近所の老人たちが腰掛けた。日本や広島の話をした。「広島では何人が亡くなりましたか」と聞かれた。「1945年の12月までに市民14万人が死亡したが、今は完全にきれいになり、復興しています」と伝えた。

前年ベラルーシで苦い思いをしたので、今回はポラロイドカメラを用意していた。この村には、電気、電話はないし、もちろん写真店も存在しない。いっしょの写真を撮り、それを渡すと大層よろこばれた。帰りには、籠（かご）1杯の新鮮なキノコをもらった。21時40分村を出た、日没。

ウシャコフさんがこのゾーンで今後50年間暮らした場合、チェルノブイリ事故起因の外部被曝線量を推定すると269ミリシーベルトになる。体内のセシウム137放射能量から推定される50年間の内部被曝は72ミリシーベルトである。したがって推定総被曝線量は340ミリシーベルト。なお、放射線被曝した歯のエナメル質の電子スピン共鳴測定から、ステパネンコ博士のグループが評価した1986年から1996年の外部被曝線量は180ミリシーベルトであり、1年間当たりでは平

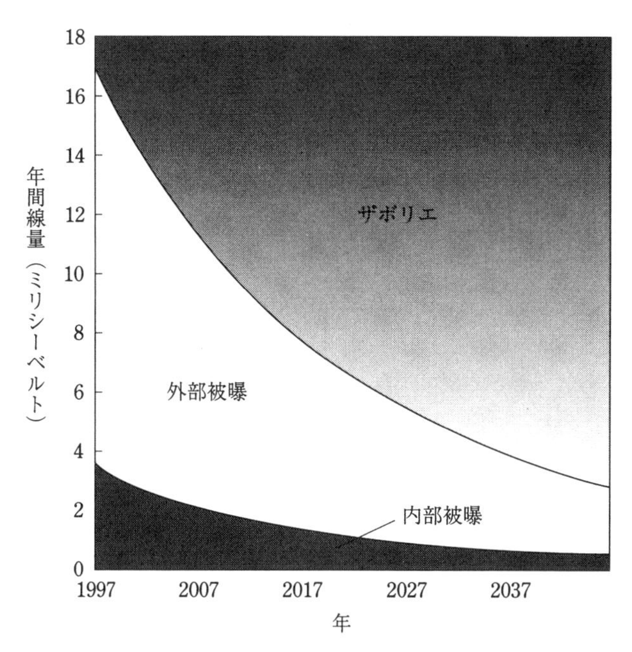

図Ⅱ 5.9　ザボリエで予想される年間被曝線量の減衰

均18ミリシーベルトであった。一方、スニコフ博士は事故直後に、ザボリエのある地点で、被曝線量を、1986年から1990年まで住み続けたと仮定した場合で、より大きな値である1000ミリシーベルトを、1990年から2060年まで住み続けた場合で400ミリシーベルトと推定している。しかしこの調査の後、彼は亡くなってしまったので、この違いを今となっては、議論できない。

これに対し日本で毎年、胃と胸部のX線集団検診（1回4および0.3ミリシーベルトの被曝）を50年間続けると、自然放射線による被曝も含めて290ミリシーベルトの線量になる。一方、ザボリエ村のセシウム137の残留放射能密度の最大値は、1平方メートル当たり6.3メガベクレルだった。したがってセシウム放射能汚染密度が日本の場合の約1000倍以上高いにもかかわらず、被曝線量の今後に関してはザボリエと日本との間には大差はないことになる。

セシウムのキノコでディナー

ホテルでの食事は、科学者チームによる自炊だった。各自1回は調理するとのことで、私も1度皆の希望で日本食を用意することになってしまった。そこで

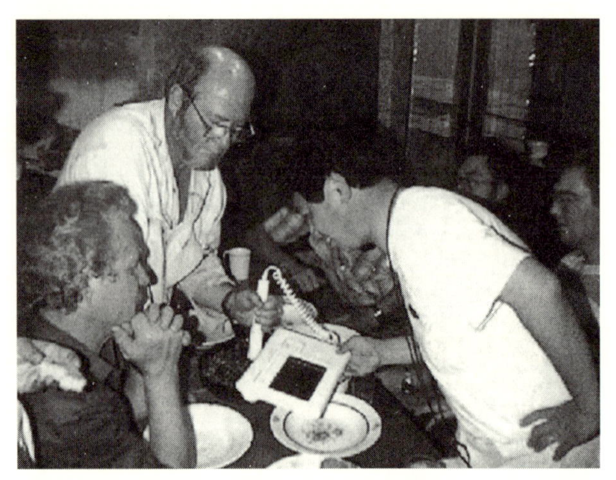

図Ⅱ 5.10　セシウムで汚染したキノコを食べる前に測定

NHK の番組「男の料理」でみたある俳優のキャベツ料理を思い出した。それは、1 個丸ごとのキャベツと、豚肉を使った単純なメニューだった。もちろん、この料理は私にとって、これが最初の試みだ。

幸い韓国製の醤油を、ロシアの友人がバザールで調達してくれていたので助かった。本当は日本酒も必要なのだが、ないので代わりに皆が好きなウォッカを用いた。砂糖に醤油、それにウォッカを混ぜたソースを、鍋の具にかけたとたん、ロシア人たちの目は点になった。今晩の食事をあきらめた顔をしたように見えた。彼らロシア人は決して、ウォッカを料理には用いないと後で聞いた。20 分くらい煮込んで、まだかまだかと待たせた後、各自の皿に盛り付け、食事開始。おっかなびっくりの彼らだったが、とたんに皆明るい顔になって「クスナ（美味しい）」と言ってくれた。

さて、本日ザボリエ村でいただいたキノコは、チーム一の料理人がフライパンで炒めてくれた。せっかくだから、ロシア一の汚染村からのキノコを食べる前に測定することを提案した。スペクトロメータの液晶画面にセシウムの存在を示す大きなピークを見た。1 個当たり約 1000 ベクレルのキノコは好い味だった。「オチンクスナ（大変美味しい）、トースト（乾杯）」

翌朝、早速自分自身の体内放射能量を自ら、ホテル室内で測定した。1 インチサイズの検出器は、人体測定用に校正してきていた。これにより、世界のどこでも測定ができるようになっている。今回の自分の体の測定が記念すべき最初の使

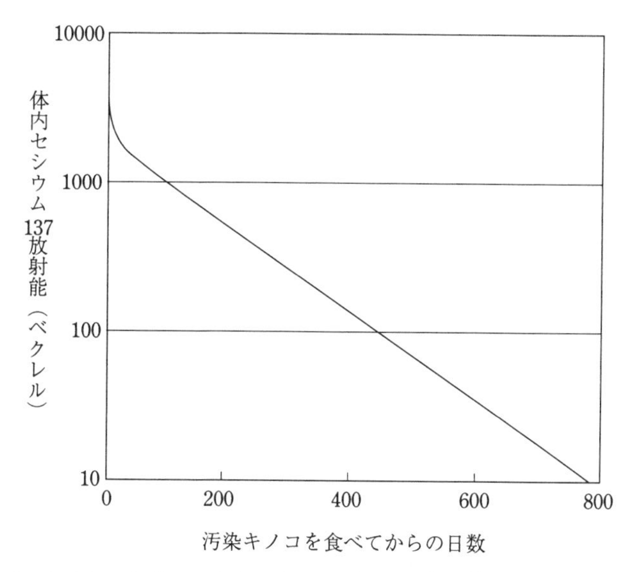

図Ⅱ 5.11　筆者の体内セシウム 137 放射能の経日的な減衰データ

用だった。その結果、私の体に４キロベクレルのセシウムが取り込まれたことが判明した。これによる内部被曝の推定は0.04ミリシーベルトである。これが、携帯型測定器による放射能全身測定のはじまりであり、かつ自分自身の体を用いた人体実験のはじまりでもあった。

翌朝から開始した自らの体内に含まれる放射能セシウム137量の経時変化の測定は帰国後も続いた。その結果は、初期の４日間で半分になり、その後104日で半減するように徐々に排出されていった。現在は検出されないくらいにまで減少している。セシウムは取り込まれた後、全身の筋肉組織に均等に分布し、私の例のように少しずつなくなる。この代謝によって半減する期間を、生物半減期と言う。セシウム137の物理半減期30年に比べると、その生物半減期は成人の場合約100日とかなり短いことがわかる。放射能セシウム137は全身分布とこの短い生物半減期のため、造血器官に近い骨に沈着して生物半減期の長いストロンチウム90やプルトニウムと比べ危険性は相対的に低い。

今回の10日間の調査が原因の私の被曝線量は内外被曝合わせて、約0.3ミリシーベルトと推定した。この量は日本で実施されている胃のＸ線集団検診による被曝線量４ミリシーベルトの10分の１以下である。胃の撮影が瞬時の被曝に対し、少しずつ受けた被曝、すなわち低線量率の継続的被曝である。被曝量が同じでも、この低線量率や分割被曝の場合のリスクは低い。

旧ソ連における住民に対する放射線防護のための政府の介入

大規模核災害が発生した緊急事態における公衆に対する放射線防護策の基本部分は、平時に公式化されている。しかし実際の適用・介入にあたっては、さまざまな問題が発生したようだ。

1960年代に「万一の環境への放射能放出事故における緊急意思決定の基準」が旧ソ連邦で設けられた。その後3度改定された基準が1983年8月に保健省に承認された。チェルノブイリ事故発生直後、これに基づいていくつかの防護対策が選択された。プリピャチ地区住民および30キロメートルゾーンの住民の緊急避難やヨウ素取り込みの予防などであった。その決定は、ガンマ線の外部被曝と放射性物質の吸入による内部被曝が、基準レベルを超える可能性があるとした予測の計算結果に基づいて行われた。

ソ連科学アカデミーは、平均年間実効線量値の新概念を提案した。すなわち、チェルノブイリ事故からのフォールアウトによる放射能汚染が原因の平均年間実効線量値が1ミリシーベルトを超える場合、総合的な防護対策を実行し、放射能レベルを下げるとともに、そのレベルが5ミリシーベルトを超えないようにしなければならない。

「ヨウ素」ハザードの終了後、放射性セシウムによる外部被曝及び内部被曝に対する住民防護策の実行のために、住民の予測放射線被害のレベルに関する区域分け基準としてセシウム137の領域内汚染密度が認証された。1991年5月に採用されたチェルノブイリ事故の放射能被害住民の社会的防護に関するロシア連邦条例によると、セシウム137の領域内汚染密度が平方メートル当たり185～555キロベクレルの地域は移住権を持つ居住区域、555キロベクレルを超える地域は移住区域、1480キロベクレル以上もしくは平均年間実効線量値が5ミリシーベルト以上の場合は強制移住を含む移住区域、と指定されている。

これら一連の放射線防護の介入の結果、公衆の外部被曝線量は、250～750ミリシーベルトを超えなかったとされている。管理下の地域のほとんどの住民の甲状腺線量も規定値を超えなかった。しかし一部の住民に対しては防護策がうまく機能しなかったために、甲状腺線量が基準レベルを超え、小児における最大値が数シーベルトに達してしまった。

社会的、心理的、政治的因子の影響下において、科学的に用意された基準と実際の適用との間に発生する食い違いを最小限にするための努力が求められる。机上の理論を、広範囲な社会に適用するためには用意しなくてはならないものは多い。多数の放射線計測器、多量のヨウ素予防剤が必要だったが、圧倒的に不足した。

厳戒管理地区を調査するスタルケルたち

ロシアの兄弟作家アルカディ・スツルガフスキーとボリス・スツルガフスキーのSF小説に『道路の近くでピクニック』がある。宇宙人が地球のある地域に来た。そこではいろいろな怪奇現象が生じ、国連軍はそこを立ち入り禁止地区とした。自分の科学的興味と人々のために、自らの健康障害をも顧みない科学者たちがその地を調査した。そのような科学者・研究者をスタルケルと言う。

1999年9月下旬、ステパネンコ博士チームのゴメリ・ホイニキ郡へのミッションに参加した。これは、チェルノブイリ笹川医療協力プロジェクトが診断した、甲状腺ガンとなった子どもたちの甲状腺個人線量精密評価プログラムである。

ゴメリでは、ベラルーシ放射線医学研究所ゴメリ支所長のシェブチュック博士の協力を得て、ホイニキ郡と30キロメートルゾーンの調査を実施した。調査項目は、甲状腺ガンになった子どもの両親への面接、本人のホールボディーカウンティング、周辺土壌の採取の3点。

9月30日ヴィッチ村へ向かう途中、ラジオ放送で、「タカイムラでの核事故」のニュースを聞いた。「タカイムラ？」は東海村のことだった。ベラルーシの大統領は、「いつでも日本への緊急支援をする用意がある」と声明した。

10月1日許可が得られ、制限地区へ入る。途中、勢いよく駆ける数頭のイノシシを見かける。住民がいないので、繁殖しているらしい。どう猛で危険だ。

14時マサニ放射線調査基地へ到着。1990～97年の間、この地区で働いたヴィクトル・N・フェドロフが、この施設を1996年に建設した。2名の調査員が、2週間交替で、常時配置されているという。正に、厳戒管理地区に暮らす、勇気あるスタルケルたち。

主任のススコフさんに周辺を案内してもらった。周辺は毎時10マイクロシーベルト、その場測定の結果、セシウム137は平方メートル当たり8メガベクレルの汚染地だった。森の各樹には白いペンキで番号が付けられている。長期間の生態系の変化を調べるための、ひとつの監視対象となっている。

苔の生えたフィールドで、比較的大きなキノコ38グラムを見つけた。ホテルに持ち帰り、測定した結果、キノコのセシウム137放射能は1.2キロベクレル、キログラム当たりでは33キロベクレルとかなり高いレベルに汚染している。

地表面で、プルトニウムの微粒子ホットパーティクルを見つける目的で、アルファカウンティングをした。プルトニウム粒子は重いので、爆発した原子炉周辺のこのゾーンの外へは、ほとんど漏洩していないことがわかっている。そこで、この4号炉から10キロメートル程度しか離れていないマサニならば容易に発見できると信じた。この一帯は、プルトニウムの汚染が、平方メートル当たり3700ベクレル以上と報告されている。しかし、アルファ線を多数放射する粒子は見つからなかった。2箇所で捜したが、計数はゼロだった。厳戒管理地区の外のホイニキ郡でも同様な測定をした結果の最大値は、毎分5カウントだった。

作業終了後、スタルケルドム（家）で、ウォッカを飲みながら、ススコフさんと汚染地での調査について意見交換した。汚染調査の意味、環境の回復、再定住などについて。将来、私もこのドームを基地として調査をしたい。

まとめ

チェルノブイリ発電所事故による核災害における公衆の放射線被曝の特徴は次のようにまとめられる。

(1) 核反応が暴走した原子炉では水蒸気・水素爆発後の黒鉛火災にともない、環境へ莫大な量の放射性物質・約2エクサベクレルが放出された。事故時の急性放射線障害で、線量レベルAとなった運転員および消防士28人が死亡した。

(2) 半径30キロメートル以内の住民9万5000人が事故翌日から7日後にかけて緊急避難し、被曝線量の低減化がはかられた。しかし住民の最大被曝線量は、750ミリシーベルト、甲状腺線量は、数グレイに達していると推定されている。放射性ヨウ素に汚染した牛乳を飲むことが主な原因で、子どもたちの甲状腺の線量が高くなった。WHOの2002年までの調査では、総数4000人の小児が甲状腺がんになったが、治癒率が高く、死亡したのは15人であった。

(3) 長半減期の放射性物質により広範囲にわたって地表面が汚染し、特に放射性雲が通過中に降雨した土地には、セシウム137の残留汚染が顕著である。ロシア、ベラルーシ、ウクライナの3ヵ国で、平方メートル当たり555キロベクレル以上に汚染した総面積は1万300平方キロメートル（東京都の面積の4.7倍）であった。

(4) 一部を除いた30キロメートル圏やセシウム137の汚染が平方メートル当たり1480キロベクレル以上（年間線量5ミリシーベルト以上）の土地は厳戒管理地区と指定され、居住は公的には許可されていない。なお、事故10年以後の年間被曝線量は、日本の医療検査線量と大差はないレベルである。

(5) この地区には、自らの意思で暮らす成人たちがいるので、長期にわたる調査と復興に向けた支援が必要と筆者は考える。

（注）福島第一原子力発電所（2011年）の場合

(1) 地震P波を検知し核反応が自動停止したことにより原子炉の暴走破壊はなかった。そのため、半減期の短い放射性物質の危険な大量漏洩はなかった。半減期8日と短い放射性ヨウ素の周辺住民の甲状腺線量はチェルノブイリと比べて圧倒的に低く、甲状腺がんリスクはない。

(2) 原子力運転員の急性放射線障害もなく、線量はレベルC以下。

第6章　東海村臨界事故
―――遮蔽されていた至近住宅街

1999年、事故原因としてはあってはならない種類の原因で、わが国の核燃料加工工場で事故が発生した。平成時代の異常な日本を象徴するかのような東海村臨界事故だった。事故発生時にチェルノブイリ事故影響調査のためベラルーシにいた筆者ではあるが、帰国後すぐに、ポータブルラボを持って東海村を調査した。本章では、筆者らが見出した、被曝が大幅に遮蔽されていた至近住宅街の調査結果を中心に、この事故による公衆の被曝線量を検証する。

原子力の誕生地で発生した臨界事故

わが国原子力史上初の核災害が、茨城県東海村で、1999月年9月30日に発生した。東海村にあるウラン燃料加工工場JCOの転換試験棟において、作業員3名が、核燃料サイクル開発機構（サイクル機構）の高速実験炉「常陽」の燃料用として、ウラン粉末から濃縮度18.8パーセントの硝酸ウラニル溶液を、前日より製造していた最中の事故だった。

核燃料物質は、ある量（臨界量）以上が集合すると核分裂連鎖反応が発生するので、加工工場などではその取り扱いや管理は科学的・技術的原理にもとづいて厳密に処置されている。しかしこのJCO工場では、愚かにもこの原理を無視し、生産性を優先させた危険な製造方法が採用され、臨界量を超えてしまった。30日午前10時35分、バケツ内でウラン粉末2.4キログラムを溶解した硝酸ウラニル溶液を、6～7回沈殿槽へ注入した時に、連鎖反応が発生する臨界事故となった。その後、この臨界状態は、20時間継続し、周囲へガンマ線および中性子線を放射し続けた。

その瞬間に青い閃光を見た作業員の2人は、隣室にいたもう1人とともに、通路でつながっている隣の建物の除染室まで避難し、そこで意識を失った。1人の作業員が外部へ連絡し、10時43分東海村消防本部へ救急車が要請され、3人の作業員は救出された。

3名はいったん国立水戸病院へ運ばれ、応急処置を受けたが、千葉の放射線医学総合研究所（放医研）へヘリコプターで転送されることになり、15時25分、放医研緊急医療施設に収容された。作業員たちは、個人線量計を身につけていなかったため、物理的・生物的な方法により線量評価が行われた。

最初に、急性放射線障害症状から推定して、3人の被曝線量はそれぞれ8グレイ以上、6グレイ以上、4グレイ以下と考えられた。線量値は、その後の治療を進めるために極めて重要な情報なるため、放医研の専門家の総力を結集して、その推定作業が行われた。その結果、血球・リンパ球の減少、染色体分析、中性子の被曝で誘導された体内放射能の測定などの結果から総合して、3名の線量は、それぞれ16～20、6～10、1～4.5グレイイクイバレント*と推定された。

総合病院でない放医研では、治療のための専門医がいないため、2人の高線量被曝者は、10月2日と4日に、それぞれ東京大学医学部附属病院と同大医科学研究所附属病院へ転院した。前川和彦博士を委員長とする緊急被曝医療ネットワークにより、末梢血幹細胞移植、臍帯血移植、皮膚移植などの懸命な治療が施された。しかしながら致死線量を被曝した2名の方は、83日目および211日目に多臓器不全の状態で亡くなられた。

東海村ウラン燃料転換工場JCOでは、コンクリート建築の屋内の地表約1メートルの高さで、臨界事故が発生し、爆発ではないが、20時間にわたってウランが核分裂を継続した。臨界が終息するまでに核分裂したウラン235の量は、原研や東北大の三頭聰明博士らの評価によれば、約1ミリグラムである（広島原爆ウラン800グラムの約100万分の1の量）。

それにより発生した放射性物質のうち、希ガスやヨウ素などの一部が転換棟の排気口を通じて、屋外へ漏出したものの、その多くは沈殿槽および屋内にとどまった。サイクル機構の推定によると、最も放出量が多いと考えられるヨウ素134について約5ギガベクレル、放射性ヨウ素としての総放出量は13ギガベクレルである。なお、チェルノブイリ事故で放出されたヨウ素131の630ペタベクレルと比べると、JCO臨界事故で放出されたヨウ素131の量は、9億分の1である。

---

*グレイイクイバレントは高線量被曝における、急性影響に特有な生物学的効果を考慮して影響の程度を表す単位となっている。臨床的にガンマ線を被曝した場合のグレイの単位に相当する。

この量の放射性ヨウ素による甲状腺の内部被曝線量は0.02ミリシーベルトと推定されている。つまり全く心配する被曝ではない。この東海村臨界事故による周辺住民の被曝の特徴は、住宅街へ漏洩した中性子とガンマ線による外部被曝であった。

住民の緊急避難

9月30日11時19分、安全規制担当官庁である科学技術庁（当時）は第1報を受けて、現地東海村の運転管理専門官がJCO東海事業所で状況の把握を開始したのは12時であった。有馬科学技術庁長官を本部長とする政府の事故対策本部の設置が決定したのが、15時である。さらに17時に、原研東海研究所に現地事故対策本部が設置された。18時、緊急技術助言組織会合が開始され、臨界継続中との判断から佐田、金川両委員を現地へ派遣した。その後、現地政府対策本部が主に取り組んだのは、臨界終息のための技術論であった。

一方、11時33分にJCO東海事業所から「臨界事故」発生の連絡を受けた東海村は、12時15分に、事故対策本部を設置し、すぐに住民の放射線防護に取り組んだ。事故現場でのガンマ線線量率が最高毎時0.8ミリシーベルトとの報告だった。12時30分に、周辺住民に防災無線で屋内退避を要請した。13時0分、広報車による周辺住民の屋内への退避の要請を開始した。

14時08分、JCO東海事業所から周辺住民の緊急避難の要請を受け、15時0分、東海村事故対策本部は緊急避難を決定した。半径約350メートルの範囲に対して、15時10分に広報車による避難要請、15時45分に防災無線での避難要請を開始した。住民161人が、約1200メートル離れた舟石川コミュニティセンターへ避難した。さらに22時30分、茨城県が半径10キロメートル圏内の住民に対して屋内への退避を要請した。

臨界継続中、サイクル機構の協力のもと、JCOにより工場境界周囲14地点にて、漏洩放射線の線量率が、臨界が終息するまで監視された。当初中性子を計測する機器がJCOになく、ガンマ線のみが測定されていた。計測器レムカウンターにより中性子の測定がはじまったのは、19時9分であった。その19時台の測定によると、ガンマ線は毎時0.002から0.5ミリシーベルト、中性子は毎時0.015から4.5ミリシーベルトであった。中性子による線量が有意に検出され、ガンマ線とくらべると、約9倍だった。

住宅街は、この敷地境界周囲と道路を隔てて隣接しており、最も近い住宅は、

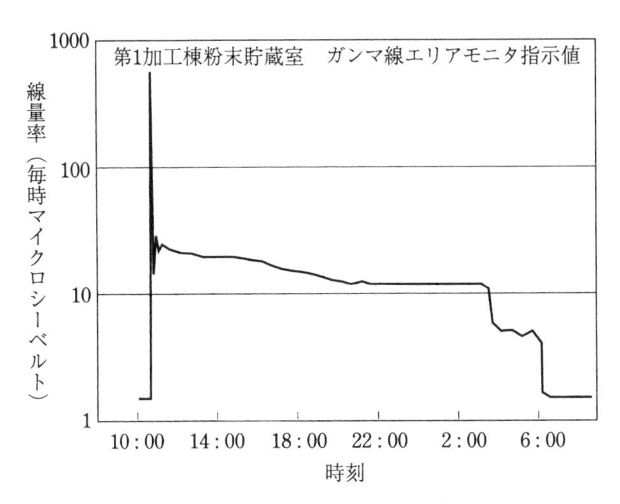

図Ⅱ 6.1　臨界の発生から終息までのガンマ線の監視記録（平成11年度版『原子力安全白書』より）

放射線を放射し続ける臨界状態にあったウランの沈殿槽から約100メートルの位置である。硝酸ウラニル溶液を製造していた建物は、放射線の漏洩を防止するための特別厚いコンクリート壁で造られてはいないばかりか、窓ガラスもあるくらいで、なんら周囲への放射線防護処置はない状態だったのがたまらない。

ほぼ連続的に、環境中の放射線の線量率を監視する固定局が複数、東海村に設置されている。図Ⅱ 6.1は、JCO工場内のガンマ線モニタの値である。臨界発生時とそれに続き出力が大きく変化したはじめの25分間のバースト期間。11時0分以後、出力が緩やかに減少した期間（プラトー1）、20時45分以後、出力がほとんど変化しない期間（プラトー2）が翌3時30分まで続き、沈殿槽の外周からの水抜きにより出力が3分の1に低下した期間（プラトー3）の後、6時15分に臨界が終息した。

原研およびサイクル機構の専門家による解析により、この水抜きによる臨界停止の可能性が高いことが見出された。そこで、JCO職員が、現場確認とバルブ開放や配管の破壊、配管へのアルゴンガスの吹きこみ作業を2人1組、計18人で行い、水抜きを行った。これが成功し、臨界状態が停止したのだ。その後、さらに確実にするため、6人が中性子を吸収する効果のあるホウ酸水を沈殿槽へ注入した。これらのうち3名以外は、中性子とガンマ線の電子線量計の実測による個人線量が評価された。他の3名のうち2名が中性子で誘導された体内放射能の測定から、そして1名は装着されたフィルムバッジによる実測値から個人線量が評価された。その結果、この緊急作業員24人の最大線量（実効線量当量）は48ミリシーベルトであった。

事故地点から1.7キロメートル離れた原研那珂研究所中性子モニタの記録を解析した結果、バースト対プラトー期間の線量比は11対89であることがわかった。これらの解析から、もし周辺住民が東海村の迅速な決断なく、30日の16時以後も自宅にとどまっていたなら、被曝線量は2倍以上になったと想像される。『広報とうかい』1999年10月30日号で、東海村村長・村上達也さんが「今回の事故では、役場職員は知力と体力の限りを尽くし、能力以上の力を発揮し、皆さまの安全確保のため献身的に働いてきました」と職員の活躍に対し労をねぎらった。正に、村長をリーダーとして、村民の放射線防護のために最大限の活躍をしたといえる。

いざ東海村へ

筆者自身は、前述のように事故当日、チェルノブイリ事故影響調査のためベラルーシにおり、車の中のラジオニュースで「タカイムラ」での核事故発生を知った。現地9月30日午前11時である。その晩、原医研へ電話し、レベル7クラスの事故ではない程度の情報は得た。気にはしながらも、結局その後の調査を続行し、次の調査地カザフスタンへ移動した。

臨界事故の概要がわかったのは、セミパラチンスク調査団と10月6日カザフスタンのアルマアタで、合流してからだった。臨界事故の内容、原因、原医研の医療支援や、気象研究所の五十嵐康人博士らの現地環境調査の取り組みに関して話を聞いた。帰国後に、自分自身がどのような調査をすべきか、いろいろ考えた。気持ちとしては、自国の事故調査が最優先課題であったが、旧ソ連核実験場周辺の調査を予定どおり実施した。

10月21日に広島へ帰り、翌日には、放射線測定用システム・ポータブルラボ持参で、放射線施設の2名の技官、助手、工学部の教官、院生ら2名とともに、東海村へ向かった。状況がよくわからないまま、10月23日に現地調査団に合流した。これが、金沢大学低レベル放射能実験施設の小村和久博士を代表とするJCO事故緊急学術調査団であった。

参加者のほとんどは、放射化学の専門家で、周囲で金属、土、植物を採取し、実験室でそれらに含まれる放射能を分析した。いわゆる環境放射能の調査である。金沢大には、元鉱山の坑道を利用した極微量の放射能を検出する実験室があるので、この種の調査には大いに貢献した。

私の調査の視点は、周辺住民の被曝線量調査にあった。10月23日の朝、調査団は東海村中央公民館に集まった。その最初の会議の席で、事故当日、茨城県警警邏隊のパトロールカーに同乗し、JCO工場周囲のガンマ線線量率を複数の地点で測定したデータの報告があった。茨城工業高等専門学校の松沢孝男博士によると、西側県道に放射線が特に強い場所があったという。

そこで、菅慎治、北川和英の2名の技官とともに、その地点を中心に放射線計測を実施した。JCO境界壁を中心に、各種放射線の測定を行うとともに、至近の住宅街を訪問した。弱い放射線ではあったが、約800メートルに及ぶ敷地境界壁で敷地内の建物構造の配置と相関した顕著な方向分布がすぐに判明した。

高い被曝を免れた南西方向の至近住宅街

事故の後もウランのある転換棟周囲に厚いコンクリートの防護壁が設置されるまで、敷地外に放射線が漏洩していた。その漏洩放射線の線量率は、10月23日敷地境界壁の地点で、最大毎時0.035マイクロシーベルトである。ちなみに、自然放射線が東海村で、およそ0.06マイクロシーベルトである。したがって、この漏洩放射線の強さを合わせると、最大毎時0.1マイクロシーベルトとなり、この値は西日本の自然放射線の強さ程度である。

測定は、ガンマ線量率とベータ線の計測を主に実施した。ベータ線は、検出部の面（面積72平方センチメートル）を境界のコンクリート壁に密着して計測した。この漏洩放射線を、10月23日と24日に、JCO工場境界周囲の計111地点で測定したところ、はっきりと強い所と弱い所が判明した。2箇所、はっきりと放射線の強い極大地点が見つかった。

さらに26日には、JCO敷地内に入り調査する許可を得た。調査団は、会社の会議室に集まった後、複数のグループに分かれて、約1時間ほどの調査・試料採取を行った。私のグループは、放射線を漏洩している転換棟を中心に、境界壁と同様な計測を行った。

最初に事故が発生した転換棟に直行した。内部への立ち入り許可が得られなかったので、外からの調査となった。ガンマ線線量率は、測定の上限の毎時20.0マイクロシーベルトを超える箇所が複数あった。注目点は、この建屋と屋内通路でつながっている隣の建屋の外壁で極大地点を見つけたことだった。その地点は

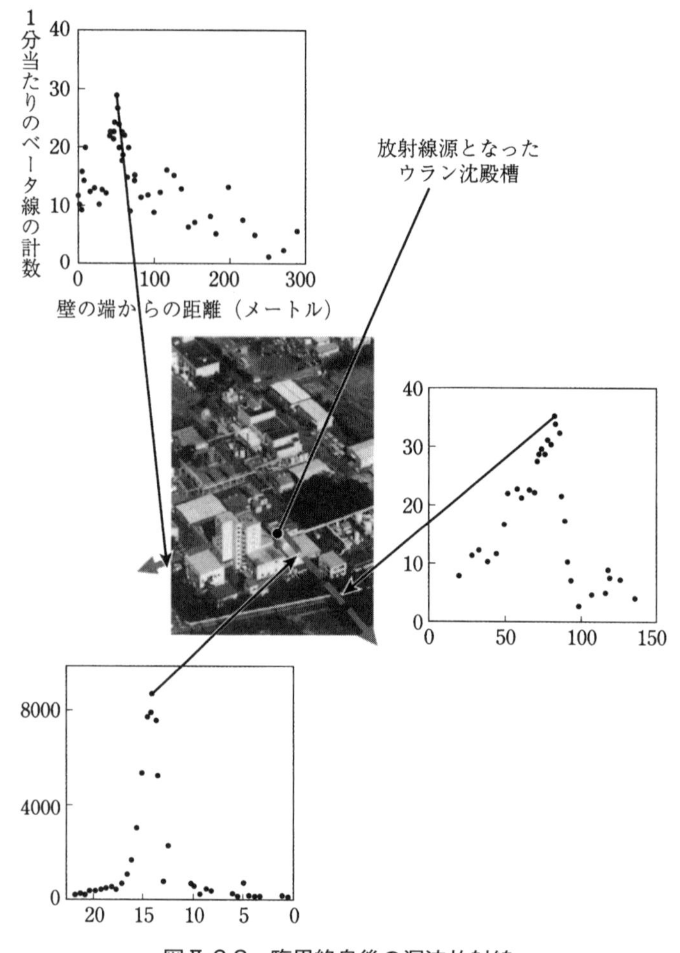

図Ⅱ 6.2　臨界終息後の漏洩放射線

敷地境界壁および転換棟に隣接する建屋外壁でのベータ線計測値の空間分布。沈殿槽にある核分裂生成物が放射していたガンマ線により、はじきだされたコンクリート表面からの電子を計測したと考察されている。写真右端の矢印の方向は空き地である（写真／共同）。

通路を介して転換棟内のウランおよび核分裂生成物がまだ入っている沈殿槽の地点とは、一直線上にあった。その屋内通路の扉は、同行していたJCOの従業員によると、薄い鉄板であり、その間にはコンクリートなどの構造はない。したがって、事故当日、鉄板を透過しやすい中性子はこの方向に、強く漏洩したのではな

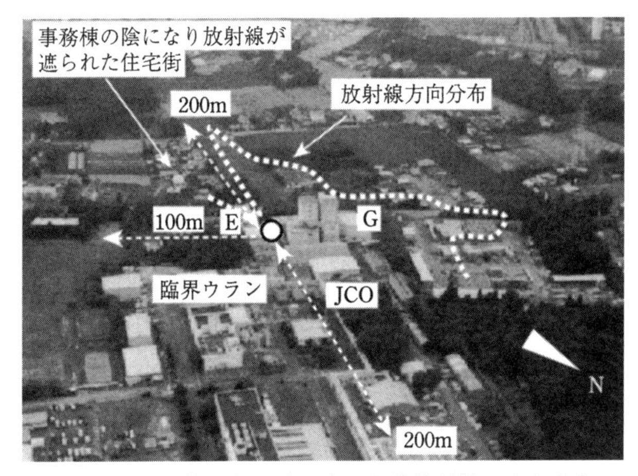

図Ⅱ 6.3　想像される臨界中の漏洩放射線の方向分布

点線の凸方向に強く中性子およびガンマ線が放射されていた。南西方向の至近住宅街はJCO内の建屋などで、ラッキーにもちょうど遮蔽されていた（写真／共同）。

いだろうかと、すぐに想像した。しかも、境界壁の極大地点と敷地内の極大点とは方向的に一致していた。このことは、住宅街にも、この方向に強く放射線が漏洩したことになる。

この放射線の強弱のデータを解析し、方向分布を数学的に求めた。その結果、事故後の漏洩放射線の方向分布が、臨界中に複数の境界地点で測定されていた中性子の線量率の方向分布と一致した。ここで確認すると、臨界状態が終息した後の測定は、主に沈殿槽に残っていた核分裂生成物からの漏洩ガンマ線であった。この漏洩ガンマ線強度の方向による差は、ウラン線源を取り囲む建屋の構造・材質に依存していると考えられる。すなわち、実質的にコンクリートなどの放射線を遮る材料が薄い方向に強く漏洩することになるわけだ。これは、臨界中でも同様である。臨界中には、ガンマ線の他に、中性子も漏洩していたが、その線量率の比は、JCO工場の周囲でどこでも同じ値だった。こうしたことから、事故後に測定したガンマ線の方向分布を、臨界事故中にJCQ工場近くへ漏洩した放射線の方向分布として利用できることになる。

上空から撮影したJCO周辺写真に描いた漏洩放射線の方向分布図Ⅱ 6.3を作成した。ウランのあった転換棟（○）を中心に手を広げたように描かれた点線がその分布である。放射線の強さは、この点線の凸方向で強く、凹方向で弱くなっている。しかし東側方面での分布は不明である。それは、その南側にはコンクリート壁がなかったことと、北東方向では敷地境界が比較的離れているため漏洩放射線が弱く、分布が測定できなかった理由による。

強い方向は、特に2方向あった。1つは、北西の隣接事業所の方向で、もう1つは、南西の空き地方向である。1番弱かった方向は、Eと記したJCOの建屋の陰になった南西の最も近くの住宅街の方向だった。線量は最大方向と比べると、5分の1である。

事故当日、敷地境界周囲西側5箇所で測定された漏洩中性子の線量率の方向分布が、私たちが見出した分布とよく一致している。私たちが求めた放射線の分布は事故後の値だが、この一致は臨界中の線量の方向分布としても利用可能であることを意味している。周辺住民の個人線量評価のために、漏洩放射線の分布関数は最重要情報のひとつであるが、事故調査委員会では距離別の線量調査しかなかった。したがって臨界中の直接的な分布データが存在しない状況では、この事故後の測定で求められた方向分布が線量評価のために重要となる。

10月の調査時点での、周辺住民の精神的なショックはかなりの大きさだと、家庭訪問した際に感じた。特に、JCOの南西方向には、ウランの線源からわずか100メートルの距離から住宅街があり、小さな子どものいる家族も住んでいた。11月5日の原子力安全委員会では、100メートルの距離での屋外最大線量（事故当日16時に避難した住民の実効線量当量）として、62ミリシーベルトを報告し、新聞報道された。公衆の被曝としては、無視できない値だった。

これは、翌12月11日の科学技術庁事故調査対策本部の会議で、大幅下方修正を受けた。バースト期間の線量を過大に見積もっていたことを修正した。これにより対応する100メートルの距離での屋外最大線量は、25ミリシーベルトになった。

これが新聞報道された日に（12月11～12日）、ちょうど私たちは、金沢大学で、事故調査の第1回研究会を開いていた。その日は、東海村原子力対策課の関田武雄さんも参加していたので、この大幅下方修正が大きな話題となった。簡単に信用はできないことだった。いずれにせよ、事故調査対策本部は、漏洩放射線に方向性の依存がないとしていた。そこで、こちらは、南西方向の住民に安心材料を送る意味で、12月23日付で、その方向の線量が事故調の報告値より低い内容で、新聞発表した。

緊急避難により被曝が低減された周辺住民の線量

周辺住民の個人外部被曝線量は、距離別線量値、方向分布そして、各自の当日の行動記録から評価できる。これを専門的な言葉では線量再構築という。被曝には外部被曝と内部被曝とがあり、後者は放射性物質の吸い込みや汚染食品の摂取から発生する。今回の臨界事故では、この内部被曝は外部被曝とくらべて無視できるほどに少ない。その理由は、事故が発生した建屋から、環境へ放出された放射性物質の量が少なかったためである。したがって、今回の被曝は、JCOから漏洩した中性子とガンマ線の2種類の放射線による外部被曝が主であった。

事故調査委員会は距離別の線量を事故の年の11月4日に最初に発表した後、翌月12月11日にその値を大幅に下方へ変更した。どちらが正しいのか、私にはしばらく判断できなかったのだが、その1年後、サイクル機構の専門家との討議からわかった。

JCO事業所のごく近くにいた7名の公衆の個人被曝線量が、漏洩してきた中性子で誘導されたナトリウム24体内放射能の全身測定から推定された。これはサイクル機構東海事業所の安全管理部の自主的な測定によるものだった。緊急避難した住民の体表面の放射能を測定していた際に、見つかった人たちで、全員が西側に隣接した事業所の従業員だった。その放射能はひとり当たり1300から3100ベクレルである。この量から推定された線量値（実効線量当量）は7から16ミリシーベルトとなった。

もっとも、この体内放射能は自然放射能として通常私たちの体内にある量と比べても少なく、実効半減期も14時間（物理半減期15時間）と短いため、その後すぐになくなってしまった。この7名の事故後の避難までの行動記録を入手し、彼らの個人線量を評価した結果、12月の改定された距離別線量関数がより正しいとの結論を得た。すなわち、改定版の距離別線量値を用いた場合には、私の7名の線量評価値は、11から16ミリシーベルトの範囲にあり、サイクル機構の値と、より一致するが、11月の初版の距離別線量値とは大きくくい違いが生じた。この結果は、方向分布を用いた個人線量評価方法の妥当性もまた、示している。

そこで方向分布の判明している西側41軒の住宅に対し外部被曝線量を評価した。事故調査委員会では、350メートル圏内の住民の当日の行動を調査し記録を作ったが、私の方へはその情報が伝わってこない。そこで、住民が当日午後4時に避難を完了し、それまではずっと屋内にいたと仮定して、それぞれの家に対し計算した。

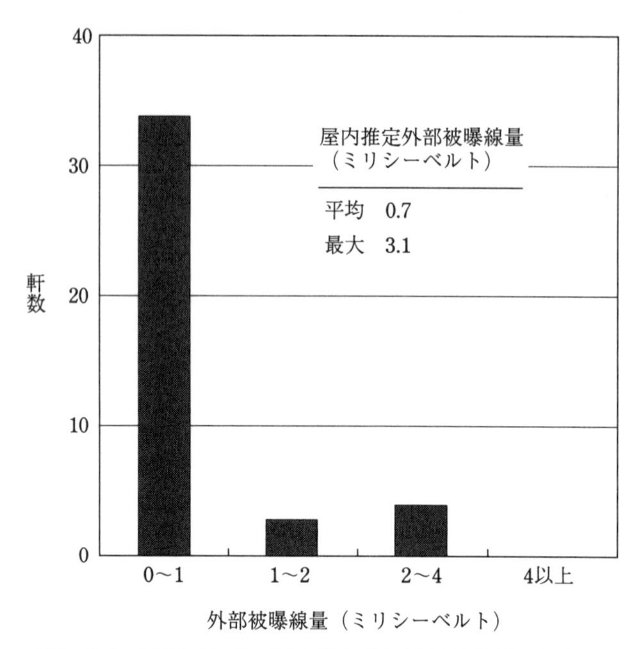

図Ⅱ 6.4　西側 41 軒の屋内推定外部被曝線量値の度数分布

家の中での線量が、遮蔽により外の線量の 40 パーセントに減じていると仮定して計算した。実際には、各家ごとに異なった材質、構造、屋内の家具などの違いや、周りの家々の存在により、各住宅ごとに遮蔽に差がある。ここでの 40 パーセントの値はひとつの近似であるが、これは広島・長崎の原爆線量の評価の際に用いられた値に近い。また、屋外の自宅の庭にいたとしても隣家が遮蔽物となり、日本の密集した住宅街では、純粋な無遮蔽とはなりにくい。

結果は、最大値が 3.1 ミリシーベルトで、平均値が 0.7 ミリシーベルトだった。しかも 83 パーセントの住宅は 1 ミリシーベルト以下である。この評価は方向分布を考慮しているので、過大評価している事故調査委員会報告値にくらべて現実的な値である。

西側隣接事業所の 7 名以外の緊急避難した住民の体表面の放射能の測定からは、顕著に高い計数は見つからなかった。この事実は、この 7 名以外の住民の線量は 11 ミリシーベルトよりも低いことを示唆している。これは定性的に本評価結果と矛盾はない。本評価では屋内最大値が 3.1 ミリシーベルトであった。したがって 7 名以外の住民の体表面測定から異常な計数が見られなかったことも理解できそうである。なお、7名に対する中性子によって誘導生成したナトリウム24全身量の最大値と最小値は、3100および1300ベクレルであった。7名に対する線量値と誘導ナトリウム24全身量との比を用いて、41軒の屋内最大線量に対応する誘導ナトリウム24全身量を推定すると、680ベクレルとなる。

一方、この事実は事故調査委員会の線量評価値とは矛盾する。事故調査対策本部の推定した350メートル圏内の住民の個人線量は5～10ミリシーベルトが7名、10～15ミリシーベルトが4名、最大21ミリシーベルトが1名であった。したがって少なくとも5名の住民は、体表面測定で異常値が見つかってもよいのだが、そういった報告はない。これが漏洩放射線の異方性を無視して行われた、事故調査委員会による公衆の線量評価の問題点である。

その他、南西側近接住宅街の低い線量を支持する直接的証拠がある。金沢大学の大学院生の小藤久毅君らはこの住宅街の家にあった食卓塩中の放射能を測定した。それは食卓塩中の塩素35が中性子を吸収する核反応により生成されるリン32の測定だった。その結果は、この住宅街から集めた食卓塩が他の方向にある住宅内の食卓塩に比べて低い放射能を示した。

今回の評価結果は、350メートル圏内の住民に対する体表面測定で異常値が見つからなかったことや、南西方向にある最近接住宅街の屋内にあった食卓塩中の相対的に低いリン32放射能の測定結果と一致する。しかしこれらの事実は事故調査委員会の異方性を無視した最大値21ミリシーベルトの線量評価結果とは矛盾した。350メートル圏内の住民の事故当日の行動記録（いつどこにいたかの記録）がわかれば、詳細な線量計算が可能である。しかし事故調査委員会からの計算依頼もなく、その情報は、手元にはない。それでも、これまでのいろいろな検討からして、10ミリシーベルトを超えて被曝した住民はいなかったと想像される。

東海村消防隊員の被曝線量

JCOウラン沈殿槽およびその近くで作業していた3名の作業員は臨界事故発生後、管理区域出入り口付近まで避難し、うち1人が倒れた。臨界発生8分後に、「急病人」の通報を受けた東海村消防本部は、3人の隊員が救急車を出動させた。その3分後JCO工場の正門に到着した。1人の従業員の誘導で事故現場の転換棟付近で車を止めた。転換棟につながるウラン試験棟に隊員たちが入り、倒れていた1人の「急病人」を除染室から運び出した。その他の2人は自力で歩き、救急車へ収容された。

救急隊員は、放射線事故との連絡がなかったため、個人被曝線量計などを携帯していなかった。しかも救急隊員が被曝することがわかっているにもかかわらず、現場でJCO側はその説明を怠った。この時刻には、JCO従業員たちは既に避難態勢にあったにもかかわらず、である。したがって救急隊員たちは、無防備で、高い放射線場の中に入ってしまった。「急病人」を運び出した後に、隊員の質問に答える形で、従業員たちの避難の事実を知ったのだった（「中国新聞」1999年12月　連載記事「証言　臨界事故」）。この場合、JCO従業員が「急病人」を救出し、安全な場所まで運んだ後に、救急隊員に引き渡すべきであった。なお、国立水戸病院の受け入れが決まり、構内を出たのは11時49分だった。

救急隊員の3名は、翌10月1日、サイクル機構によって、中性子により誘導されたナトリウム24の放射能全身量が測定された。その値から推定された線量は、5から9ミリシーベルトであった。高い放射線場への突入だったが、短時間の滞在であったため、幸い線量としては低めに抑えられた。

まとめ

科学技術庁事故対策本部のもとで、原子力研究所が測定した、被曝線量の値が距離別で発表された。その後、見なおしにより、この値は大幅に下方修正された。方向による差を考慮していない、過大評価に問題はあるが、いずれにせよ、公衆の年間被曝限度1ミリシーベルトをはるかに超える線量であり、住民の不安は相当であった。東海村臨界事故においても、海外の核災害同様、わからないことからくる風評被害などの社会の過剰反応と、被災者の大きな不安感とが発生していた。

このような状況のなかで、原爆被災地の放射線医学専門研究機関・広島大原医研は、現地での医療相談、ファックス相談、インターネットでの情報提供、公開講座など、いろいろな手段をこうじて、東海村住民に対し医療支援を実施してきた。緊急時における住民のための放射線防護は、生身の住民の健康・生活・心に深くかかわる具体的諸課題（緊急避難、救急医療、線量調査、情報公開、医療相談など）を対象としており、単なる机上の理論ではすまされなかった。

ウラン沈殿槽から住宅街へ漏洩した中性子およびガンマ線の強度は、方向により大きな差があった。工場内の建屋の構造やその配置の差により、放射線が大きく遮蔽されたり、逆にほとんど無遮蔽で漏洩した方向があったことが、筆者らの調査からわかった。南西方向の至近住宅街は工場の建物にかなり遮蔽されていたのは、不幸中の幸いだった。西側350メートル圏内住宅41軒の屋内線量値の最大は3.1ミリシーベルト、平均0.7ミリシーベルトと推定した。

公衆の被曝の規模を自然科学的な尺度でまとめると、分裂したウランの量が約1ミリグラムと少なく、村の緊急避難処置や事故対策本部の臨界終息作戦も功を奏して、近くにいた公衆の被曝線量が最大16ミリシーベルトと、幸いこれまで調査してきた世界の被曝地の値に比べると低線量であった。国際原子力事象評価尺度によると、レベル4の事故である。チェルノブイリ原子力発電所事故が最大レベルの7、スリーマイル島原子力発電所事故のレベル5に続く、比較的小規模の核災害だった。しかしながら、社会的にみれば、こうした事故の再発防止と事故発生時の公衆の放射線防護、風評被害など、この事故が投じた今後のわが国の課題は極めて大きい。

第7章　放射線被曝地の回復

世界の核被災地の被曝の状況をまとめ、相互に比較するなかで、個々の調査だけからでは理解できない核災害の実相、環境・気象による差異、経時変化をみる。はじめに、広島から東海村までの世界の6つの核被災を、当初と2000年時点での被曝レベルでまとめる。ついで、世界の核汚染の状態、環境因子による高レベル放射能汚染の減衰、1995～2000年時点での核災害地のガンマ線空間線量率、核汚染地に暮らす住民の体内放射能を整理、考察することで、それぞれの核災害における環境核汚染および住民の被曝の質的・量的な違いを見出すとともに、災害地における核汚染の回復を検証する。最後に、原爆投下後の広島市の社会としての復興の過程をみることとする。

世界の核被災地のまとめ

20世紀の半ばより世界各地で生じた核災害の多くは核爆弾の戦闘使用、開発、産業利用に関連し、そして残りは原子力発電を中心とした核燃料サイクルにおける事故に関連していた。そのうちの幾つかの災害は、それが発生した周辺地域に、許容範囲を超えた放射線被曝や環境核汚染をもたらした。

放射線源の規模でみると、筆者が調査した核被災地の中での最大はロンゲラップ島民などの被曝の原因となったビキニ環礁での米国の水爆（広島原爆の1000倍）から、最小は東海村臨界事故（広島原爆核分裂ウラン量の約100万分の1）である。また被曝の原因となった放射線源と住民が被曝した居住区との距離は、約100メートルと一番近い東海村から、220キロメートルとかなり離れていたザポリエ村まで、さまざまであった。

核災害のあったその時の被曝線量レベルは、最高レベルである致死線量以上となった広島・長崎から医療検診レベルの東海村までに分布している。ロンゲラップ島は、フォールアウトのあったその日から2日後に救出されなければ、致死線

表Ⅱ 7.1　調査した世界の主な各被災地における被曝のまとめ

核被災地		被曝年	線量レベル	放射線源	線源規模	線源からの距離(km)	被曝経路	2000年レベル
広島	日本	1945	A	原爆の戦闘使用	出力15キロトン	0.6	直接	F
ドロン	カザフスタン	1949	B	原爆実験	総出力1万8000キロトン	50	FO	F
ムスリュモボ	ロシア	1949	B	プルトニウム製造公害	100ペタベクレル	78	河川	E
ロンゲラップ	マーシャル諸島	1954	A^-	水爆実験	出力1万5000キロトン	175	FO	E
ザボリエ	ロシア	1986	C	発電所事故	2000ペタベクレル	220	FO	D
東海村	日本	1999	D	臨界事故	1ミリグラムのウラン235	0.1	直接	F

ドロンは実験場境界からの距離,線源規模の値は総爆発量であり,このすべてがドロンへ被害を与えたわけではない。
ペタ:10^{15} :1億の1000万倍
FO:フォールアウト

線量レベル:					
A	致死線量	4グレイ以上	D	医療検診	10ミリグレイ以下
B	急性障害,後障害	1～3グレイ	E	年間1ミリグレイ未満	
C	後障害,胎児への影響	1グレイ未満	F	核災害の影響が無視できる	

線量６段階区分は p204 参照のこと。

量の被曝となったと推定されている。ここで、放射線被曝のレベルを最高の致死線量以上のレベル A から核災害の影響が無視できるレベル F までの６段階に分類して、調査した各被災地の基礎情報を表Ⅱ 7.1 にまとめた。この表に記載されてはいないが、長崎は広島と同等である。

一方、2000 年の被曝レベルは、すべてが医療被曝レベル以下である。チェルノブイリ事故からの放射性フォールアウトで汚染したザボリエ村など以外は、残留汚染がかなり少ないか、あるいはその原因となった放射能がその他の要因からの放射能に比べて少なく、検出されないくらいのレベルにある。全体として世界の核被災地の環境としては、かなり回復している。

世界の残留核汚染の状態

核被災地を筆者が調査した期間は、1995 ～ 2001 年であった。東海村以外の調査は災害発生から 10 年以上経過後に実測したデータである。チェルノブイリ事故で約 10 年、経過時間の長い被災地は、マヤークの核公害、ビキニ水爆被災、広島原爆被災、セミパラチンスク核兵器実験（ドロンの被曝）などで、40 年以上が経過している。これらから、長い年月の経過により、環境核汚染の地域的な減衰をみることができる。なお、調査地の中で、東海村臨界事故は、周辺地域に顕著な核汚染を生じなかった唯一の例である。

それぞれは地理的にも地球規模で離れた場所で発生し、物理的には完全に独立した出来事である。自然環境も大きく異なる。例えば、ビキニ水爆のフォールア

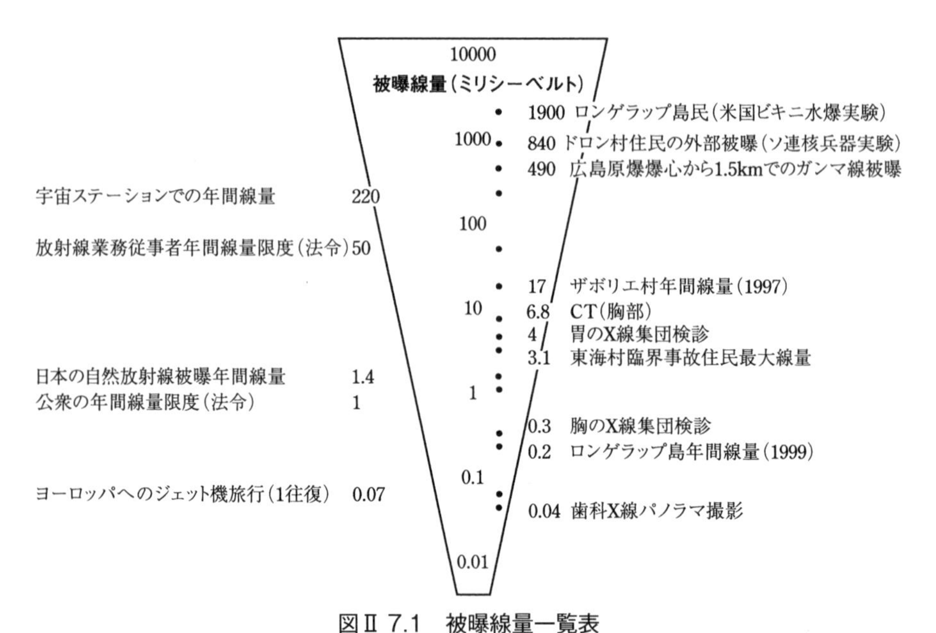

図Ⅱ 7.1　被曝線量一覧表

この地球に暮らしていて、だれもが自然界から受ける放射線の年間線量値（1～2ミリシーベルト）を基準にして、この表を読めばわかりやすいはず。

ウトによる被災を受けたロンゲラップ島は、南太平洋上の海抜約2メートルしかない小さな島であり、チェルノブイリ事故からのフォールアウトで汚染したザボリエは内陸の農地、地下核爆発のあったサハは永久凍土である。したがって地表ないしそれに近い地中の放射性汚染物質の移動や拡散も、それぞれの環境や気候の差が現れていた。

長期にわたる残留核汚染で、注目すべき核種は、セシウム137、ストロンチウム90、プルトニウムである。なぜなら、前2核種の物理半減期は約30年、プルトニウム239は2万4000年と長いからである。世界各地でのこれらの核種の地表面での汚染密度をひとつの図に表現してみた。セシウムとストロンチウムの汚染密度をグラフの横軸と縦軸で表し、プルトニウムの汚染密度を円の半径の長さで表した。いわば、残留放射能の密度を軸にした汚染密度図である。なお、ロンゲラップ環礁の島、ナーエン、カバレ、ロンゲラップについては、米国ロビンソンらが報告した1978年の土壌試料からのデータを追加した。ドロン村のストロンチウムの実測値はなくて、単に図中で一番下に記しただけである。図中の円に付け

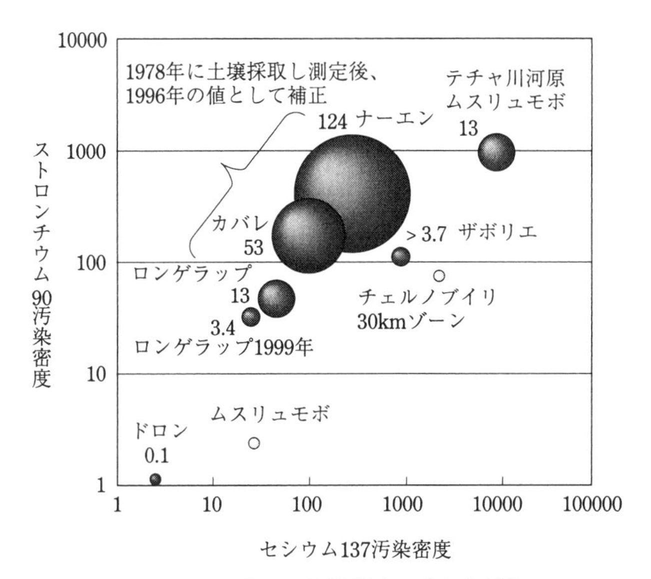

図Ⅱ 7.2　世界の核被災地の残留放射能

地表面の代表的な３種の放射能について平方メートル当たりの密度（キロベクレル）で表現している。ムスリュモボ村(Norwegian-Russian, 1997)、ロンゲラップ環礁の３島ナーエン、カバレ、ロンゲラップ（Robinson, 1997)、チェルノブイリ 30km ゾーン（IAEA, 1991)、ドロン村（Yamamoto, 1999)、ザボリエ（Shutov, 1993）は引用データ。

て記された数字はプルトニウム 239、240 放射能密度の値である。記されていない地域はその値が不明である。

この図で、核汚染で厳しい環境にある地域は、画中で右上領域や、円の大きな地域である。チェルノブイリの居住制限地区やロンゲラップ環礁の北方の島が、核汚染で厳しい放射線環境にあることがわかる。一番右上に位置する地点はテチャ川の河原であるが、ここには人は住んでいない。その川は人の住むムスリュモボ村の中を流れているが、村民はその核汚染した川の水を、1961 年以後飲用に利用していない。

一方、残留核汚染の少ない地域は、図の左下に位置する。ドロンやムスリュモボ村、それについでロンゲラップ島がそれに該当する。実データはないが、広島と長崎もこの領域かそれ以下にあると想像する。

ストロンチウムとセシウムの放射能比では顕著な２つの値の地域に分かれる。１つは、その比が約１対１であるロンゲラップ環礁であり、その他の地域は、およ

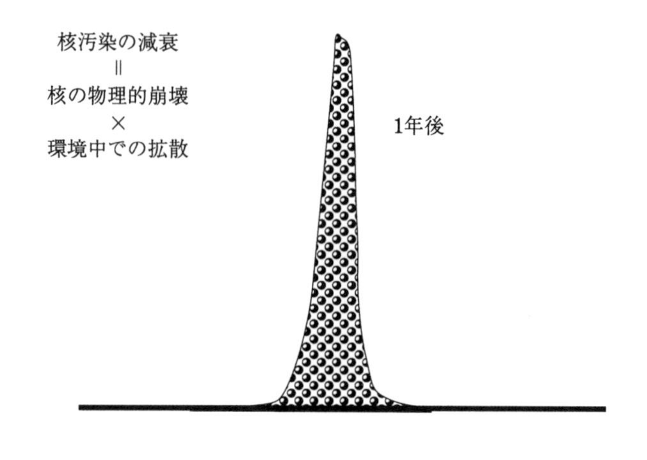

図Ⅱ 7.3　高レベル放射能汚染地における核汚染の減衰の模式図

そ 1 対 10 である。その原因は簡単には理解できない。

環境因子による高レベル放射能汚染の減衰

ドロンは地表核爆発からのフォールアウトで当時 B レベルの被曝を受けたが、50 年後では顕著な残留放射能汚染はない。セシウム 137 の核崩壊の半減期は 30 年なので、この物理崩壊からでは、この極めて少ない残留汚染を理解しにくい。もし、水平方向への核汚染の速い拡散が生じたならば、理解可能である。このカザフスタンの風土は、乾燥地帯で、表土が速い速度で入れ替わっているのかもしれない。

ロンゲラップ環礁は、海抜 2 メートルくらいしかない小さな島で、島の表面はしばしば、太平洋の高潮で洗われている。これが核汚染を洗い流している可能性がある。その他、注目すべき特徴は、この土地が珊瑚が砕けてできた砂から形成されていることである。その主成分の炭酸カルシウムのカルシウムとストロンチウムは同族にあり、化学的性質が近い。フォールアウトしたセシウム、プルトニウムの表土の深さ分布を調べたら、表土深さ 15 センチメートル以内に 90 パーセント以上放射能が溜まっていた。一方、ストロンチウムは深く拡散し、30 センチメートルの深さでも、表面層と同じくらいの濃度の放射能が存在していた。したがって、表面層に吸着していたセシウムやプルトニウムは高波で洗い流され減少したが、地中深く拡散したストロンチウムは高波でも流されにくいと考えられる。これがロンゲラップ環礁で、ストロンチウムとセシウムの放射能比が他地域よりも大きい原因かもしれない。

空からのフォールアウトで汚染した地表面は、雨や高潮（島の場合）で洗い流されたり、吸着した土壌とともに土埃として風で飛ばされたりして、高いレベルに汚染した土地の放射能も次第に減少していく。したがって、その地の環境放射能の値は、その放射性物質の本来の物理半減期の他に、環境因子によっても減衰する。30年間の間に、核崩壊で半減し、もし環境因子で半減したならば、全体ではそれらの掛け算の効果として、4分の1に減少する。セミパラチンスク核兵器実験場のあったカザフスタンやロンゲラップ島の環境の回復は、この環境因子が大きく作用した例ではないだろうか。

逆に、内陸の草原やさらには森林の場合には表面に吸着した放射生物質の水平方向の拡散は、相対的に少ないと考えられる。ここでは、人的な行為が、放射生物質の水平移動にかかわるかもしれない。そこで育った農作物や、木を伐採して別の場所へ輸送する行為をともなう農業や林業がそれである。さらには積極的な除染作業などの社会因子もある。

核災害地のガンマ線空間線量率

1995～2000年時点での核災害地での外部被曝の主要な線源は、ガンマ線を放射する残留核種であるセシウム137および自然放射線である。そこで、現地で測定した空間線量率を縦軸、セシウムの汚染密度を横軸にして、グラフを作成し核災害地での外部被曝をまとめた。

セシウムの放射能が顕著に残留しているならば、空間線量率は、その放射能汚染密度にほぼ比例する。しかし、残留汚染が極めて少ない、あるいはない地域では、自然放射線の寄与が大きくなるので、セシウム量との比例関係はなくなる。こう見ると、ドロン、広島、テヤ村では、顕著な残留汚染がなく、主要な線源としては自然放射線だといえる。

この図Ⅱ 7.4では、残留汚染による外部被曝の厳しい地域が、右上に位置し、逆に、安心できる地域は左下に位置している。図中、最右上に位置する村はチェルノブイリ10キロメートルゾーンのマサニ村である。ここには、2人の科学者が2週間交替で常駐している。2番目が、チェルノブイリ事故後に居住制限ゾーンと

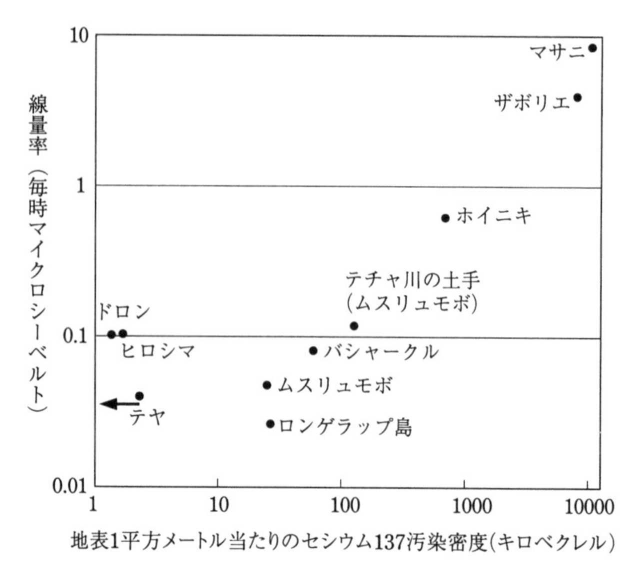

図Ⅱ 7.4　1995 ～ 2000 年の間に測定された、世界の核被災地における空間線量率とセシウムの残留汚染密度

なったザボリエ村である。ここには、自分の意思で住み続けている人たちがいる。ただし子どもたちはいない。3 番目は居住非制限ゾーンのホイニキ郡である。ここでは、子どもも含め、人々が暮らしている。

次の一群の村は、表面に残留核汚染があるけれども、空間線量率としては低い地域である。図中央下に位置する、バシャークル村、ムスリュモボ村、ロンゲラップ島がこれに属する。これらの地域は、日本やカザフスタンの自然放射線レベルと同程度かそれ以下の外部被曝レベルである。この中で、前二村は人々が居住している。ロンゲラップ島は、1985 年以来、住民はいない。しかし、1998 年から、再定住計画の工事が始まり、労働者たちが滞在している。

核汚染地住民の体内放射能

核汚染地で暮らす場合、その地で収穫された作物の摂取や水を飲むこと、そして地表面から舞い上がった放射性物質を呼吸により取り込むことで、体内へ残留放射性物質が入り込む。世界の核災害地で測定した体内セシウム放射能の全身量を縦軸に、横軸をセシウムの汚染密度にとり、グラフにまとめた（図Ⅱ 7.5）。この場合も、体内放射能量は、環境中の量にほぼ比例する。

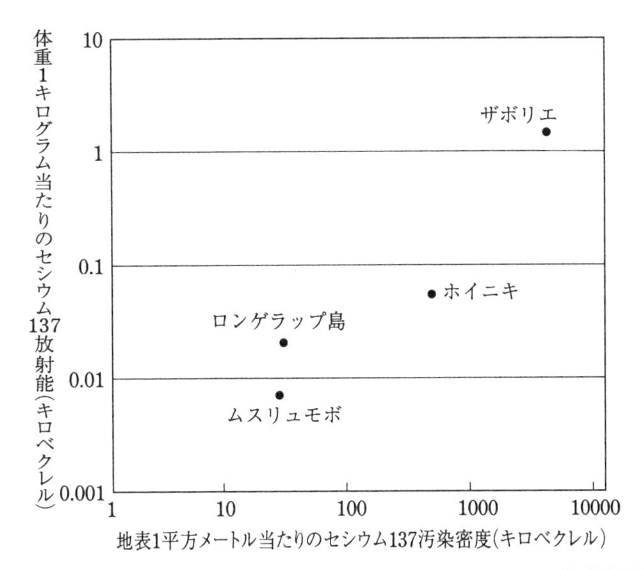

図Ⅱ 7.5　世界の核被災地における住民の体内セシウム放射能量

一番低い値のムスリュモボ村は現地の科学者デグテバらの測定で、その他は、筆者のポータブル測定器および実験車による現地測定値である。このグラフにない調査地は、筆者の測定器では検出できないほど少ない量であった。

この図においても、内部被曝として厳しい地域は、右上に位置する。セシウムの体内量が最大の村は、外部被曝と同様にザボリエ村であった。そこの住民の測定例は、体重1キログラム当たりセシウム137放射能が1.5キロベクレルとなった。これによる内部被曝の年間線量は、約3ミリシーベルトである。

体内汚染の原因となる主たる汚染食品はキノコである（第Ⅱ部第5章参照)。そのザボリエ村よりも汚染度が少し高いマサニで採取したキノコのセシウム137放射能は、1キログラム当たり33キロベクレル合まれていた。ただし、ここに滞在する科学者たちは、現地の食品を食べてはいなかった。

ストロンチウム90およびプルトニウムの体内量に関しては、セシウムに比べて実測値が少ない。その理由は、ガンマ線の測定ができる後者に比べ、前2核種が放射するベータ線やアルファ線は透過力が小さいため、体外からの測定が困難だからである。そのため、筆者のポータブル測定器では、現地での全身量測定が不可能である。唯一成功したのは、ムスリュモボ村住民の前歯に含まれるストロンチウム90からのベータ線計測だった。

住民の体内ストロンチウム90量が顕著に高いのは、テチャ川上・中流域住民であり、おそらく世界でも最も高い値であろう。デグテバらの報告によると、1952年より少しずつ減少し続けているが、1992年においてもなお全身量の平均値は約4キロベクレル（体重を60キログラムと仮定するとキログラム当たり67ベクレル）である（第Ⅱ部第1章）。放射性セシウム及びストロンチウムによる骨髄線量は、流域定住者1万4500人の半数以上で100から500ミリグレイと推定されている。

シェブチュック博士はベラルーシのチェルノブイリ事故汚染地のデータとして1993年で、1人当たり約100ベクレルを報告している。その年が極大で、その後減少傾向にある。なお、1992年の汚染地図によれば、ベラルーシの30キロメートルゾーンのストロンチウム90汚染密度は平方メートル当たり111キロベクレル以上である。

広島の復興

世界最初の原爆被災地広島は1945年8月6日、米軍の1発の原子爆弾の投下により壊滅し、その年の12月までに市民14万人が死亡した。その後にも、原爆被爆者に白血病などの後障害が発生するなど、市民は今の私たちの想像を絶する多大な物理的・精神的苦難を経験した。しかし生き残った市民たちはその土地を見捨てることなく、再建の道をたくましく歩んだ。

当時の爆心地付近の放射能測定としては、8月10日の京都帝国大学の荒勝文策博士らの調査や、10月1日からの宮崎友喜雄博士らの理化学研究所物理班により実施されている。それらの調査から、放射能の急速な減衰が確認されている。

10月には仮設の住宅が市の周辺部から建ちはじめた。その月の11日には、市内電車の主要路線が復活し、市民を元気づけた。焼け野原の中心部に、11月18日、胡子（えびす）神社が再建され、翌日にはえびす祭りと復興祈願祭がとり行われた。

1946年1月8日、広島復興局が設置され、4月には広島復興都市計画が決定し、5ヵ年計画が着手された。その月には、都市ガスの供給も再開された。5月31日には、市内の水道復旧率は被爆前の70パーセントになった。その年、市の人口は15万人となった。70年間草木も生えないと思われたが、その夏、雑草も芽を出した。深刻な食糧難のなか、多くの菜園もつくられている。

1949年に成立した恒久平和を象徴する都市を目指した平和記念都市建設法が、復興財源の基礎となった。その後、市民の努力により、目覚ましい復興を遂げ、世界に誇れる美しい都市造りに成功した。まさに、不死鳥のごとく甦(よみがえ)った広島。2000年の人口は110万人を超えている。被爆後半世紀以上経た現在、爆心地周辺の環境放射線の強さは、毎時0.1マイクロシーベルト以下で、他の日本の地域と比べても普通の値である。現在残留放射能の心配は全くなく、市民は平和に暮らしている。

世界中の人が知っている広島と長崎の悲劇。壊滅した２つの都市と、その後の生存者に起きた健康障害は、核兵器に対するとてつもなく大きな恐怖心を私たちに与えた。一方、その後の両市の復興の努力と結果は、あまり知られていない。さらに被爆二世へ遺伝的影響が現れていない事実も知られていない。こうした、プラスの情報を積極的に発信していくことも、広島の責務だと、筆者は感じている。それが、世界の放射線被曝地に暮らす人たちへの、心強い励ましとなるはずだ。

居住制限地区に暮らす人たちは、放射線からの人体影響以上に、放射能に対する社会の過度な反応からくる精神的マイナス、そして電話、郵便、送電などの社会的サービス打ち切りからの損失が大きい。そして何よりも、親が村に残り、子どもや孫たちが去った家庭が多く存在しているのが悲しい。

強制移住となったニコラエフカ村で、私が広島から来た放射線の専門家だと聞いた村人が私に質問に来た。「子どもたちをこの夏に、１週間呼びたいが、大丈夫ですか」「心配しないでいいです」「ラズベリーを食べさせたいのですが」「私もこの地のりんご、ラズベリーを食べています。大丈夫です。キノコも美味しく食べましたが、これは放射能が多く含まれているので、子どもたちに与えないようにしてください。あなたもあまり食べないほうがいいですよ」。これを聞いて村人は安心したようだった。

これらの村人は日本人を初めて見たらしいのだが、ヒロシマとナガサキのことは知っていた。広島と長崎市民が被爆地を復興させたように、核被災地に暮らす地域の住民による、その地の復興を期待したい。そのために、私たち科学者は、環境放射能・放射線の状態とそれからの被曝影響について正しい知見を住民に与え、復興に努める住民を励ましていくことが重要であると考えさせられた。

第Ⅲ部　補章　21世紀初頭に行った調査

筆者は2004年2月に、研究教育の拠点を、広島大学から札幌医科大学に異動した。医学部物理学教室ならびに、医学研究科で放射線防護学の研究を指導する立場となった。核テロ対策研究、核ミサイル被攻撃事態対処、マーシャル諸島ロンゲラップ島民の放射線衛生調査の継続、そして、カザフスタンの科学者から要請されたタリム盆地での大型地表核爆発の放射線影響調査に取り組んだ。

これらの研究結果の詳細は、『東京に核兵器テロ！』（講談社、2004年）、『核爆発災害』（中公新書、2007年）、『中国の核実験』（医療科学社、2008年、同英語・ウイグル語版、2009年）、などを出版し、国内外で話題になった。核テロ対策は、総務省国民保護室で取り上げられ、講師として基本指針作成に協力した。ちょうど、北朝鮮の最初の核実験の時期とも重なり、その放射線影響については、IAEAの国際会議で報告した。

意外なことに、シルクロード楼蘭遺跡周辺での未曾有の核爆発災害は、サイエンティフィックアメリカン、サンデータイムズ、プラウダなどの海外紙は取りあげるものの、国内紙や国内テレビは、ほぼ完全に無視した。また、第五福竜丸事件の真相に迫る調査に関しても無視された。

そうした中、2011年3月の宮城沖での大地震と津波災害に誘発された福島第一原子力発電所事故が発生し、その放射線衛生調査に筆者は取り組んだ。結果は、福島県民の受けた放射線は極めて低線量で健康被害のないレベルであったが、こうした調査結果を報じる国内メディアはいないに等しいくらいで、日本国民は、またしても真実を知らされないままにある。

第Ⅲ部補章では、日本人の放射能アレルギー反応の原点となった第五福竜丸事件、シルクロードでの未曾有の核爆発災害、福島軽水炉事故の低線量の事実を調査した結果をレポートする。

補章1　第五福竜丸事件の真相

日本人の放射能アレルギーの原因に昭和29（1954）年3月1日の第五福竜丸事件がある。被害者の船員が死の灰＝放射能で死んだと思い込まされているが、真相は売血輸血による肝炎ウイルス感染という医療過誤だった。医学データは、担当する放射線医学総合研究所が報告した。しかし大手新聞社が誤解を訂正しないままでいる。結果、福島第一原子力発電所からの放射性物質の漏えい事象でも、平成のヒステリーを招いている。

私は水爆実験が行われたマーシャル諸島ロンゲラップ島にも調査に行った。島民たちは米軍の駆逐艦により爆発の2日後に救出された。しかし、第五福竜丸の船員の倍の線量を受けた島民であっても、当時の米軍医から「治療の必要はない」と、皮膚治療を受けただけで済んでいる。もちろん島民たちに急性肝炎はいない。本章では、本書の第Ⅱ部第3章「太平洋における米国の水爆実験」を踏まえ、その後明らかになった第五福竜丸事件の真相を詳細に記述する。

船長は核実験海域を知っていた

3月1日午前6：45、15メガトンの核爆発が作り出す巨大な火球がビキニ珊瑚環礁の島を覆い、環礁は衝撃波で瞬時に粉砕されて、火球の中に呑み込まれた。広島で戦闘使用された兵器の1千倍の威力だった。火球の上昇とともに、海水を巻き込みながら核の灰を含む巨大な水柱が天空へ昇った。

第五福竜丸（以下、福竜丸）は、昭和29年2月7日にミッドウェー島付近から南下し、同月下旬にマーシャル諸島の東端海域に入り、3月1日未明にはロンゲラップ環礁の北側にいた。マーシャルの海域でマグロがよく獲れることを、筒井久吉船長は仲間から聞いていたのだった。同時に船長は米国が核爆発の実験のために、危険区域を指定し、日本漁船の立入を禁じているのも知っていた。だから、危険海域へ接近した船長の判断は責任重大である。

2月27日、久保山愛吉無線長は漁労長と船長に「終戦後も原爆実験はやっているのだから禁止区域に接近しないほうがよいだろう」と注意したという。しかし、船長は、当該海域が米国の核実験海域に極めて近いことを承知で接近し、マグロ漁を行い、乗組員を危険にさらした。

投縄して操業にとりかかったのは、ビキニ環礁の東方約150キロメートルの位置で、爆発の閃光を目撃した瞬間は、投縄終了後10分くらい。南西の方角にあたる空に太陽よりやや大き目の火のかたまりのようなものがツツーッと斜めに突っ走ったと思うと、次の瞬間は黄味を帯びた朱色がたちまちのうちに空全体に広がった。その瞬間、直感的に「原爆！」とピンときたと筒井船長はいう。乗組員も総立ちになって真っ赤な空を見つめていた。文字どおり、ぼう然と立っている、という有様だった。

乗組員の証言。

「太陽が上るぞォー」

「馬鹿野郎、西から太陽が上がるか‼」

「わァー、何だ、あれは……、驚いたぜ、突然西のほうが一面焼けただれたように真っ赤になって、ちょうど太陽が上がるように明るくなったんだ。おい！ 早く甲板に出て見ろ、凄いぞ！」

「南洋群島にアメリカの原子爆弾実験地があった筈だ。その実験かも知れない」と叫んだ。

全員が、西方上空にランランと輝く世紀の魔物を見つめなりゆきを注視。閃光の7、8分後、ものすごい大爆音がとどろき、その音とともに船内はたちまち大混乱をきたした。

機関長は無線長の久保山さんに「あと何か変わったことがあるかもしれない、注意してくれ、たのむよ」といって揚縄にかかった。久保山さんは電送受信とも最良の状態にし、海図室に昇って、さっきの輝きはどこであるかを船長、漁労長と一緒に調べた。閃光の場所はビキニらしいとの結論になった。

福竜丸の証言から、爆発音がビキニのゼロ地点から福竜丸まで到達するまでの時間は7から8分。これから距離は147～168キロメートルと計算される。この距離では初期被害はないが、二次災害のリスクは、時間差で起きた。

爆発3時間40分後、現地10時30分頃、みんな目が痛くなってきた。「なんだか降ってきたぞ」「おい白いものだ」「何だろう」水中眼鏡をかけている者、帽子を目深くかぶっている者。

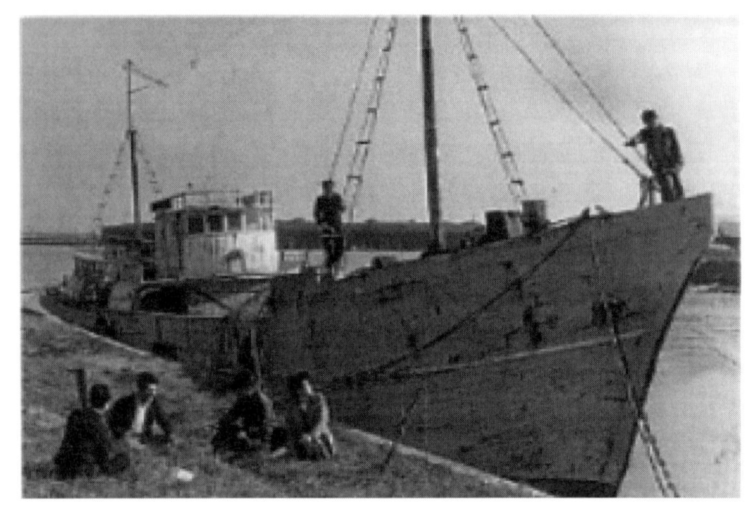

図補 1-1　第五福竜丸

これは核の灰が放つ高線量率のベータ熱傷のはじまりであった。

4～5時間降り続いた核の灰は、甲板上におよそ3センチメートルの厚さで積もった。爆発1分後の放射能の総量は、およそラジウム15億トン分に相当する莫大な値である。これが、珊瑚環礁を吹き飛ばした粉末に混ざった核の灰で、福竜丸に降り注いだ白い灰の正体であった。

筒井船長の証言によると、揚縄の完了したのが現地14時ごろ。船は待ちかねた思いでカジを北へ向け、最大速力で恐怖の海上から遠ざかり、母港焼津に向かった。

全船員が入院

福竜丸は3月14日の午前5時半に焼津に入港した。漁獲物の水揚げを翌日とし、午前中に全員が協立病院で受診する。翌15日の午前にも診察を行い、病院は船員たちの異常を静岡県保健所へ通報した。16日午後に福竜丸の全船員が保健所に招集され、静岡大学の塩川孝信教授により顕著な放射能が確認された。汚染した衣類、頭髪、爪などが除去され、資料として保管された。白血球検査などを実施し、容態を観察し、必要に応じて輸血等をすることが決定される。初診で、皮膚の日焼けと異常、そして軽い結膜炎が見られたが、白血球の状態にあまり変化はなかった。このうち、症状がやや重いと見られた2人は東京大学医学部付属病院に入院するように手配され、同日中に上京した。

16日の早朝のニュースで、東大病院の診察結果が「原子病である」と報道された。その結果、同日より焼津に残る全員が焼津北病院に入院することになる。26日には空路で東京へ移動し、23人の被災者は東大病院に7人、国立東京第一病院に16人が入院した。

以後、米国の専門医の協力を拒み、わが国最高の医学をもって治療を受けたが、実際には、これが仇となった。

米国の原子力委員会は、福竜丸の被災を重大視し、衛生安全研究所長のアイゼンバッド博士と広島の原子爆弾障害調査研究所長のモルトン博士を東京へ急派し、治療に協力した。しかし、残念ながら日米の医療協力は成功しなかった。広島・長崎の経験から日本側医師団が、実のある責任をもった治療が米国側になされないのではと心配したらしい。そのため、積極的には米国に協力を申し入れなかった。それでも、幾人かの米国人医師が、深夜の診断や不足していた薬品の調達に協力した。

17日の午後に、東大の放射線調査団5人が福竜丸に残留する放射能を1時間ほど調査した。さらに、魚市場を調査したが、すでに水洗されており、顕著な汚染はなかった。東京都衛生局員3人が焼津の水揚の概要の事情徴収に訪れた。都はすでに、入荷した魚を大体収去して埋設処理している。焼津に対し、輸送器具や車両の検査等の措置を求めた。

売血輸血で急性肝炎

福竜丸の乗組員の全員が、まもなく皮膚障害になる。露出している部位に顕著であった。顔は黒くなり、帽子を被っていなかった人は脱毛した。眼球表面も同様に影響を受けやすいので、船員にそうした症状が現れた。核が放つベータ線により皮膚が照射される、いわゆるベータ熱傷である。

東大病院と国立東京第一病院に入院した23名の血液の変化ははじめ顕著ではなかった。大部分の人は末梢血液内の白血球数は1立方ミリメートルあたり6000～7000であり、正常値7000～8000と大差ない。しかし、およそ28日後に正常値の15～50パーセントに減少した。その頃、血小板の減少も認められ、数名に出血症状が現れはじめた。

これは、高線量被曝の特徴で、広島・長崎でも見られた症状。福島の低線量では生じていない。私が震災の翌4月に福島第一原発20キロメートル圏内を調査したときに、取り残された牛や犬たちには、そうした症状はもちろん、脱毛症状は一匹もいなかった。

船員たちの治療としては、安静、栄養補給を主として、必要に応じて輸血、輸血漿、抗生物質の投与が行われた。2か月後くらいから一般症状の悪化が止まった。しかし、3か月後ころから黄疸症状が現れた。17人に肝臓障害が見つかった。特に久保山さんは肝臓障害が重く、9月23日に息を引きとった。

重い肝機能障害は、マーシャルの被災者には発生せず、福竜丸の被災者でのみ発生している。医師団の指導にあたった東京大学の都築正男教授は、肝臓障害の原因のひとつとして、ウイルスに汚染した輸血をあげた。当時、献血制度はなく、輸血といえば危険な売血だった。

このビキニ環礁における福竜丸の被災を契機に、放射線の影響に関する研究を推進するため、国立研究機関として昭和32（1957）年に設立された放射線医学総合研究所（放医研）は、被災船員22人の健康状態を長期継続的に調査している。2004年度の明石真言博士らの研究所報告によれば、それまでに死亡した12人の内訳は、肝癌6名、肝硬変2名、肝線維症1名、大腸癌1名、心不全1名、交通事故1名で、多くの生存者にも肝機能障害があった。しかも肝炎ウイルス検査では、A、B、C型とも陽性率が異常に高く、都築教授の指摘した輸血時のウイルス感染と一致した検査結果であった。放医研も、被災した23人全員に対する全血もしくは血漿の輸血が一因となった可能性を指摘した。

つまり、船員の死因は放射能であると言い切れないのである。

より厳しかったロンゲラップ島民たちに急性肝炎なし

放射線事故時の治療計画の立案での基礎は、現在は線量評価にあることは認識されている。しかし当時の日本の放射線被曝医療には、今日ある放射線防護学や放射線緊急時医療学の認識はなかったと考えられる。福竜丸の船員の臨床症状から、筆者は外部被曝1～3シーベルト、線量レベルBと推定したが、これは現在ある科学認識があってできたことである（本書204ページの図特1、表特2参照）。ロシアの放射線緊急時医療の第一人者であるK. グスコバ博士らが2001年に出版した医療対応の図書には、線量1～3シーベルトの範囲は専門的な医療はせず、一般的な医療観察を基本としている。米国医師団のマーシャルの被災者たちへの医療対応の基本はロシアの文献と一致していた。

当時において、この線量評価に取り組んだ科学者がいた。理科学研究所の山崎文男氏と東大医学部放射線科の筧弘毅氏は、電離箱型サーベイメータとローリッツェン検電器を用いて、船上の放射能の分布を測定し、3月17日から6月3日までの減衰を調べた。経時変化の関数から、3月1日の爆発6時間後から13日間の線量を計算し、2.0シーベルト（当時の報告値270レントゲンを現行の単位に換算、人体の自己遮蔽を考慮する）と推定した。これは甲板上の残留放射線からの推定なので大きな不確かさを含んでいると考えざるを得ない。ただし、筆者の臨床症状からの線量推定と概ね一致する。

山崎博士らの結果について、アイゼンバッド博士は信頼できる値と評価している。しかし、体内に取り込まれた核種による内部被曝線量の評価法を日本人科学者たちは知らなかった。

東大教授の木村健次郎博士は長崎の爆弾からの核分裂生成物の分析を行った著名な化学者である。アイゼンバッド博士は彼に会い、彼の研究室が船員の持ち帰った灰試料を分析し、27核種を同定したことを知った。木村教授は、船員の尿試料を分析するようにアイゼンバッド博士に依頼した。ただちに資料はニューヨークに空輸され、分析結果が出た。驚いたことに、米国保健安全局が評価した体内に蓄積された量は極めて少なかった。しかも船員の値がマーシャル諸島の被災者に比べて少ないようである。木村教授は内部被曝線量が極めて少ないという米国の分析を理解した。久保山さんが血清肝炎で亡くなったのは、この分析の数か月後である。

東京大学の都築正男教授らにより、亡くなった久保山さんの病理解剖試料の臓器中の放射能が報告された。結果は健康に影響するほどの量はなかった。すなわち、肝臓に蓄積されていた放射能はキログラムあたり130ベクレルである。日本人成人男子の体重1キログラムあたりの自然放射能はおよそ120ベクレルである。したがって、被災した船員の体内にあるわずかの量の放射性核種が肝臓障害を引き起こしたとは考えられない。また、ガンマ線による外部線量1～3シーベルトが17人に肝機能障害をもたらしたとも考えられない。

重い肝機能障害は、マーシャルの被災者には発生せず、福竜丸の被災者でのみ発生した。医師団の指導にあたった都築教授は、肝臓障害の原因のひとつとして、ウイルスに汚染した輸血をあげていることを重ねて記しておきたい。

なお、政府は、ビキニ海域を通過したマグロ漁船を対象に塩釜、東京、三崎、清水、焼津の5港を指定して入港させ、このほか大阪、室戸、長崎など13港でも放射能検査を実施した。全国で約1200隻といわれた当時のマグロ漁船の中で、延べ856隻から汚染マグロが見つかり、457トンが廃棄処分となった。わが国のマグロ漁は当時年間26億円の漁獲高があったが、日本のみならず輸出国である米国の消費が落ち込み、深刻な事態となる。米国はこの被害に対する補償金として、総額200万ドル（当時7億円）を支払った。

甲状腺線量　ロンゲラップは福島の千倍

島民たちの米軍による救出までの時間は、飛行機で救出された妊婦と乳児16人が50時間後、軍艦で救出された48人が51時間後だった。その間、強い核放射線に曝露され続け、全員死亡の恐れがあった。後日の線量評価で、島民たちは1.8シーベルトであった。このため、島民たちは一時的な不妊症になった。その後4年間、死産と流産が多発し、異常な出産もあったようである。ただし、二世の調査では、遺伝学的欠陥の証拠は見つかっていない。

ちなみに福島20キロメートル圏内の3月の値の被災者の線量値（3日間で推定0.005シーベルト）は、ロンゲラップ島民たちの線量率の560分の1。したがって、県民に急性放射線障害がないばかりか、福島県の調査結果にあるように胎児影響はない。

さらに、島民の甲状腺線量は最大200グレイ（シーベルト）で、甲状腺がんが高い頻度で発生した。一方、福島県民は最大0.04グレイで、島民の1万分の2以下、甲状腺がんリスクはない。これも県および国の疫学調査の結果のとおりで、県内外の甲状腺がん発生頻度に差は見つかっていない。放射線による発がんリスクは、広島・長崎の疫学調査から、臓器線量0.2グレイ以上ではじめて有意になることが科学的にわかっている。

筆者の1999年7月のロンゲラップ本島の調査結果は、線量率は東日本よりも低く、放射線環境は帰還可能との判断である。風雨や高波などで、島に降り積もったセシウムやストロンチウムなどは洗い流されている。

島民たちのストロンチウム検査

2005年8月にマジュロ島で、筆者はロンゲラップ島民38人の前歯のベータ線検査からストロンチウムの内部被曝を調査した。彼らが1957～1985年間、ロンゲラップ環礁に暮らしたことにより骨格に取り込まれたストロンチウムによる内部被曝は、生涯線量の最大値として、15ミリシーベルトだった。

日本人のストロンチウム内部被曝の最大は、1970年代前半で、最大値は7ミリ

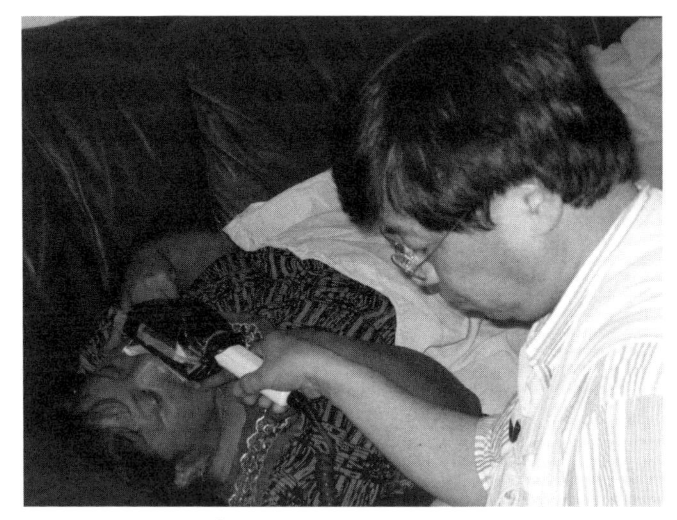

図補 1-2　ロンゲラップ島民の前歯に含まれるストロンチウム 90 の検査

シーベルトである。中国が中央アジア＝シルクロードで行ったメガトン級の大型核爆発からのフォールアウトによる全列島の核汚染の食物連鎖が主な原因である。昭和時代に低線量被曝が日本全土にあったが、日本人は、世界一の長寿で、健康影響はなかったといえる。

今回の福島第一原発からは、揮発性の核種が放出されたが、金属性の核種は格納容器内に多くが閉じこまれている。そのため、大気中に漏えいしたストロンチウムはセシウムの千分の１以下、すなわちストロンチウム内部被曝は 0.001 ミリシーベルト以下と全くリスクなしである。

補章２　タリム盆地での未曾有の核爆発災害

終生の研究対象である核爆発災害の研究は、広島から始まり、セミパラチンスク、マーシャル諸島と現地調査が続いた。そして、とうとう隣国中国の核実験の調査となった。この調査には、もともと、ウイグル地区での地表核爆発の影響を心配するカザフスタン側科学者からの要請があった。

中国政府は第三者調査に対し現地を公開しないばかりか、長年、公式に実験事実および周辺影響を開示していない。調査としては極めて困難な状況にある。そうした中、現地訪問をしない形で、中国の核爆発災害の真相に迫った。それは、北西に国境を接するカザフスタンを調査した2001年時に入手した科学報告書のデータを鍵にし、核爆発災害の科学理論による現地ウイグルの被害評価をするという手法である。

著者は2004年に研究拠点を広島大学原爆放射線医科学研究所から札幌医科大学医学部へ移し、放射性降下物に対する風下地域の線量計算方式をはじめ、核爆発災害からの防護法の研究を推進した。そして2007年には、任意の威力の核爆発に対して災害の物理と人体影響を質および量的に予測する方法の原型ができた。この手法を、同年から2008年にかけて、世界で最も不透明な中国の核実験災害の評価に応用した。

2012年に、広範囲なタリム盆地の現地放射線調査を私たちのグループ・シルクロード科学プロジェクトは実施し、広範囲な残留放射能を確認した。

1996年まで継続した中国共産党の危険な核爆発

中国共産党は1964年から1996年まで、広範囲なタリム盆地で、延べ45回、総爆発出力およそ20メガトンの核爆発を行った。最初の実験は、1964年10月16日、鉄塔100メートルの高さで威力20キロトンの核分裂型を地表爆発させた。また最初の熱核爆弾2メガトンの実験は1967年6月17日である。これも地表核爆発で

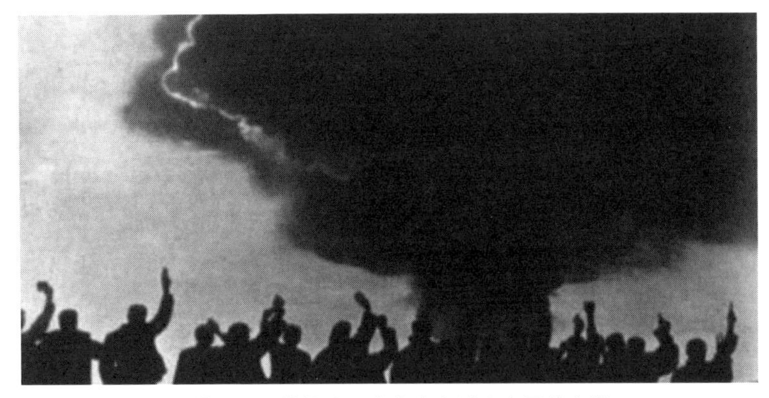

図補 2-1　核爆発に喚声をあげる中国共産党

1964年10月東京オリンピックの会期中に始まったチャイナの核爆発は、シルクロードの地で、全く安全策を講じないまま1996年まで続いた。1回の威力が最大4メガトンにも達し、総爆発威力22メガトン、延べ46回の核の炸裂は、現地のウイグル人148万人以上を殺傷したと推定された。その犠牲者には軍の兵士も含まれている。未曾有の核爆発災害である。公共放送のはずのNHKが核爆発の危険を報じなかったため、推定27万人の日本人が現地を核爆発が継続する期間に観光してしまった。現地の核爆発を知った上で放送を繰り返したシルクロード番組制作責任者らの行為は、犯罪である。

あったと考えられる。最大の核爆発出力は、1976年11月17日の4メガトンの地表爆発である。1980年まで主に空中、地表の爆発、そして1982年から1996年までは地下実験が実施された。ただし核爆発に対して、中国政府機関からの公式発表がないので、これらデータにはある程度の不確かさが残る。

地表核爆発は、地表物質と混合した核分裂生成核種が大量の粉塵となって、周辺および風下へ降下するために大災害となる。中国の実験では、大量の砂が舞い上がるので、この種の粉塵は核の砂の表現が適切であろう。以下、本書では核の砂を放射性降下物の表現に使用する。一方、実験による空中核爆発および地下核爆発では、顕著な核災害は生じない。そこで、本書の主な調査対象である地表核爆発実験における核分裂成分の総威力を算定すると、およそ4.4メガトンとなる。この算定では、熱核爆弾は核融合エネルギーと核分裂エネルギーがおよそ1対1の割合で放出するとの米国の報告を考慮した。

中国の3回の大型地表核爆発の合計爆発威力は8.5メガトンであった。その核分裂成分はおよそ4メガトンと推定される。このうち最初の2回のメガトン級地表核爆発が、北北東方向のカザフスタンの地に核の砂が降下し、顕著な放射線影響を与えた。この2回の地表核爆発に対し、著者は独自の線量計算を実施し、カザフスタン報告の値と一致することを確認した。こうして、本調査の核爆発災害を推定する方法の妥当性が裏付けられた。

3回のメガトン級の大型地表核爆発からの核の砂降下による線量の等高線は概して楕円形となる。そのうち、半致死以上のリスクとなるA地区の推定総面積は、東京都面積の11倍の2.4万平方キロメートルとなった。当時の平均人口密度の推定値6.6〜8.3人/平方キロメートルから、死亡人口は19万と推定された。また、白血病やその他のがんの発生および胎児影響のリスクが顕著に高まるBおよびC地区の人口は129万と推定された。

健康影響のリスクが高まる、短期および長期の核ハザードが心配される地表の推定面積は、日本国土の78パーセントに相当する30万平方キロメートルに及ぶ。地表核実験直後の放射能の総和は1万6千エクサベクレルであった。ただし2008年時点では21ペタベクレルと、核の崩壊により80万分の1に減衰している。しかしメガトン級の核実験は、日本人の関心の高いシルクロード楼蘭付近なので、観光などで現地を訪れるひとは、核ハザードのリスクも多少あることを知るべきである。

2008年時点のロプノルの地下に残留する実験原因の全放射性核種の放射能は、19ペタベクレルと計算された。この量は、1986年にチェルノブイリ周辺環境へ放出された量のおよそ2パーセントだが、地下の限られた地域に高濃度に存在しているので、地下水を利用している地域社会の公衆衛生上の問題となる恐れがある。

90年代にも核爆発の閃光を浴びて死亡

危険な核汚染影響を受けた面積は東京都の136倍以上というとてつもなく広い地域が核の被害を受けている。しかも核ハザードが現在継続しているという問題がある。さらに、地下での核爆発は地下水汚染の原因でもある。

ただし地下といっても本当の意味で地下核爆発かという証明はない。科学的な意味での地下核爆発では、火球は地表から飛び出すことはない。しかし、ウイグルの人たちの証言を聞きくと、90年代にも火球が地表に噴出していたことが判明した。

イギリスへ亡命したウイグル人医師のアニワル・トフテイー氏が、2009年3月

18日の東京シンポジウムで次のことを語った。93年に故郷クルム（中国名はハミ）の老羊飼いから聞いた、核爆発直後の出来事と推察される体験談である。

その老人は、「自分は神を見たことがある」といった。それは太陽の100倍もの明るさだった。そして地面が大きく揺れて、凄まじい嵐になったという。彼は半身ケロイドとなった。軍人達が彼を病院へ連れて行き検査をした。そして彼の百頭以上の羊の全てを買い取ったという。老人は、それから2年後に亡くなった。

これは、浅い地下に核弾頭を埋めたか、山裾のトンネルの入り口から近いところでの核爆発だったのであろう。この種の核爆発が最も危険である。火球が噴出し、核の砂が大量に舞い上がる。そして地震のように大地衝撃波が走るのである。これは、地下核爆発とは分類されない種類である。浅く埋めての核爆発はクレータ核爆発と呼ばれる。これは広範囲に汚染をもたらす最も危険な種類の核爆発である。

その出来事は、それを語った年の数年前のことであった。すなわち1990年前後ということだ。中国の核実験のデータは公式発表がないが、筆者が入手していた年表には、1981年以後は、全て地下での核爆発との記録になっていた。この証言は、“地下”とされていたものが地下核爆発ではない、危険なクレータ核爆発が含まれていたことの証拠である。

すなわち、中国共産党が、1996年まで非常に危険な核爆発を、シルクロード・ウイグル地区で繰り返し実施していた状況が見えてきた。

1980年4月のNHK取材班の危険な足取り

中国共産党が危険なメガトン級地表核実験をシルクロードで強行する期間中、NHK取材班はその真っ只中ともいえる核爆発のゼロ地点近傍の核の砂漠を巡っていた。愚かにも、その地での核実験の実施を知っての上での行動であった。その周辺は、核物質プルトニウムとそれが分裂して生成された多量の放射性物質が混合した核の砂が舞う、わが国の放射線障害防止法が定める線量基準を遥かに上回る危険地帯である。

1980年3月29日、NHK取材班は敦煌莫高窟を出発した。次の目的地は西方430キロメートルに位置する楼蘭であった。総勢15人の一行は、NHK5人、そして九州大学岡崎敬教授の他に、中国中央電視台の職員である。翌日、中国共産党軍の蘭州部隊が合流し、それに引率された形となった。

4月8日、809高地でNHK取材班らの一行の案内は蘭州部隊に替わり、その地に到着した中共軍新彊部隊に引き継がれた。それからおよそ3日後、ロプノルがあるとされる場所780地点に到着した。しかし、それらしい湖は、4月12日のヘリコプターによる調査でも見当たらなかった。彷徨（さまよ）える湖の水は、砂漠の地下に消えたのだろうか。

翌13日は、北方80キロメートル離れた地を往復している。砂に埋まった楼蘭の女王のミイラを撮影するためであった。何故か、一行は、一度ロプノルの780地点に戻り、そして、北西方向50キロメートルに位置する楼蘭遺跡へ移動した。

新彊部隊の説明では、楼蘭の女王ミイラが埋まる地点から真っ直ぐ南西の道のりは悪路とのことらしかった。しかし筆者は、別な解釈を持つ。メガトン級の核爆発のゼロ地点を、NHKの足取りと合わせて地図化すると、その背景が見えてきた。

実は、楼蘭の女王ミイラ地点と楼蘭遺跡を結ぶ直線から西側近くに複数のメガトン級の核爆発跡地があったのだった。すなわち、地表ないし地表近くで実施されたメガトン級核爆発が原因で、その辺りが極めて危険な核ハザード地帯となっていたのである。核爆発威力で表現すると、NHK取材班は、4メガトン、2.5メガトン、2メガトン、0.6メガトン核爆発ゼロ地点の近傍を巡っていた。

そこを軍隊があえて避けたのは、特別な施設の目撃を避けたかルートを選んだと考えられる。その一帯は、核弾頭が炸裂し吹き飛び、その核の残骸と混合することで高レベルに汚染した核の砂漠である。特に4メガトン核爆発は、NHK取材の4年前で、核ハザードが高く残留していたはずである。

彼らの全身は核の砂が放つ高エネルギーのガンマ線で、およそ10日間も照射され続けたのである。さらに風で舞い上がった核の砂塵を吸い込み肺に吸着した。これにより、その後の生涯、肺細胞がプルトニウムの放つアルファ線で傷つけられている。その取材で、白血病および肺がんなどの健康リスクを負ったであろう。

NHK取材班の完全な足取りは不明なので、ここでは最悪のシナリオとして、ゼロ地点に限りなく接近した場合のリスクを示す。彼らはおよそ10日間、楼蘭付近に滞在したが、そのうち5日間、ゼロ地点に接近したと仮定する。この場合、核の砂が放つガンマ線による全身の外部からの推定線量は84から260ミリシーベルトとなる。原子力発電所や病院で核放射線作業に従事する職業人の年間限度の50ミリシーベルトも超える事故レベルである。

核の砂漠でのリスクは、ガンマ線による外部被曝に加えて、核の砂やその微粒子の吸い込みが特に危険である。これは内部被曝の一種である。肺に吸着したプルトニウムが放つアルファ線が、その後の半生にわたりずっと、肺細胞を傷つけるのである。

彼らが白血病や肺がんにでもなれば労災である。そもそも、こうした危険な取材自体、NHK が出張命令をしてはいけない種類のものである。これは日本の公共放送が実施すべきではなかった。愚行と言わざるを得ない。あるいは、NHK の異常な取材行為であった。

27 万の日本人が核爆発期間中に観光

各地に暮らすウイグル人の他、シルクロードを訪れた日本を始めとした外国人観光者たちが、バスなどに乗って陸路を旅し、中国の核の地獄を、そうとは知らずに廻っていたことになる。

軍事演習も含まれる中国の核爆発は、楼蘭遺跡周辺で東京オリンピック開催中の 1964 年 10 月に始まり、1996 年 7 月まで続けられた。国交回復する以前の日本人の当地訪問の数はごく限られていたと考えられるが、1960 年代後半は最も危険な核爆発が続いていた。

日中の国交が回復した 1972 年以後の総核爆発は 33 回 9.6 メガトンにも及ぶ。なんと広島に使用された核弾頭の 600 発分が、日本人のシルクロード観光期間中に炸裂していたのである。

中国の核爆発がシルクロードを観光した日本人に核放射線影響をいろいろな度合で与えたと考えることは科学的に妥当であり、そのリスク研究は日本人放射線防護学者の任務となるであろう。

中国国家観光局の統計に日本人のウイグル地区への完全なデータが見つけられてはいないが、断片的な値がある。その地への日本人観光は、1995 年と 1996 年に、それぞれ 35,071 人および 36,278 人である。中国全体の外国人観光の統計は各年の値が開示されている。ウイグルの各年の値を、ウイグル対中国比を一定値 2.5 パーセントと見なして、核爆発が繰り返し実施されていた期間にウイグル地区を観光した日本人の数を推定すると 27 万の数となった。実数は、この推定値よりも多いかもしれないし、少ないかもしれないが、27 万人くらいの日本人が、中国が核爆発を繰り返す危険な期間にシルクロードを観光していた。

核ハザードは、すぐには消滅しない。それは核種の半減期の値に依存する。人命に関わる急性のリスクとなる核種はひと月くらいの短期間で弱まる。一方、リスクは比較的少ないが長年にわたり残留する核ハザードがある。これが、21 世紀の今も、爆発地点＝ゼロ地点周辺に残留している。

現代のシルクロードはメガトン級の核実験場と観光地が同居した、世界に類を見ない地獄だ。核兵器により数十万人が虐殺された地、正に地獄めぐりである。中共のメガトン級威力の核数発で過去のロマンは吹き飛ばされていたのだった。その事実を完全に隠蔽し、地獄を観光化したのが NHK であった。

シルクロードに残留する長期核ハザードに暴露されたかもしれない日本人の数として、核爆発を終了させた 1997 年から 2008 年までに、推定 57 万人が追加される。核アレルギー症といわれている日本人だが、相当な数の日本人が、中国の核の地獄巡りをしてきたことになる。

こうして、シルクロード・東トルキスタンを観光した日本人 84 万人は、いろいろな度合で、中国が引き起こした核爆発災害の影響を受けてきた。それは最悪の遭難死の場合から、心理的アレルギー反応までである。

特に楼蘭遺跡周辺の危険度は高い。その地は、今、核の砂漠と化している。その地に入れば、残留している核の砂が放つ高エネルギーガンマ線による体外からの被曝を受ける。さらに、舞い上がった核の砂を吸い込めば、残留するプルトニウムが肺に吸着し、その後死ぬまで、アルファ線が肺細胞を突き刺す。すなわち、その地は、核放射線による外曝に加え、内曝のリスクのある核ハザード区域である。

NHK 取材班ばかりか、その特別番組に誘われて、核の砂漠を彷徨った日本人は少なくはない。彼らの健康影響調査が求められる。

地下実験とされている 1990 年代にも、現地ウイグル人には、核爆発直後の火球による熱傷とその後の死亡の証言がある。また、核放射線影響の特徴である白血病の多発などの疫学調査が、ウイグル人医師により指摘されている。

核爆発を利用した地下資源開発

中国政府が、東トルキスタンの各地で地下核爆発をする目的は、地下資源開発にもあったと、筆者は見ている。この推理はロシアが支配しているシベリヤ東部のサハ共和国での事例に酷似しているからだ。

地下核爆発は、地下資源の探索や関連施設の開発に利用されてきたことが、旧ソ連の情報開示で判明している。V. ラーリンらの報告では、そうした産業利用を目的にソ連時代に、計 81 回の地下核爆発が実施されている。核爆発で発生する強烈な人工地震波を使用した地層分析、石油・天然ガスの採取と貯蔵の形成が主であった。

中国でも、そうした目的の地下核爆発が、ウイグル地区であったかもしれないと、筆者は睨んでいる。それは、その地の地下核爆発期間と油田開発時期とが重なっているからである。中共政府は、核実験の情報を米露のように開示してはいないので、核実験災害同様にこうした資源開発の裏舞台のデータは不明である。以下は、中国の地下資源開発と地下核爆発とに関する筆者の論考である。

中国政府の油田開発の方針は、「東部を引き続いて安定開発し、西部を発展させ、開放を拡大する」である。すなわちタリム（ウイグル地区タクラマカン砂漠）など西部の新油田の開発を推し進めるとしている。石油需要の急増に対処するために、東トルキスタン南部のタリム盆地の油田開発に力を入れている。タリムは中国陸地最大の石油・天然ガス田と見られており、1989年から採掘が始まっている。一説にはタリム盆地全体の石油の埋蔵量は1200億バレルにのぼるとされ、これは世界最大の産油国サウジアラビアの確認埋蔵量の半分にあたる。

タリム盆地での石油開発が本格的に始まったのは1987年頃から。1994年までに、7つの油田が見つかり、そのうち4か所で試験的に生産が始まった。気温差が激しく、砂嵐が頻繁に吹き荒れる厳しい自然環境の中で、中国全土から集まった技術者や作業員たちが、石油開発に従事している。

爆発により地震を人工的に起こし、発生した地震波の伝わり方から地下の構造を研究する学問を爆破地震学という。人工地震を起こすために火薬を使うことからこの名がついた。ソ連では、強烈な地震波の発生に、大地に鉛直孔を形成し、500から2000メートルの深さの地中で、2～20キロトン威力の核爆発を12回、シベリヤで行った。その地は、石油・天然ガス、貴金属の産地であるサハ共和国である。筆者は、現地環境省大臣の要請を受けて、2度この地を、放射線環境の調査を目的に訪れた。

一方、中国はタクラマカン砂漠の東端で、23回の地下核爆発を実施している。爆発威力の大きさなど公開されていないので、不明な部分が多い。IAEAに加盟する各国の地震波監視から判明した地下核爆発威力は、1キロトンの小型から1メガトンの大型爆発の範囲にある。

中国の最初の地下核爆発は1969年であったが、1970年代に5回、1980年代に7回、1990年代に11回に及んでいる。80～90年代に地下核爆発が活発化しているのは、単に核兵器開発のみならず、地下資源開発に連動していることの証拠ではないか。

ソ連を見習った中国共産党が、侵略し支配したシルクロードの大地でその種の核爆発をしていないわけがない。隠蔽している中共政府からは、この種の情報が公開されていないが、ソ連の事例から、想像できる。

東トルキスタンにおける健康被害

楼蘭周辺に暮らす東トルキスタンの人びとは、中共が強行した総威力22メガトンの核爆発から逃れることはできなかった。その地の人口は、2005年でおよそ2000万である。

核戦争でもないのに、中共政府は彼らに向けて核兵器を使用したのである。安全ならば、北京郊外で実施したはずである。毛沢東らは危険を承知していたからこそ、2200キロメートルも離れた西域の地で、核を爆発させたのであった。

楼蘭周辺での中国の3発のメガトン核爆発に対して計算した。1000キロメートル離れたカザフ国境の町に対する線量値が、ソ連方式で計算されたカザフスタンの報告値とよい一致を示した。その値は、胎児が奇形などの影響を受けるリスクを示す。

楼蘭遺跡の近くで行われた3発のメガトン核爆発に対する核放射線影響の計算結果、核の砂による急性死亡は19万人となった。すなわち、核の砂が降って、住民が全員死亡した村がいっぱいあったということになる。急性死亡のリスクのあるA区域は、2メガトン地表核爆発では、風下およそ245キロメートルに及ぶ。その距離は、横浜—名古屋間に相当する。

その他、死ななかったものの、白血病などを誘発する甚大な健康被害を受けた急性症を起こした人たちは129万人となった。この急性放射線障害のリスクのあるB区域は、2メガトン地表核爆発では、風下およそ440キロメートルに及ぶ。この距離は、東京—大阪間に相当する。

北京政府が強行したメガトン級地表核爆発で生じた大量の核の砂が、東京都の136倍以上の東トルキスタンの広大な大地に降下した。この核の砂が、人および環境に甚大なる核放射線影響を与えた。その地域の顕著な健康被害として、3万5千人以上の死産・奇形などの胎児影響、3700人以上の白血病、1万3千人以上の甲状線がんの発生が、推定された。

ウイグル人腫瘍外科医のアニワル・トフテイー氏が、現地で命がけの調査を行った。彼はそれが原因で、英国へ亡命することになった。以下は、彼の2009年

3.18 東京シンポジウムでの報告である。

ウイグル地域でいちばん多い病気は白血病で、2 番目が悪性リンパ腫、3 番目が肺がんだということが判明した。ウイグル地域では、ウイグル人だけではなく、長い間ウイグル地域にいる漢民族も、発がん率が高い。

彼の調査結果では、漢民族でも 30 年以上ウイグル地域に住んでいる人は、ウイグルの他の民族と同じく、中国全土の平均値に比べて発がん率が 35% 高い。20 年前後ウイグルに住んでいる漢民族の発がん率は中国全土の平均値に比べて 25% 高い。10 年前後の漢民族はそれが 15% である。10 年以下の場合は、発がん率は中国本土とほぼ同じレベルになる。

白血病、悪性リンパ腫は想定される健康被害である。肺がんは、プルトニウムの吸い込みを示唆する、地表核爆発の特徴である。これは、隣国カザフスタンの疫学調査の結果と一致している。

アニワル氏の報告には、甲状腺疾患のデータがないが、しっかり調査すれば、放射性ヨウ素の体内摂取の原因で、その多発が見つかるはずである。これも、地表核爆発による健康被害の特徴である。

2012 年の計画　タクラマカン砂漠と周辺の調査

シルクロード科学プロジェクトは、2012 年夏、現地ウイグルで、秘密裡に環境放射線調査を実施した。現地政府によるウイグルの人権弾圧が続く中、国際会議での高田純の科学調査報告が不当に妨害を受け、さらに、現地警察に筆者が指名手配を受ける中、楼蘭周辺での広域な環境放射線調査が企画された。

シルクロード調査用に、小型ガンマ線サーベイメータを手配し、その使用法の説明に加え、核爆発災害環境の放射線測定法の注意点を、現地調査員に伝授した。

「くれぐれも、慎重で、秘密裏の行動を心がけること」
と声をかけて、彼を送り出した。

私は、旧ソ連の核ハザード調査の長年の経験で、何度となく困難にあい、それらを突破してきた。もちろん、調査する対象国の権力の了解を得てのことである。その国の科学者との共同と一般人の協力理解が無ければ、この種の科学調査は成功しない。こうした共同や協力関係を形成しながらの現地調査になる。

世界一人権が蹂躙されている地域で、かつ支配するチャイナ政府が、その未曽有の核爆発災害を隠蔽しているのだから、共同研究はもちろん、地元の協力は全

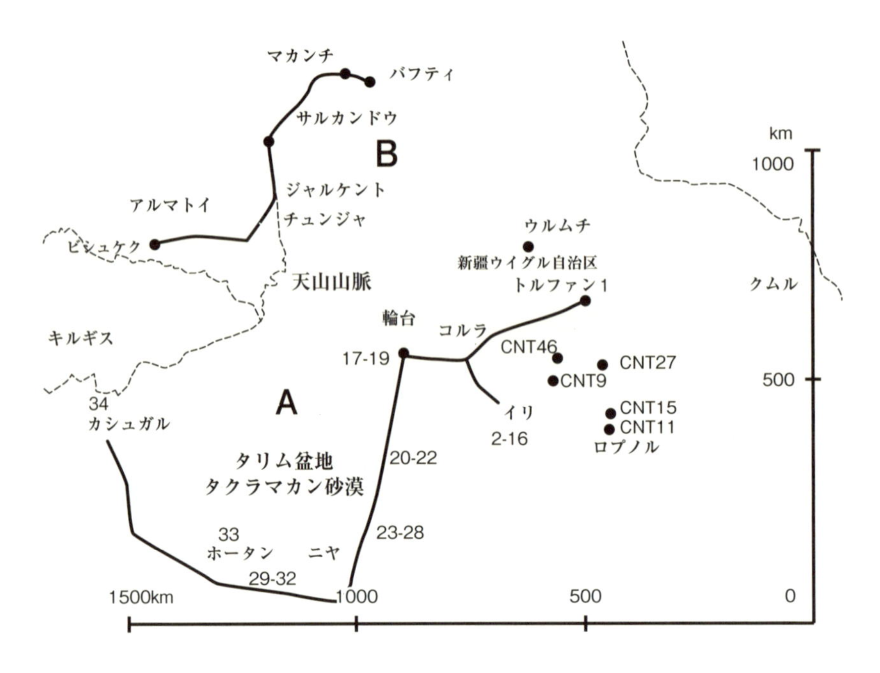

図補 2-2　シルクロード核ハザード調査行程
〔2012 年 8 月（A）と 2000 年 8 月（B）〕

調査結果は、タリム盆地に広域に残留する核の砂を示唆した。トルファン～輪台～ロプノル～クルムで囲まれる広範な領域で核爆発のグラウンドゼロが確認されている。2012 年の調査は、さらにタクラマカン砂漠の中心および西方でも核爆発があったことを示唆する残留放射線を検知した。東方のクムルでは、1990 年ころ、羊飼いの老人が核爆発の閃光を受けて死亡した。ソ連は、天山山脈の北方 1,000km の場所に、四国くらいの面積の周囲に鉄条網を張り巡らし、入出を厳格に管理した実験場をカザフスタンに建設し核爆発を実行した。一方、中共はタリム盆地の一般の居住区近傍で核爆発を繰り返したため、多数の住民が死んだ。タリム盆地での広範囲な核爆発は、ソ連が実施したように、現地での中共による石油ガス田開発と関係があると推察させる。

く期待できないのはいうまでもない。読者には、植民地化されたチベットの最悪の人権蹂躙の状況から、ウイグルの状況も想像してほしい。

今回 2012 年 8 月の現地核ハザード調査は、タリム盆地の周辺を 13 日間かけて、東部のトルファンから西部へ向かう、コルラ、尉梨、コルラ、輪台、タクラマカン砂漠縦断、ニヤ、ホータン、カシュガル、およそ 2200 キロメートルの道のりであった。

筆者が世界中の調査で使用する機種と計測値を校正したので、他の地域での結果と比較できる状態になっている。特に隣接するカザフスタンのセミパラチンスク核実験場内および周辺で、広範囲にこの計器で調査している。しかもウイグルとの国境の町や軍事境界線においても測定したので、タクラマカン砂漠周辺での値と比較するにふさわしい計測器となっている（『世界の放射線被曝地調査』、『Nuclear Hazards in the World』）。

この計器を用い調査した東トルキスタンのタリム盆地の広範囲な場所でのガンマ線線量率は、カザフスタンの核実験場外の環境中の値よりも2倍以上も高かった。カザフスタンの核実験場外の一般地域の空間線量率は、1995年以後、広範囲に、毎時0.10マイクロシーベルト以下であることを確認している。他方、タリム盆地での調査34地点中、実に20地点59%が、毎時0.11マイクロシーベルト以上であった。

予想していたとおり、データは、「核爆発が広範囲な地点で実施されていて、そこが管理区域となっていない」ことを示したのである。中共には、安全を確保する実験場が存在していない。いわば、誰でも行き来できる普通の場所で、無造作に核爆発を繰り返していたと想像できるのだった。それは、実験といえるような理性ではなく、蛮行だった。その地での核爆発の総量22メガトンは、広島の1375発分なので、どれだけの地獄だったか、いうまでもない。

ソ連は天山山脈の北方1000キロメートル北のセミパラチンスクに四国くらいの面積の周囲に鉄条網を張り巡り、1949年に核実験場を建設した。以来、1989年まで、その中で、459回、総威力18メガトンの核爆発を実施した。

これにより、周辺に暮らすカザフスタン人に、顕著ながんが発生していたことが、疫学調査で判明した。この放射線影響調査に、筆者は1995年以来参加していた。

カザフスタンでの1回あたり最大の核爆発が、1953年8月12日に、カザフスタンの実験場の地表で爆発した。その出力は0.4メガトンで広島原爆の27倍のソ連最初の熱核爆弾（水素爆弾）だった。この時ばかりは、実験本部は核の砂が降る（フォールアウト）ことが予想されるカラウル村方面の住民を安全地帯へ3日間避難させた。しかし風速は予想の2倍速く時速40～45キロメータで、3時間後にはカラウル村を通過した。これにより、避難が間に合わない村人191人が放射性雲から被曝したといわれている。一方、実験場境界に接するサルジャル村で

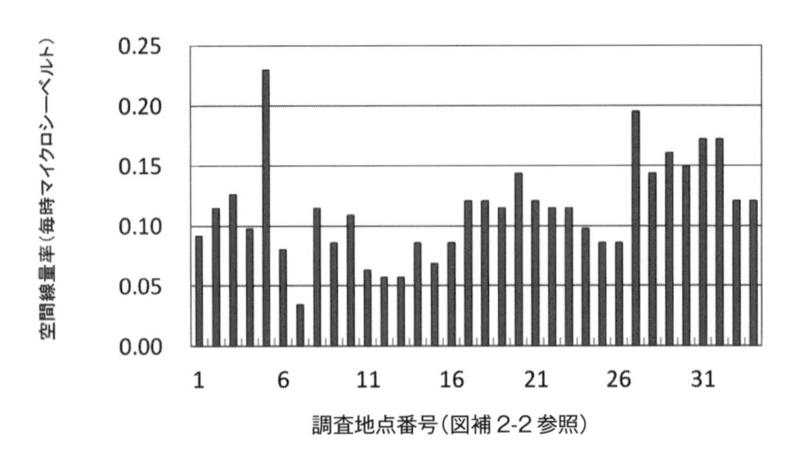

図補 2-3　2012 年タリム盆地　トルファンからカシュガルに至る 2200 キロメートルでのガンマ線サーベイ

隣接するカザフスタンの環境では観測されないくらい高めのガンマ線線量率が、タリム盆地の広範囲で見つかった。カザフスタンの国境と比べ、広範囲に空間線量率が断然高めの値を示した。

は、モルモットにされた一部住民が取り残されて、死亡している。こうした事実は、ソ連崩壊後に明らかになってきた。

一方、中共がタリム盆地とその周辺で行った最大の核爆発は 4 メガトンと、ソ連の 10 倍もの威力であった。ソ連も危ないのでやらなかった危険な核爆発を、チャイナはやってしまった。悪魔の行為である。危険なメガトン級の地表核爆発は 3 回あって、そのフォールアウトによる人的被害を、世界保健機関の人口データベースと線量分布計算値（RAPS）から推定すると、19 万人が急性死亡し、白血病などのリスクを負った被災者は 129 万人となった（拙著『中国の核実験』）。

ソ連もアメリカも、境界がはっきりした実験場を建設し、その中で核爆発を行った。その実験後も、その地域の管理を続けているのである。両国は、どちらも安全管理を意識した核爆発に努めている。しかも、両国とも、内陸での核爆発威力はかなり制限していた。

タリム盆地の 1000km 以上にも及ぶ広範囲な地域で核爆発があった。その理由は、タリム盆地での資源開発、特に石油ガス田開発に連動していると考えられる。

補章3　低線量だった福島第一原子力発電所の軽水炉事象

平成23（2011）年3月、巨大地震とそれに続く大津波に襲われた東北太平洋沿岸は死者およそ2万人、経済被害16兆円の未曾有の自然災害となった。稼働中の原子力発電所、青森東通、宮城女川、福島、東海村は、原子炉反応が次々に自動停止した。しかし、外部電源を失い、非常用ポンプが津波で水没した福島第一原子力発電所は冷却機能を失った。炉心溶融し発生した水素ガスが格納容器の外、原子炉建屋内で水素爆発し、揮発性の放射性物質が環境へ漏えいした。ただしチェルノブイリ黒鉛炉のような核反応の暴走がなく、福島は低線量だった。それにも関わらず、政府の初動の遅れと非科学な暴走により、無謀な避難指示を受けた医療弱者が多数亡くなった。筆者は、緊急時に行った現地放射線衛生調査で、周辺住民の被曝が低線量で、健康被害なしとの判断が同年の4月段階にはあった。

震災元年4月の現地調査

2011年3月11日、マグニチュード9巨大地震後の大津波により、冷却機能が喪失した東京電力福島第一原子力発電所の核分裂反応停止中の軽水炉の炉心が過熱溶融し、3月12日に最初の水素爆発事故となった。そこから噴出した核分裂生成物による環境影響と人体影響について、札幌から東京までの東日本の放射線衛生を、震災からおよそひと月後に筆者は調査した。

ウランバートルでの科学会議を終え、3月28日に札幌医科大学に戻り、早速、福島放射線衛生調査の準備に取りかかった。原子力災害緊急時ですべきことは、過去の事例が示すとおり、周辺住民の甲状腺中の放射性ヨウ素の放射能検査による線量評価である。ウランの核分裂で生じる放射能は、半減期が短い核種ほど大きく、しかも、特定の臓器に蓄積することにより、集中的に線量を受けるからである。

政府は、福島県内と周辺の牛乳の中の放射性ヨウ素の検査を実施し、放射能が規制値を超える地域の出荷を停止させた。その上で、放射線医学総合研究所による県内の小児の甲状腺中にヨウ素131の放射能1.4キロベクレルが検出されていた。ヨウ素は甲状腺に選択的に吸収されることと、半減期が8日と短いため、検査が急務である。

筆者は、10年前に、この核種に対する内部被曝線量のその場評価法を開発研究していた。それを福島県内で初めて実践することになった。これまで実施していた世界の被曝地調査は、災害発生から10年以上も経過している地帯だったため、半減期の短いこの種の核種の線量影響を調査することはなかった。福島の事例は、発生から30日以内なので、十分放射性ヨウ素の検査が可能であった。

調査項目は、環境のガンマ線空間線量率、調査員自身の積算個人線量、地表面のガンマ線スペクトルによる核種同定、地表面のアルファ線計数、現地住民の放射性ヨウ素による甲状腺内部被曝線量である。その結果を、これまで調査してきた世界の他の核災害と比較し、福島の核事象の環境健康影響のレベルを相対的に明らかにする計画とした。

チェルノブイリ黒鉛炉暴走事故と違い、福島県および東日本の放射線線量は桁違いに低く、健康影響のリスクは無視できるくらいであった。それは次の理由による

1) 福島では炉心での核分裂反応が停止30時間以後の水素爆発で、その間に短い半減期の多量の放射能が消滅していた。チェルノブイリでは運転中の核反応の暴走爆発で、一気に高レベル放射能が環境へ吹き出た。結果、多数の運転員や消防士が急性放射線障害になり死亡者も発生した。福島ではそうした死亡事故はない。
2) 福島では損傷はあったものの格納容器がかなりの核分裂生成物を閉じ込めたばかりか、チェルノブイリのように黒鉛火災による上空への舞い上がりがなかった。

そうした理由で、福島原発からは2000メートル級の高さの岩手山や奥羽山脈を越えて青森や北海道へ放射性物質が飛散することはなかった。

福島県を除く東日本の年間外部被曝線量は2011年度でレベルE。福島市でさえ、屋内滞在時間の長さを考慮すれば、同年度の年間内外被曝総線量はレベルDと推定される。これは、環境半減期は30年よりも早い速度で減衰すると考えられる。

4月6日に陸路、札幌を出発し、青森、仙台、福島、東京と、同月10日まで放

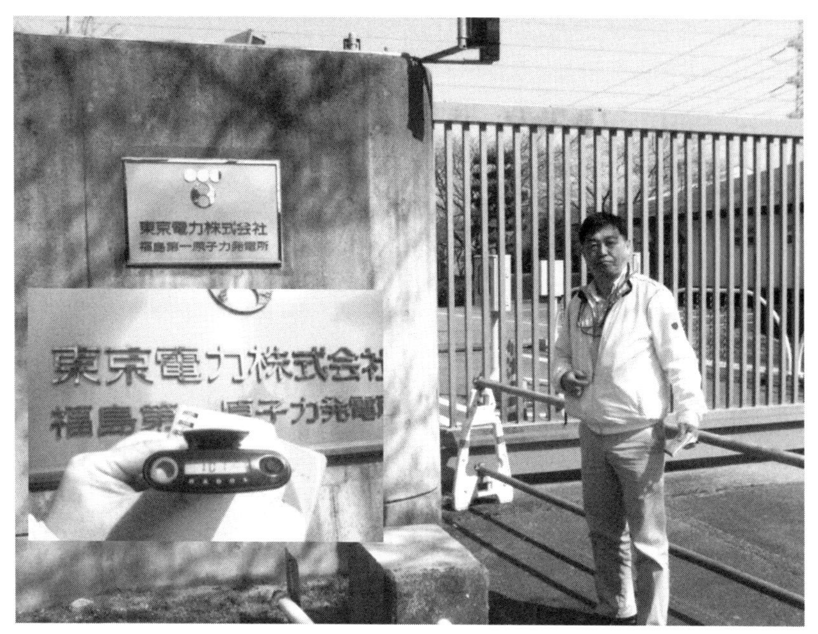

図補 3-1　福島第一原発前の筆者　2011 年 4 月 10 日
3 日間の福島調査の外部被曝線量は 0.10 ミリシーベルトだった。

射線衛生を調査した。福島 20 キロメートル圏内を含む全調査での調査員の受けた外部被曝の積算線量は 0.11 ミリシーベルト、レベル E。甲状腺の放射性ヨウ素蓄積は検出されなかった。こうして調査は安全に実施された。

札幌および青森では、顕著な核分裂生成物は検出されなかった。仙台、福島、東京でのガンマ線スペクトロスコピーで、ヨウ素 131、セシウム 134、セシウム 137 が顕著に検出された。福島から少量持ち帰った土壌を 5 月に測定すると、ヨウ素 131 は消滅していた。

甲状腺に蓄積されるヨウ素 131 による内部被曝線量検査が成人希望者総数 76 人に対して行われた。検査当日の福島県民 66 人のヨウ素放射能の最大値は 3.6 キロベクレル、平均 1.5 キロベクレル。6 人は検出限界 0.1 キロベクレル未満であった。20 キロメートル圏内浪江町からの避難者 40 人の平均甲状腺線量は 5 ミリシーベルト、チェルノブイリ被災者の 1 千分の 1 以下程度と、甲状腺がんのリスクはないと判断する。

浪江町など被災者らは、事故対策本部から安定ヨウ素剤の配布がないばかりか、甲状腺検査も受けていないことがわかった。避難だけしか行わない政府介入における緊急被曝医療に大きな問題が存在していた。ヨウ素剤は、大多数の県民と周辺県民には配布されない現状が判明した。

損傷した炉心のある施設外の隣接地表面でさえ、プルトニウムが放射するアルファ線は毎分7以下と少なく、核燃料物質の施設外環境への漏えいは、顕著ではなかった。プルトニウムの吸い込みによる肺がんなどのリスクは無視できる。なお、セミパラチンスク核実験場の爆発地点周辺が、半世紀後においてもアルファ計数が毎分200、西日本の地表面の値が毎分1～2である。

浪江町や東日本各地の空間線量率の値は、最初の2か月間で4分の1以下になるなど、放射能の減衰に従って、放射線環境は減衰傾向にある。福島を除く東日本の公衆の個人線量は屋内滞在による遮蔽効果もあって、年間外部被曝線量は1ミリシーベルト以下、レベルEである。福島市は2011年度の年間線量はレベルD。瞬時被曝ではないので、小児、胎児への健康影響は心配するほどではない。次年度以降も徐々に年間線量は低下していく。

福島県民の内部被曝については、地元産の農産物および飲料水を摂り、空気を吸い、体内に放射性セシウムを取り込んだと仮定した場合の線量は、外部被曝のおよそ3分の1と考えられる。この比率は、ロシアの放射性セシウムの汚染地で自給自足する農民から評価した値である（本書第Ⅱ部第5章「チェルノブイリ事故」参照）。福島市民に当てはめると、2011年度の年間内部被曝線量はおよそ1ミリシーベルトである。したがって内外被曝の総年間線量はレベルDと推定される。

放射性セシウムの環境中の半減期は、30年よりも短い。それは、初期に存在するセシウム134の半減期が2.0年と短いばかりか、風雨などによる地域からの掃出しがあるからである。

福島緊急時の個人線量値のまとめ

福島地震津波核災害における、最も重要な福島の個人線量値を最初に整理する。その材料は、私の現地調査結果、放射線防護医療研究会での陸上自衛隊からの報告、国内の専門家会議での報告値、東京電力が自社ホームページや日本保健物理学会で報告した一次測定値である。重要値としての外部被曝線量、甲状腺線量、実効線量をもとにして判断した線量レベルを、表補3-1にまとめた。

放射線源となった福島第一原子力施設内で、東京電力社員、協力企業、陸上自

表補 3-1　福島第一原子力発電所災害時 2011 年の線量

被災者	線量(シーベルト) 外部被曝 最大値	内部被曝 甲状腺 ヨウ素131	最大値 全身 セシウム	線量レベルe 実効線量
発電所職員a	0.2	12	0.05	D〜C
陸上自衛隊b	0.08	0.01〜0.1c	0.004	D〜D+
周辺住民d	0.005	0.04	0.001	D

a 福島第一原発緊急作業員 2 万 103 人（2012 年 1 月まで)、東京電力の報告。甲状腺の組織荷重係数は 0.05 (ICRP60　1990 年勧告）を使用。
b 原子力災害派遣の陸上自衛隊員のうち 5 m S v 越えの 168 人、うち女子隊員 2 人。陸上自衛隊報告。
c 自衛隊員の甲状腺線量は、高田純の推計 2014。
d 半径 20km 圏内の住民に対する政府の個人外部被曝線量の実測はない。高田純の 4 月の個人線量実測値からの 20km 圏内住民を推定した。ただし、郡山市の線量測定の専門家が、個人線量計で自分自身を測定した値は 1mSv。甲状腺線量は 2012 年 NIRS 主催専門家会議報告。
e 線量 6 段階区分。
注：1 シーベルト（1Sv) は、1 千ミリシーベルト (1000mSv)。

衛隊などの緊急作業員たちは、個人線量計を装着し、外部被曝線量は管理されていた。まさにオンサイト = グラウンドゼロの個人線量が記録されている。これらオンサイトの個人線量値は、放射線作業の安全管理や、個人の健康管理上必須であるばかりか、周辺住民の線量レベルの判断にも有効である。

東電職員および協力企業の作業員の線量記録は、3 月 11 日以前から存在している。他方、3 月 12 以来、オンサイトへ原子力災害派遣された陸上自衛隊の個人線量も記録されている。原子炉冷却のための放水作業に、原子炉建屋の直上を飛んだ、第 1 ヘリコプター団第 1 輸送ヘリコプター群飛行隊などの隊員たちも、個人線量計を装着し記録されていた。

放射線災害時の実効線量限度は、法律で 100 ミリシーベルト（100 mSv）に定められている。しかし、事故発生直後に菅政権は、その限度を 250 ミリシーベルトに引き上げた。その背景には、放射線ならびに原子炉工学の専門要員の確保が、100 ミリシーベルト限度では困難にあったからである。そのため緊急時作業員たちに、その限度となる線量値が存在している。ただし、内部被曝も合算すると、250mSv 限度を超えた緊急時作業員がいた。その原因は、放射性ヨウ素の吸引である。

4年目の2014年6月に開催された日本保健物理学会で、その線量値の全解析結果を、東電が報告した。福島第一原発内の2012年1月までの緊急時作業員の総数は2万1,776人である。彼らの線量の中で、最も高い実効線量は東電社員の679ミリシーベルト、線量の中央値は約5ミリシーベルトだった。最も高い線量となった250ミリシーベルトを超える線量は6件で、全員が東電社員である。協力企業の作業員の最大値は238ミリシーベルトで、200ミリシーベルト越えは2人いた。なお、この実効線量は、外曝および内曝の合計値である。高線量の主な原因はヨウ素131による甲状腺の内部被曝である。

外部被曝線量の積算値で、100ミリシーベルトを超えたのは75人で、100～150ミリシーベルトが65人、150～200ミリシーベルトが10人。それ以上の線量は1人もいない。そのうち、東電社員が64人で、彼らの責任感の高さが、この数値に現れている。

自衛隊員で、外部被曝線量の積算値が100ミリシーベルトを超えた者は1人もいない。最高値が81ミリシーベルトだった。ヘリコプターからの放水作業など、特に献身的な活躍をした自衛隊員たちの外部被曝線量は、幸いレベルC未満である。

福島の軽水炉事故では、外部被曝の線量が1シーベルト未満のレベルCのため、急性放射線障害は1人もなく、放射線による死亡事故はなかった。

さて、政府事故対策本部による周辺住民の個人線量調査がない。そこで、いかに、緊急避難した福島県民の実線量を推定するか。筆者は次のように考察した。

福島第一原発の軽水炉の建屋が水素爆発した翌4月9、10日の2日間、筆者は、敷地境界も含む双葉町や浪江町、飯舘村、南相馬の放射線衛生調査を実施した。その時の私の個人線量計の線量積算値は、0.10ミリシーベルトで、1日あたり0.05ミリシーベルトである。この値から、全核分裂の総放射能が7倍の時間経過で10分の1に減衰する法則から推定すると、前3月12日の1日あたりの線量は2.8ミリシーベルトとなる。3日間で避難したと仮定すると、周辺住民の外曝線量は5ミリシーベルトと評価される。

次に、気になるのが甲状腺の吸収線量。東京電力職員2人が1シーベルト以上、最大14シーベルトであった。自衛隊員には甲状腺線量測定がなかったが、外部被曝が5ミリシーベルト以上となった168人に対しセシウムの内部被曝が検査されている。結果は、1ミリシーベルトを超えた人数は2で、最大が3.8ミリシーベルト。そこで、東電職員と自衛隊員のセシウムの内部被曝線量値比0.08から、甲状腺線量を推定できる。2つの核種の内部被曝線量が比例していると仮定する。

ただし、自衛隊員は、防護衣とマスクを装着し、かつ活動の直前に安定ヨウ素剤を服用していた。事前の安定ヨウ素剤服用による放射性ヨウ素の線量回避率は高く、90%以上と考えられている。そこで、甲状腺線量が10%に低下したと仮定する。マスクの着用もあるため、実際にはさらに線量回避があったと十分考えられる。こうして、自衛隊員の甲状腺線量の最大値を筆者は、0.01~0.1シーベルトと推定した（拙著『決定版　福島の放射線衛生調査』第1章）。

なお政府事故対策本部の周辺住民の甲状腺測定は、あまりにも不十分だった。200万人口の福島県で、実測数は、わずかの1202人。測定は政府機関の小児1080人、弘前大学の小児と成人62人、そして筆者札幌医科大学の成人64人。最大値は、小児43ミリシーベルト、成人34ミリシーベルトで、この線量は、福島第一原発内の緊急作業員の値の1千分の2～3と低線量だった。

甲状腺線量が200ミリシーベルトを越えた163人の東電職員らは、甲状腺がんリスクが線量に応じて増加する可能性があるため、定期的な甲状腺検査が望まれる。

6月以後の福島・宮城調査

4月13日に羽田から空路、札幌へ帰る。私の担当は、医学部での医学物理教育と医学研究科での放射線防護学研究である。そのため、福島の放射線衛生調査研究は、私の本務と直結する。そのため学生たちにも関心の高い福島の話題について、最新の研究成果を講義やセミナーの中で織り交ぜながら、本来の教育プログラムを進めた。

5月6日、南相馬市の病院が抱える悩みについて、広島大学在職時代の知人を介して、相談が入った。翌7日、元経済産業省の職員で原子力安全保安院でも働かれた細田健一（現衆議院議員）さんから、私にメールが入り、切実な現地の状況が伝えられた。次は、南相馬市内にある大町病院看護部長さんから、相談された内容である。

「現在　この地域は『緊急時避難準備区域』とされており、不安になった職員が退職届を出して病院から去っていくような状況です。放射線について正確な知識が得られていないことが関係者の不安につながっているので、1）一般的な放射線の危険性・健康リスク　2）原発30キロ圏内の南相馬市の現況をどのように考えるべきか　3）仮に何らかのリスクがあるとすると、それを低減するためにどのような生活を送るべきなのか、特に、幼児や妊婦についてはどうか　などについて、専門家からご講演をいただけないでしょうか。とにかく正確な情報がほしいのです」

週明けの9日に、私は返信した。

「ご依頼、大筋、了解いたしました。

南相馬市には、4月10日、飯舘村の後に立ち寄りましたので、少しですが状況が頭に入っています。

私の立場は、放射線防護学、核災害学の専門家として、被災者側の目線に立つようにしています。政府や行政とは独立していますので、時として、異なる見解も話します。

医療や衛生学の立場です。よろしいのでしょうか。現地の環境および住民の甲状腺線量検査も実施し、その結果も当日お話しできます」

この後、大町病院の猪又義光院長からのメールも入り、実施が確定した。

「この度は、お忙しいところ、福島放射線衛生調査の一環として、南相馬を訪問していただき、また、ボランテイアでの御講演を快諾いただき誠にありがとうございます」

約束の前日6月17日、私は空路で上京した。

後楽園近くの春日公園内の空間線量率を測ると、毎時0.10マイクロシーベルトで、正常範囲だった。4月12日の同地点での測定値は毎時0.16なので、都内の放射線は6月には63%に弱まっていた。セシウムの面密度は1平方メートルあたり84キロベクレル。これは4月12日測定値の70%に減衰している。

翌朝9時、友人の白石夫妻と大久保さんとの4人で、文京を出発。車内では、前回4月の調査結果のおさらいと、今回予想される放射能の減衰、風評に苦しむ現地の様子を話しながら、東北自動車道で北上した。

福島へ向かう男3人とも妻が福島出身者か、ルーツが福島にあることが、車内の会話で判明。三春が1人、会津が2人。

離婚した大久保さんの奥さんが会津というので、私が、旧姓を訪ねると、

「二瓶です」

私のまさかの予想が一致しました。実は、私の妻の旧姓も同じで、父親が会津の生まれである。ものすごい縁があって、今回の福島を人道科学で支援する会の

活動になっている。

4時15分、南相馬市の原ノ町駅前にあるホテルラフィーヌに到着。線量検査と講演の会場で、ロビーには子どもさんを連れたお母さん方が、線量検査の受付を済ませて、待っていた。

私は検査会場に入り、ガンマ線スペクトロメータを取り出した。そして、椅子に腰かけ、私自身の腹部表面に検出器を押し当てて、バックグラウンドスペクトルを測定する。これが、今日の検査のゼロ基準になるホテルの室内のセシウム放射能は極めて少なく、セシウムのホールボディー測定には適していた。室内の空間線量率は、毎時0.10マイクロシーベルトと正常値の範囲だった。

すぐに、甲状腺中の放射性ヨウ素と体内セシウム量の検査を開始。最初は、揺籠の中で寝ている新生児だった。それから幼児、小学生、中学生、高校生までの20名とお母さん2名の希望者の検査を実施した。

甲状腺表面のガンマ線線量率から、全員がゼロレベルで、6月時点では放射性ヨウ素は検知されなかった。消滅していた。

腹部でのセシウム計測は1分間。セシウム134のガンマ線の計数（カウトパーセコンドcps）読み取り、セシウム137の放射能分も計算上で合算する方式で、全セシウム放射能の値と評価する。

cpsの値から、セシウムの放射能への換算には、計算した数表をあらかじめ作成しておいて、現場で読み取る方法にした。これにより、検査結果を、線量レベルで被験者と親御さんに説明した。

線量検査を17：30に終わらせ、データを整理する。検査風景の写真を、講演スライドのファイルにコピーし準備が完了したのが、講演開始5分前だった。

お茶を一杯飲んでから、講演会場のホールへ移動する。中は200人ほどで、満員だった。

「浪江町や東日本各地の空間線量率の値は、最初の2か月間で4分の1以下になるなど、放射能の減衰に従って、放射線環境は減衰傾向にあります。福島を除く東日本の公衆の個人線量は屋内滞在による遮蔽効果もあって、年間外部被曝線量は1ミリシーベルト以下、レベルEと推定されました。福島市は2011年度の年間線量はレベルD。瞬時被曝ではないので、小児、胎児への健康影響は心配するほどではなく、次年度以降も徐々に年間線量は低下していきます。

さて、本日、南相馬の希望者の20人のお子さんと2人の親御さんに対し、内部被曝を検査しました。

放射性ヨウ素は全員、検出されませんでした。半減期が８日の核種ですので、すでに消滅しているのです。それでも、浪江町の避難者、二本松市民、飯舘村民の４月の検査結果や屋外放射線の値から総合的に判断して、南相馬市民の甲状腺線量はレベルＤ～Ｅと推定いたします。Ｄといってもｅに近い範囲です。

体内セシウムは微量ですが検出されました。レベルＥ～Ｆです。来年は一層、線量は低下すると予測します。

南相馬の短期核ハザード＝放射性ヨウ素はすでに消滅しています。長期核ハザード＝放射性セシウムは残留しています。

リスクとしては短期が危ないんです。短気な親父は危ない。長期は危なくありません。気の長い親父は無害。（笑い）

半減期の長いのがセシウム。ただし、長々と居座ります。チェルノブイリでもセシウムによって子どもたちが病気にはなったというのは見つかっていません。

断言します。南相馬から、放射線による子どもの甲状腺がんはでません。ロシア科学者たちの調査、今回の私の福島調査から、総合的に言えることです。

リスクのバランスを考えなさい。南相馬が200ミリシーベルトなら、継続的に会津にしばらく避難しようとなります。南相馬市は極めて低線量です。２ミリシーベルト、３ミリシーベルト、５ミリシーベルトで、全財産を失う、故郷を失う必要はないと、私は思います。

私は屋内退避を選びます。私が地元の科学者なら、全力をあげて、自分の故郷を守るために、“屋内退避をみなさん、頑張りましょう”、こういう風に声を上げます。

南相馬のみなさん、ひとつの意見として、お聞きください。

私が地元の人間なら、南相馬を捨てません。飯舘村にいても捨てません」

（拍手）

南相馬の調査では、人体に対する影響はないとの結果の報告に、参加者大多数は安堵の色を浮かべました。

翌日は郡山市、その次の日はいわき市と、検査と講演に回った。いずれも低線量の結果だった。

同年７月には、仙台市内の幼稚園からの要請を受けて、園庭の放射能検査、職員の体内セシウム検査を行った。保護者たちの不安が募り、混乱が生じている。測定結果は、いずれも超低線量ながら、砂場の砂の入れ替えなどを助言した。園児たちの放射線リスクは全くない状況にあった。その晩は、仙台の花火大会に招待された。

翌日から、福島県南部へレンタカーで走り、甲子、大内宿場、会津若松を回った。こちらは一層低線量である。福島市内の妻の祖父母の墓参りをしたに後、松島に一泊。そして津波被害の大きい女川へ向かった。

4泊5日の仙台～甲子～会津若松～福島～女川の個人線量調査での外部被曝の正味線量は6.2マイクロシーベルトで、1日線量率は0.55マイクロシーベルト。これから、推定する震災2年目の年間線量は、これらの地域で0.56ミリシーベルト以下レベルEであり、心配無用だった。

強制移住させられた浪江町の畜産家たちの苦悩

震災の翌2012年2月4日、浪江町の牛農家とともに、20キロメートル圏内の調査を実現した。それは、昨年4月の最初の調査で偶然、現地で遭った元浪江町議会議長の山本幸男氏から届いた年賀状から始まった。牛舎の中で倒れていた牛に、2人で水を与えた仲である。その時、私は科学調査を約束した。

避難先がわからず音信不通だったが、届いた年賀状にあった携帯番号に、私はすぐに電話した。

「札幌医科大学の高田純です。お元気ですか？」

「通行許可書があり、今も、牛の世話に行っています」

「私は、生きたままの牛の体内の放射能を計測できます」

「それはありがたい、ぜひ、浪江に来てください」

同行する形で、20キロメートル圏内に入れるというので、正月明け、実施計画をすぐさま立てた。福島の放射線衛生調査を報告した拙著『福島　嘘と真実』や、産経新聞政治部が第1面で報じた、私の記事のコピーなどを、山本さんのいる仮設住宅へ送った。そうして最初の牛検査の計画がまとまった。

2月3日の午前、厳冬の千歳空港を飛び立ち、仙台空港に到着した。JRを乗り継ぎ、二本松駅で山本さんの車に迎えられたのは、午後2時。市内の浪江町仮設住宅へ移動した。木材で組み立てられた長屋は、思っていた以上の出来だった。

4時から、集会所に集った20人ほどに対して、これまでの調査結果を踏まえた放射線科学の説明を行い、質問を受けた。牛農家など5人の体内セシウム放射能検査を行った。体重キログラムあたりのセシウム放射能が、その場で計測でき、年間線量ミリシーベルトを計算できる。最大の人で、0.4ミリシーベルトで、参加者みんなが、危険な線量ではないことを理解した。牧草地の除染で、畜産を再建できるとの説明をし、翌日の牛の放射能検査もできることを話した。

その晩は、山本さん仮の家で、夜遅くまで、地酒を飲みながら、畜産再建を語りあった。

「政府対策本部は、浪江町から二本松市への避難者に対する甲状腺中の放射能検査もしなければ、安定ヨウ素剤も一粒も配布しなかった、とんでもない」と、筆者は話す。

「浪江に取り残された牛も放置し、殺処分を勧めるだけで、非道だ」と地元民。

「牧草地の表土を 10cm 深さで削りとれば、セシウムは除去できる。きれいな草や飼料を与えれば、牛の体内は急速にきれいになる」

「明日のべこの放射能検査には、必ず行きます」

牛農家には、政府からの一方的な情報から不安感が漂っていたが、人体検査による結果が自然放射線以下であったことや、科学者の再建に向けた力説もあってか、次第にプラス思考へ向かった。

浪江牛の放射能を測った、浄化できる！

2月4日朝、寒い中、5軒の牛農家と筆者は、浪江へ向かった。片道2時間半のドライブで、昨年の最初の調査地点の末の森の牧草地に到着した。隣接の農家には 20 羽ほどの伝書鳩が飛ぶのを前回見かけたが、もういない。私も、こどもの頃、東京で伝書鳩レースをしていたので、気になっていたことのひとつだった。息子さんが亡くなったので、鳩をやめたという。

牧草地のセシウムは平方メートルあたり、8百万ベクレルと高いが、10 か月前に比べると2割減である。百万とか、千万ベクレルと聞けば、ものすごい量の放射能かと感じるかもしれないが、病院の放射線科での PET などの核医学検査では、億単位の放射能を患者へ注射しているので、浪江の放射能の大きさを驚かなくてもいいのだ。

さて、そこから 200 メートル先に、山本さんの赤色の牛舎が見える。その裏手に、大きな自宅があり、すでに清掃や、障子の張り替えもされていた。豊富な湧き水もあり、水洗便所、風呂も焚けるという。寝泊りできると、筆者は感じた。縁側で、おにぎりやミカンの昼食をとり、その日の牛調査を開始した。

最初が高瀬地区にある牧場だった。行ってみるといかにも高級な黒毛和牛が数頭元気に、私の来るのを飼い主ら4人とともに、待っていた。生きた牛のセシウムの全身計測・ホールボディーカウンターは初めてだ。

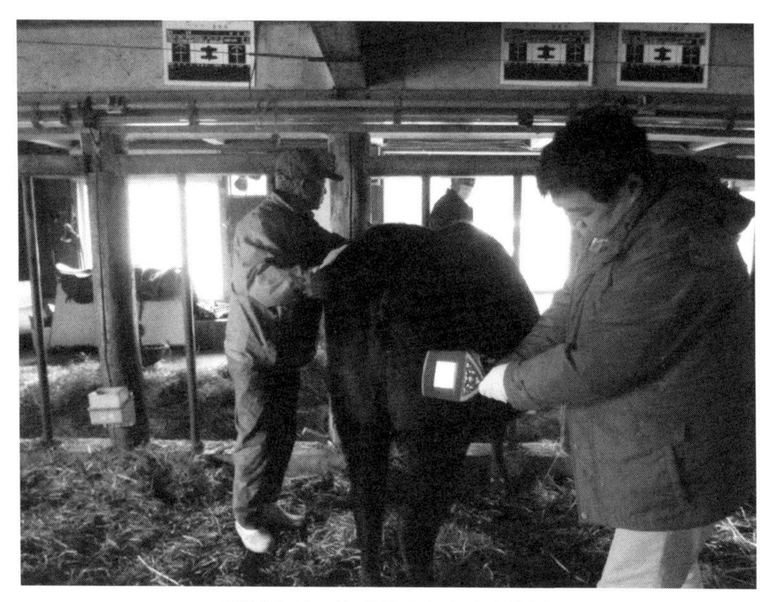

図補 3-2　牛の体内セシウム測定

米国製の最新型の携帯型ガンマ線スペクトロメータを、人体中のセシウム放射能の量（ベクレル）を体重１キログラムあたりで計測できるように昨年６月に校正した。この機種が三代目で、これまで、世界各地の核被災地で、ポータブルホールボディーカウンターをしてきた。それを、今度は大きな生きた牛を測れるようにすることが最初の問題となった。解答は意外に早く見出すことができた。

およそ400キログラムの牛の背中、腹、後ろ足の腿を、計測してみたが、腿が最適との結論である。人体の場合、体重あたりの放射能値の計測の校正定数は、体重の大きさにあまり影響されないという事実がある。人体計測の場合、検出器を腹部に接触させるが、牛の場合に、形態が近いのが腿だったのである。セシウムは、筋肉に蓄積するので、腿の計測が合理的である。こうして、腿肉のセシウム密度が、生きたままで、１分間で計測可能となった。そして、それぞれ少し離れた３牧場にて、牛の体内セシウムの検査を行った。

三牧場の計測の結果は、それぞれ異なり、体重１キログラムあたりのセシウム（キロベクレル）は、0.2～0.7、２～７、14～32となった。牛の餌は現在、飼い主が与える藁と、飼い主が来れない場合には、周辺に生える草を牛たちは食べている。だから、今のところ、牛たちの体内セシウム濃度は、周囲の地表面のセシウムの濃度に、概して比例している。したがって、飼い主が、自宅に戻り牛に飼料を与え、牧場の地表面を10センチメートル深さまで削り、きれいな草を育てれば、牛の体内汚染は出荷基準以下に浄化できるのは間違いない。

その日、検査に集まった牛農家らは、生きたままセシウム放射能濃度を計測できることを理解するとともに、再建の可能性を知ったのだ。9頭の牛の体内セシウムを測定し、中には出荷基準の範囲の牛もいた。よい結果に、牛農家は大喜びだ。科学者と牛農家、ともに頑張ろう。この日その場検査試験で、の牛の腿の部位で、肉キログラムあたりのセシウム放射能量が計測できることがわかった。重要な成果であった。

検査を終えて自信を持った私は、素敵なアイデアを思い付いた。

「次回の調査は、山本さんの自宅で2泊3日滞在してやりましょう」

現場重視の科学者としては、当然の調査ではある。これにより、その地で生活した際の実線量が評価できるからだ。1日の大半は、自宅や牛舎で、そして残りの時間、放牧地や周辺で作業をする。そうした実際の暮らしの中で、個人線量計を装着して線量を評価するのだ。

この2泊3日の現地調査から、実線量がわかる。政府発表は、こうした生活者の実線量を調べることなしに、畑などの空間線量率から計算した線量を大雑把に発表している。しかも、これは実線量の4～5倍も過大評価しているからいけない。これでは、戻れる家族も、自宅に戻れないことになる。とんでもない劣等生のレポートから、政策を決めているのだ。

科学者と普通の人たちとの共同作業なので、気にはなったが、私は、和牛友の会の人たちに、はっきりと申し出た。

これに対して、山本さんは、自分の牛のことだから、立ち入り禁止区域での宿泊に自己責任を持つが、

「大学教授である高田先生のことが心配」

だと言った。

「福島の調査は、人道と科学の心で、自発的に行っています。本来、20キロメートル圏内の復興は、国家の責任。それが大幅に遅れているから、専門科学者の私が、自らの意思で調査支援をしている」

と説明した。それに加えて、

「万一、警察沙汰になっても、この行為は正義であるので、私は後ろめたいことは全くない。もしそうなれば、全国民が、20キロメートル圏内の真実を知る機会

となるので、大変結構だ」
と語り、一堂が納得したのだった。
「電気も発電機を使えば、何とかなる。風呂にも入れます。やりましょう」
と、山本さんは言い、次回３月の20キロメートル圏内に２泊３日する調査計画立案が始まった。もともと、家に戻りたい、牛たちが大好きな山本さんたちなので、前向きの回答になったのだろう。

低線量だった帰還困難区域２泊３日の調査

今回の科学調査には、地元３件の和牛農家、竹から作る牛の整腸飼料の会社に加え、浪江町の牛を国の殺処分から守るボランティア団体のお嬢さんたちも参加し力となった。長ゴム靴持参で、東京から来る彼ら“希望の牧場“を守る若者たちの存在は頼もしい限りだ。
「牛を愛している」
そんな風に見えるので、お嬢さんに私は言った。
「福島から県外に20万人以上がすでに移住している。これからは、県外から福島へ移住する人も出てくるんじゃないか。浪江町なら、家付きカウつきだよ」
初日の計画は、末の森の放牧地で、セシウムの除染試験である。これは、海外調査からの経験から、深さ10センチメートルまでの表土を削り取ればよいと考えていた。その深さまでの表土に、セシウムという元素は吸着する性質があるからだ。
３地点で、３メートル四方に縄を張り、そこを、山本さん運転のショベルカーと、男衆のスコップで、所定の深さの表土をはぎ取った。その土は、袋詰めし、柵の外に仮置き保管している。
地表のセシウム汚染密度は、ガンマ線スペクトロメータですぐに計測できる。除染の前後の値からセシウムの除去率がわかる。試験的に剥ぎ取った３か所の平均の除去率は94%と十分な結果となった。こうした表土の剥ぎ取りを、放牧地全体で実施すれば、和牛生産はすぐに開始できる。みんなが、良い結果に喜んだ。
奥様に聞いたことだけれど、１年間住んでいなかった家の掃除は大変だった。でも、１年ぶりの自宅での宿泊で、彼女は笑顔だった。３月の実行日の晩、山本家の大きな浴室の大きな湯船に、一番風呂で入らせていただいた。
チェルノブイリ、マーシャル諸島ロンゲラップ、シベリアなど世界各地で、過酷な放射線衛生を調査してきたが、こんなホットできる湯に浸かったのは初めてである。その晩は、牛舎脇の事務所にて、バーベキューで日本酒を楽しみ、ふっくらした布団でぐっすりと寝た。これが、平成24年3月での、立ち入り禁止20キロメートル圏内で本当にあった心が温まる宿泊であった。

2日目は、牛舎内に入れた牛たちの体内セシウムの計測を、後ろ腿に検出器を押し当てて行った。将来的には、屠畜して肉の放射能の計測と突き合わせて、検査精度を高める計画になっている。

牛の放牧地を除染し、きれいな飼料を与えれば、牛の体内は急速に浄化されるのは間違いない。人間の成人男性でさえ、筋肉にたまったセシウムも代謝により、100日で半減する速さで浄化されるのだ。ましてや、毎日、体重の10%もの量の食餌をする牛の代謝速度は、人間の数倍あるだろう。

3月の浪江町末の森での2泊3日間、私の胸に装着した個人線量計は、積算値で、0.074ミリシーベルトで、24時間あたり0.051ミリシーベルト。2種のセシウムの物理半減期（2年と30年）による減衰を考慮して、平成24年の1年間、この末の森の牧場の中だけで暮らし続けた場合の積算線量値を、17ミリシーベルトと推定した。

この値は、政府の言う帰還可能な線量20ミリシーベルト未満だ。しかも、国の責任で家と放牧地の表土の除染をすれば、すぐに年間5ミリシーベルト以下になる。現状では、政策に科学根拠がなく、20キロメートル圏内を、いたずらに放置しているだけだ。同様な放置は、飯舘村も、そうだ。

震災２年目以後の牛体内のセシウムの大幅な減衰

2012年10月までに、浪江町の3牧場にて、延べ35頭の和牛の腿部のセシウム放射能を検査した結果、15頭は1キログラムあたり500ベクレルに低下した。傾向として、同年2月以後、牛体内のセシウムは、セシウムの半減期からは想像できない速さで減衰した。結果、10月の牛の体内セシウムは大幅に減少している。和牛出荷も間違いなく可能になる。

和牛は、元年から2年目の3月まで、放し飼いで野草を食べ生きてきた。だから、体内のセシウムの大幅な減衰は、2年目の野草のセシウム濃度の大幅な低下に起因していると考えられる。1年目の野草の表面には、多くのセシウムが吸着したが、それらを放し飼いの牛たちが食べた後に育った野草中のセシウム濃度は、初年度に比べて圧倒的に低い。したがって、この理由で、2年目の牛体内のセシウムが大幅に減少した。

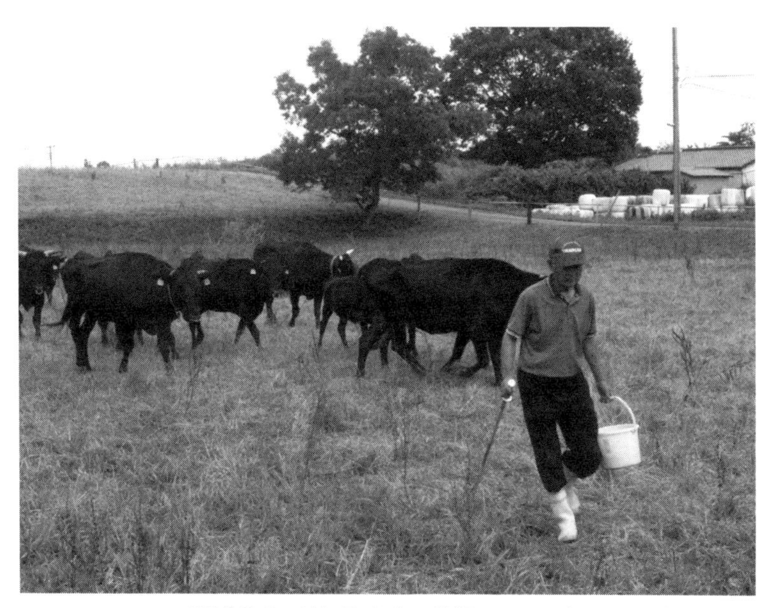

図補 3-3　浪江町末森の牧場　2013 年

2 年目に浪江町の牧場に、大きめの牧柵が建造された。生存牛たちは、3 地区の牧柵の中で飼育されるようになったのだ。その結果、体内のセシウムは、平均実効半減期が 55±3 日の速さで減衰した。なお、その間の地表面のセシウムの実効半減期は 303 日だった。

したがって、放牧地の表土深さ 10 センチメートルを除去し除き、新たな牧草地に改良できれば、畜産業の再建は確かなものとなる。私たち復活の牧場プロジェクトは、こうした試験研究を、震災 2 年目から政府機関へ陳情してきたが、いまだに受け入れられていない。

実線量調査では、浪江町末の森さえ帰還できる

和牛生産者の放射線衛生調査として、現地での個人線量評価と、体内セシウム検査を実施してきた。山本さんたちは、毎週 4 ～ 5 日、浪江町に牛の世話に行っている。そこで、現地でのポータブルホールボディーカウンターを継続した。体内セシウムは微量なので、私は汚染が少ない二本松市内の仮設住宅で測定した。

震災 4 年目の外部被曝年間線量値の推定値（ミリシーベルト）は、高瀬 0.29、末の森 7.4、小丸 27 である。高瀬は 2 年目には、すでに帰還できる放射線環境、

すなわち1ミリシーベルト以下だった。末の森も、2年目で20ミリシーベルト以下なので、帰還準備に入れる。小丸も5年目以後、20ミリシーベルト以下となり、帰還準備の放射線環境になると予想される。これは全くセシウムの除染作業がなされていない値である。

震災元年6月の南相馬から始まった体内セシウム検査は、福島県内その他、郡山、いわき市、福島、二本松（浪江町町民）と続いた。県民のセシウム体内放射能は2年目の春に最大になり、それ以後、減衰している。

二本松に暮らす浪江町の畜産家のセシウムは、3年目以後、測定下限であるキログラムあたり10ベクレル以下に下がっている。しかも2年目の最大でも0.3ミリシーベルト以下だった。これは農産物中のセシウム濃度の低下に関係しており、セシウム放射能の環境中の減衰から予想される現象である。

政府の野外の空間線量率調査では、浪江町末森は、住民の年間線量が50ミリシーベルト（屋外空間線量率測定）以上として、帰還困難区域と指定されている。しかし、正しい実個人線量検査の結果は、この末森は、避難指示解除準備区域に分類されている。事故対策本部の線量測定方法に誤りがあるからだ。

事故対策本部は、線量は個人線量測定で評価すると決めたにも関わらず、20キロメートル圏内に対し、それをいまだに実行していない。筆者が、市販されている月刊誌の論文や、学会でも報告してきたにもかかわらず、改めようとしない。

政府のズサンな線量調査を放置していたら、20キロメートル圏内は永遠に復興できない。政府による強制避難は、非科学な線量調査によるもので、専門家の私は賛成できない。このまま継続するならば、人権蹂躙問題である。

私たちの浪江町の復活の牧場は、和牛のセシウム検査を中心に、3年目、4年目と続いている。牛を囲う牧柵の面積も拡大されている。その中には、牛の鼻先で押すと流れ出す給水器もある。塩皿も置かれた。仔牛たちも生まれている。

ゴーストタウンになった浪江町の田畑は、野草がボウボウに生え、まるで原野のようになってしまった。これでは、帰還後の農業再建は大変。

しかし、牛たちがいる広大な牧柵の中だけは、まるでゴルフ場のグリーンのように、ピシッと雑草が刈り込まれているかのように、牛たちに雑草が食べられている。小丸の小高い山の上は、牛たちのおかげで、今、緑の美しい公園のようだ。世話をしている渡辺さんの自慢である。

「一頭の牛で、1ヘクタールの雑草を綺麗に片付けてくれます。ですから、これら小丸の牛を、他の雑草地帯に貸し出せば、自動的に草刈をしてくれるのです。

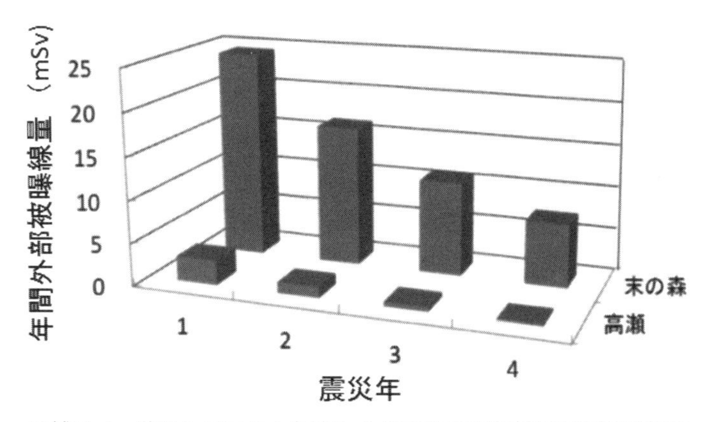

図補 3-4　暮らしていると仮定した浪江町の外部被曝年間線量推移

役に立ちますよ、この牛たちは」

いいアイデアである。生存した牛たちは再建に貢献できる。

日本獣医師会の支援も受けて、東北大学や北里大学の獣医師の先生たちも復興支援の科学調査に駆けつけている。雄牛の去勢、伐角もされた。

復興大臣には、ぜひ、私の浪江町での放射線衛生調査の報告を、じかに聴いて、政策の立案に活かしていただきたい。

特別章　家族のための放射線防護
―――緊急時にあなたができる放射線防護

国内で原子力発電所の放射性物質の放出を伴う事故が発生した場合の放射線防護の具体的な方法を、本章で解説する。その方法は、2002年に刊行された初版と原則は同じだが、福島事象を踏まえて、少しだけ改定した。なお、核兵器テロや、隣国からの核ミサイル攻撃事態の防護については、その後に出版した『東京に核兵器テロ!』や『核爆発災害』で扱った。ここでは、軽水炉型の原子力発電所事故を想定している。ただし、金属ナトリウムを利用した高速増殖炉の事象も、同様と考えられる。

世界の核放射線災害のまとめ

世界中の核放射線災害を調査して、放射線防護科学者として最初にわかったことは、核爆発が最も危険であること。すなわち、都市部への攻撃で、小型の広島クラスで10万人以上が、メガトンクラスの大型核爆発なら100万人以上が急性死亡することになる。空中核爆発時の死因は、衝撃波による破壊と熱線による火傷と火災がほとんど。地表核爆発では舞い上がる核の灰による風下広範囲な地域で急性放射線障害が発生し、多数が犠牲になる。

ただし、核爆発でさえ、屋内や地下退避による放射線防護で多くが助かることも可能になること（『東京に核兵器テロ!』2005、『核爆発災害』2007、2015)。しかも、初期に生存に成功した人たちは、たとえ高線量であっても、顕著な寿命短縮にはなっていない。広島の近距離生存者78人の研究から、レベルBの高線量となっても、80歳代、90歳代まで生きている。人は意外に放射線に強かったのである。

一方、核エネルギーの平和利用である原子力発電所事故災害では、核爆発は起こらず、急性死亡数は極めて少ない。特に軽水炉事故では、スリーマイル島、福島など歴史的事例を見て、運転員たちでさえ放射線死亡事故には至っていない。

公衆の実効線量はレベルD以下で、病院でのCT検査レベル以下である。リスクの直線仮説を認めてさえ、周辺住民の白血病は発生しないと判断される。また、疫学調査でも、そうした結果は見つかっていない。福島県民の甲状腺線量は最大でも0.04シーベルトであり、1人も甲状腺がんにはならない評価となっている。すなわち、軽水炉事象は危険な事態にならない、なりにくいと考えられる、これが世界調査の結論である。

なお、核分裂連鎖反応が暴走しやすい黒鉛炉型の原子力発電所でさえ、核爆発はしない。そのため、チェルノブイリ事故での急性死亡は30人だった。放射性ヨウ素による内部被曝では4800人の小児が甲状腺がんになったが、治癒率の高いこの疾患による死亡は15人と少ない。福島県の低線量値からは1人として、今回の放射線で甲状腺がんにならないとの判断である。仮にリスクの直線仮説を適用しても、1千万人に1人の発がんリスクなので、200万人の人口の福島県では、誰も放射線による甲状腺がんはいないことになる。

筆者が調査に関わった世界の歴史的な核放射線災害のデータを表特-1に整理した。核放射線災害といっても、兵器用の核爆発から平和利用の核エネルギー施設の事故災害では、その被害の質は大きく異なる部分がある。

核爆発災害では、広島に見るように、衝撃波（爆風）と熱線が災害の主な原因で、放射線は二次的な被害となる。ただし、ビキニや楼蘭核爆発災害のように、地表爆発では、放射線が主な災害の原因になる。この規模が小さくなったのが、原子炉事故災害といえる。

原子炉事故でも、核分裂連鎖反応が暴走しやすく大火災を招く黒鉛炉災害にくらべ、連鎖反応が収束する傾向がある軽水炉災害の規模は小さい（p46、表Ⅰ 4.1参照）。

多数の公衆が核放射線災害に巻き込まれた場合を想定し、災害医療として、人命救助を目的に、被災者の線量を区分したのが、次ページの図特1および表特2に示す線量レベル6段階区分である。放射線の危険度・リスクと対比して線量を6段階A～Fに区分する。レベルA、B、Cが高線量で、危険な線量範囲。一方、レベルD、E、Fは低線量で、安全な線量範囲。CとDの間は微妙で、それをD+としている。

Aの線量範囲は4シーベルト以上。4シーベルトを全身で受けると、100人中50人が、60日以内に死亡する。広島、長崎、その他の事例からわかってきた。

Bは1から3シーベルト。この量では、死ぬことはないが、急性の病気になる。

表特１　世界の核災害の比較

	広島核爆発災害	ビキニ核爆発災害	楼蘭核爆発災害	チェルノブイリ黒鉛炉災害	福島軽水炉災害
年月日	1945.8.6	1954.3.1	1964－1997	1986.4.26	2011.3.11
災害の原因	空中核爆発16キロトン 米国戦闘	地表核爆発15メガトン 米国実験	核爆発22メガトン 中国実験など	化学反応水蒸気・水素 ソ連原子炉運転中の試験事故	津波による炉心冷却機能の喪失
初期災害	衝撃波・閃光 電離放射線	フォールアウト	フォールアウト	原子炉メルトダウン 黒鉛火災・電離放射	原子炉停止後の原子炉建屋内の水素爆発
急性死亡	約10万人 即死数万人	0人	数10万人	30人	0人
公衆の線量（外曝）	生存者 0.1～4Sv 2km圏内	ロンゲラップ 1.9Sv 風下190km	ウイグル 0.1Sv～致死線量 風下1000km	30km圏内避難者 最大0.75Sv	20km圏内緊急避難者 レベルE～D 30km圏内屋内退 レベルE～D
甲状腺線量（内曝）	（0.0Sv）	1～200Sv I-131汚染水・食品の摂取 レベルB～A		最大50Sv 平均1Sv　ベラルーシ I-131汚染牛乳の摂取 レベルB～A	最大0.04Sv 20km圏内 レベルD～F
後障害	生存者数5.0万人 白血病死0.18% 固形がん死0.68% （放影研1990）	被災者67人（ロンゲラップ） 甲状腺がん7.4% 白血病死1.5% （Brookhaven N.L 1997）	白血病、肺がん、 悪性リンパ腫、 甲状腺がん	被災者720万人 甲状腺がん0.067%（4837人） 甲状腺がん死2.1ppm（15人） （WHO 2002）	避難者6万人 甲状腺がん予測0人 （高田純評価）

（参考文献：高田純『核爆発災害』中公新書、2007年。『中国の核実験』医療科学社、2008年。『決定版　福島の放射線衛生調査』医療科学社、2015年）

ただし、健康を取り戻すことは可能で、急性症状としては嘔吐、白血球数の減少、脱毛。ほとんどの場合に、これらの症状は一時的だが、将来がんになる確率が高まる。ただし、これまでの研究から、顕著な寿命短縮はない。これも広島の近距離生存者の例などからわかってきたことである。

レベルCは0.1から0.9シーベルト。この場合は発がんのリスクも少しあるものの、気をつけなければならないことは、妊娠中の胎児に影響を与える確率が発生するということ。これも広島、長崎でわかったことで、妊娠中にこういった線量を受けた子供が生まれたときには発育不良、小頭症がある。病院の診療では、レベルCの線量を妊婦さんに与えないようにしている。

レベルDは2から10ミリシーベルト。この線量範囲は、自然界にある放射線による年間線量やCT検査などの放射線診断線量程度で、安全な線量範囲。

レベルEはさらに低い線量範囲で、自然界からの年間線量未満。病院での胸部レントゲンや歯のレントゲン撮影の範囲で、これらの放射線検査は本来は安全だと理解されたい。

国際宇宙ステーションに半年間以上滞在するとレベルCになる。妊娠の可能性のある未婚の女性飛行士は、総線量がレベルCとなり、胎児への影響の恐れがあるため半年以上の滞在は困難かもしれない。しかし、瞬時被曝ではなく、1日あたり1ミリシーベルトと低線量率なので、実際には、胎児影響はないと考えられる。

放射線を職業にしている人の線量はCとDの間ぐらいを法的に限度としている。そのリスクというのは、他の産業の職業リスクと同じぐらいに設定されている。さらに職業人の線量の法的な限度は性差が設けられており、母体を護るように配慮されている。

軽水炉が安全な理由

軽水炉は、地震波を検知して核分裂連鎖反応が自動停止するメカニズムになっているので、原子炉の核反応は暴走することはない。核分裂で生じる高速中性子を水素との衝突で熱中性子化してウラン235を核分裂させる軽水炉では、水の膨張沸騰から、核分裂反応が増大すると、それが減衰する負のフィードバックが生じる原理がある。これが、2011年3月の宮城県沖でのマグニチュード9の大地震で証明されたのが、東通り原発、女川原発、福島第一および第二原発である。

2007年の中越沖地震マグニチュード6.8の地震でも、柏崎刈羽原発でも原子炉反応は自動停止している。原発運転員でさえ0ミリシーベルトであった。

表特２　線量６段階区分

線量レベル	リスク	実効線量
A	致死	4Sv 以上
B	急性放射線障害 後障害	1～3Sv
C	胎児影響 後障害	0.1～0.9Sv
D	かなり安全	2～10mSv
E	安全	0.02～1mSv
F	全く安全	0.01mSv 以下

C－A は危険な線量レベルであり、職業被曝としての線量限度を越えている。レベル C とレベル D との間には線量間隙が存在する。この範囲（0.01～0.1Sv）を D^{+}とする。

医療対応は、グスコパ博士の報告を参考とした。

A：専門病院での処置が必要

B：一般病院での観察、必要に応じて専門病院での処置

C：妊婦の場合は専門病院と相談

　その他の人は医療対応不要

D ～ F：医療対応不要

職業人の年間実効線量限度　50mSv、５年間で 100mSv。レベル D+（D と C の間）

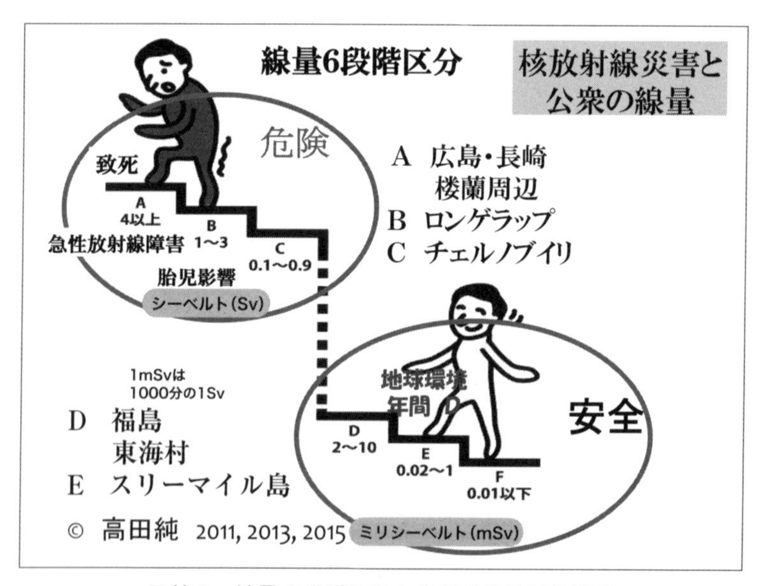

図特１　線量６段階区分と世界の核放射線災害

これに対して黒鉛炉のチェルノブイリ事故では、原子炉反応は暴走した。高速中性子でもってウラン238を核分裂させる反応を利用するため、核分裂反応は暴走しやすい。チェルノブイリでは、原子炉は一気に崩壊し、黒鉛火災となり10日間燃え続けた。ウラン、プルトニウムの重い元素さえ環境中に飛び散り、周辺を汚染した。このため、サイト内ではレベルAの高線量になり、30人が急性死亡した。周辺住民は1日100ミリシーベルトの高線量率の危険線量となって、事故対策本部は緊急避難命令を発し、多数のバスとトラックを用意して、全住民と牛豚などの家畜を救出した。

チェルノブイリでは原子炉は完全に崩壊＝メルトダウンした。しかし福島第一原発では、核反応が停止した後、炉心の冷却不能に陥りながらも、原子炉圧力容器、格納容器とも損傷はあっても存在している。そのため大多数の放射性物質は炉内に閉じ込められた。揮発性のガス状の放射性物質が環境へ漏えい。こうした違いのため、福島は低線量事象だったのである。黒鉛炉と違い、軽水炉事象は原理的に低線量なのである。

原子力発電所の防衛

国内重要施設警備強化の一環の中に、原子力発電所の防護措置の強化がある。ブッシュ米大統領は2002年1月の一般教書演説で、ウサマ・ビンラディン氏のテロ組織アルカイダが米国の原子力発電所などを標的とするテロを計画していたと断定した。原子炉が損傷する破壊テロが発生すれば、福島第一原発レベルの災害を誘引する恐れがある。しかし、これまで検証したように、核爆発のような最悪の事態にはならない。それでも、エネルギー施設の防衛は重要であることに違いない。

日本国内では施設の監視モニター、防護フェンスの充実と整備がされた。特に、自衛隊法および、海上保安庁法が改正され、不審船などによる海上からのテロ対処が強化された。警察、海上保安庁、海上自衛隊などの警戒態勢の連携が図られている。

原発テロ対処として、全国の警察力を動員した警戒態勢がとられている。原子力関連施設警戒隊が、各施設を直接防衛している。サブマシンガン、ライフル、防弾ヘルメット、防弾ジャケット、耐爆・耐弾仕様の装甲車を装備。発電所に常駐し24時間体制で、不審者や不審車両の発見、施設内への進入防止のために警備をしている。もちろん、情勢に応じて、特殊部隊の緊急派遣もある。この警備隊は、海上保安庁と、定時の連絡の実施など、情報交換面などで連携している。

米国であったジェット旅客機による特攻が原発を標的にしたらどうなるのか、読者のみなさんは大きな関心をお持ちだと思う。この疑問に対して、東京電力が米国の実験データと解析結果を紹介し、回答している。この予測は絶対だとは言い切れないが、ひとつの安心材料である。

コンクリートの壁に戦闘機を衝突させる実験を、米国が実施した。この結果を参考にして大型航空機が衝突した際の原子炉建屋への影響を解析した例がある。それはB747-400型ジャンボジェットが改良型沸騰水型原子力発電所の原子炉建屋に衝突したという想定だ。その結果、原子炉建屋の外壁は貫通するものの、分厚いコンクリー製の原子炉格納容器を貫通はしないという結果になった。

原子力発電所へのミサイル攻撃はどうなるか。原子力発電所が、実際に兵器によるテロ攻撃を受けた例がある。建設中のフランスの高速増殖炉スーパーフェニックスが、対戦車砲RPG-7ロケット（ソ連製）で攻撃されたのだ。川を隔てて約40メートルの地点から5発のロケットが撃たれ、4発が建屋に命中した。このうち1発は工事のために設けられた開口部を通って、厚さ1メートルのコンクリート製原子炉格納容器に当たった。深さ約30センチメートルの穴が開いた。

このように、小人数のテロリストが可搬型のミサイルを使用する可能性がある。この対戦車砲RPG-7ロケットの貫通能力は、防弾鋼板に対して28センチメートル、強化コンクリートに対しては46センチメートル。

運搬操作でき、かつ、破壊力が大きいという点から、対戦車ミサイルの使用が考えられる。日本の100万キロワット級の原子力発電所の場合、1メートル以上の分厚いコンクリート製の格納容器で防護されている。従って、RPG-7ロケット級のミサイルでは炉心までは達しないのだ。

現在日本の原子力発電所の心臓部・炉心は、分厚いコンクリート製の格納容器の防護、施設内および境界の囲いに巡らされた監視器、入出門管理、入出道路警備、海岸沖警備、周辺海洋防衛により、幾重にも堅固に防衛がされているといえる。東北大震災前、日本の総電力の3割を供給する重要エネルギー拠点は、以前とは比べようもない体制で防衛されることになった。しかし、絶対的な防護体制にあると言い切れないのは、4.28羽田滑走路浸入事件が暗示した。普通人を装った見学人、出入り業者の中にテロリストがいるかもしれない。盲点をなくす体制作りは、その後進められている。その意味で、先進フランスなどの警備体制は参考になるはずである。

表特3　家族のための軽水炉緊急時対処法の科学

軽水炉事故は低線量

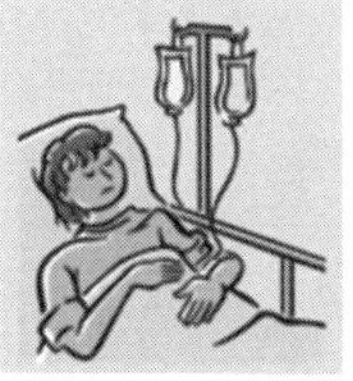

- ☆　放射線による死傷ゼロ
- ☆　屋内退避が適切
- ☆　医療弱者にとって無理な避難は危険
- ☆　個人線量計を配布し測定
- ☆　ヨウ素剤事前配布と昆布
- ☆　30日以内に甲状腺放射性ヨウ素測定
- ☆　60日過ぎから体内セシウム測定
- ☆　低線量の医科学について専門家からの説明

県民国民の正しい理解が大切

軽水炉事故時の防護の原則は屋内退避

繰り返しになるが、日本の原子力施設は軽水炉である。事故といえども低線量である。だから放射線による死傷はゼロか、もしくはゼロに近い。従って周辺住民は、緊急避難せず、屋内退避が適切である。これは原子力安全委員会の指針と一致する（p46、表Ｉ 4.1 および p202、表特１参照）。

医療弱者にとって無理な避難は極めて危険であるのは、先の福島の事例が示している。放射性物質の漏えい事故であっても、その初期でさえ１日１ミリシーベルト程度である。この線量率は、国際宇宙ステーションの乗組員の値と同じ程度の低いレベルである。屋内退避をしていればよい。

屋内退避という緊急時には、個人線量計を配布して測定すべきである。実際には、配布が困難になることは十分想定されるので、あらかじめ、20 キロメートル圏内には、ある程度の個数を平常時から配布していることが望ましい。屋外の線量監視計は、屋内退避時に読むことができないばかりか、屋内退避の人たちの線量とはかけ離れて高い値を示しているだけで、混乱を招くのである。福島の事例がそうだった。

事前配布の個人線量計で、１日あたりの線量を知って、自ら低線量レベルＤないしＥを確認することになる。これを電話やインターネットで、事故対策本部が集計し、テレビ・ラジオ、インターネットで公開すればよい。

放射性ヨウ素の吸引による甲状腺の防護は、屋内退避と室内の機密性を高めることでなされる。緊急時に、市販のマスクを屋内でするのも効果がある。

次に、安定ヨウ素剤の服用である。そしてヨウ素剤は事前配布なければ機能し

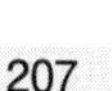

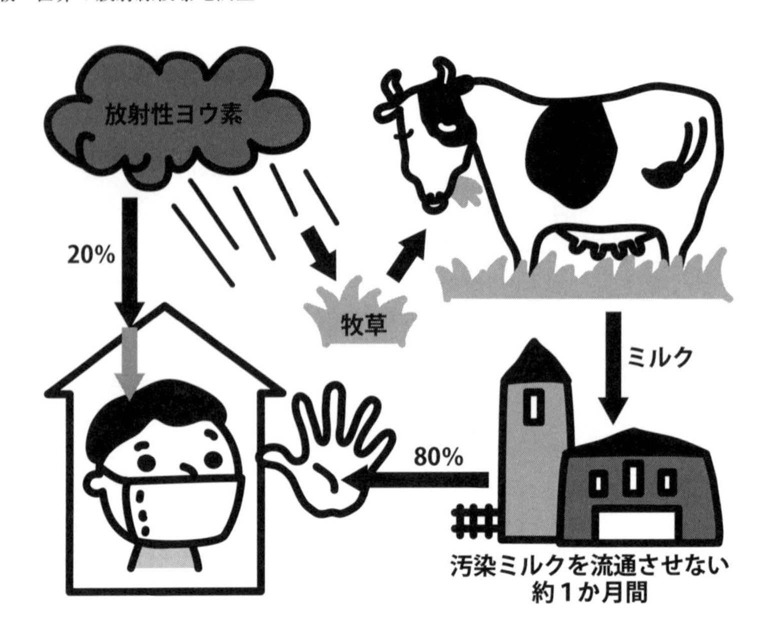

ない。このヨウ素剤の配布は法律では圏内の人たちに配られ、配布を受けられない人たちは昆布の代用で十分である。

事故対策本部は、放射性ヨウ素が環境に放出されたときは速やかに、できれば30日以内に甲状腺の放射性ヨウ素を測定するべきである。福島事象のときは、政府は1千人ほどしか、検査をしなかった。大問題である。この検査は、国の責任においてしなければいけない。こうした検査もなかったことが、甚大な風評被害を引き起こした。

セシウムに関しては60日過ぎから体内測定を行うとよい。セシウムのリスクはほとんどなく、緊急性はない。特に、軽水炉事象では、セシウムリスクは皆無といってよい。福島事象での県民のセシウムの内部被曝は1ミリシーベルト未満だった。

福島事象ではっきりしたように、専門家でない人たちの風評によって情報が混乱した。政府事故対策本部がしっかりとした実測定を実施し、低線量の医科学については、専門家による国民に対しての説明が求められる。それが新聞やテレビ、ネットを介して、政府の責任でなされなければならない。

放射線防護10の対処法

最後にあなたの家族のために、詳しい放射線防護法を10にまとめて、紹介する。

1　県内や周辺県の原子力発電所が放射性物質を大量に放出する重大事故になった場合、早めに家族全員が帰宅し、ドア、窓を閉める。本書の放射線防護法に関するこの節を読み、対処法をまず、全員で確認する。水源が汚染する前に、風呂の水や、飲料水を充分確保すること。ご飯を炊き、最低限の食糧を確保する。場合によっては、1週間くらいの屋内退避に備えなくてはならないかもしれない（**家族全員の帰宅と防護の準備**）。

2　テレビやラジオのスイッチをいれ、最新の情報を得ること。そして、その発生地点と事故レベルを確認すること。その距離や風の方向に注意し、事故施設が、あなたの風上にあり、放射性物質が大量に噴出している事故ならば、要注意。この時、地図を見て確認すること。ただし、国内の軽水炉事故の場合、低線量なので、健康被害はまずありえない。落ち着いて、特に、事故原発の運転職員に急性放射線障害が発生したかどうかの情報を確認する。それがなければ、あなたの家族の健康リスクは無いと考えられる（**事故のあった現場での急性放射線障害の有無の確認、なければ低線量事象**）。

3　甲状腺防護のために、立地県でヨウ素が配布されているなら、指示に従って服用する。それ以外の人で、風下にいて心配の場合、海草で代用する。乾燥昆布の1日の摂取量は、成人ならば30グラム、小児ならば15グラム。また、屋内でも風邪引きや花粉対策のマスクをすれば、さらによい（**甲状腺の防護**）。

4　テレビの速報する線量情報に注目。オフサイトセンターが迅速に情報を発信するはずである。また筆者が主宰する放射線防護情報センターのホームページに、各地の24時間予測線量レベルが掲示されているので、参考にされたい（**1日線量の確認**）。http://rpic.jp/

5　放射性雲があなたの地域を通過している時間には、家を閉め切って、外出しない。換気扇口も新聞紙とガムテープなどを用いて、しっかりと塞ぐ。雨戸があれば、それも閉める。できるだけ家の気密性を高める。ただし酸欠等には注意のこと。こうして放射性雲からの直接暴露を避けることにより外部および内部被曝を大幅に低減する。できるだけ家の中央に居座り、屋外の放射性物質から遠ざかる。1戸建ての場合、2階よりも、空からの放射線がより遮へいされるので、1階のほうがよい。場合によっては、コンクリート建屋への退避命令がでるかもしれない（**屋内退避**）。

6　やむをえず外出する場合には、できるだけ短時間とし、マスク、帽子、コートを身に付ける。放射性雲通過中に雨が降っている場合は特に注意しなくてはならない。なぜなら、雨滴の中に、放射性微粒子が多く含まれているからだ。帰宅時には、それらを玄関先で払い、玄関に置き、付着したかもしれない放射性物質を室内に持ち込まない。手、顔をすぐに洗い、うがいもする。ただし、水道水がすでに汚染しているかもしれないので要注意。汲み置きしていた水で、タオルを湿らせふき取るのがよい。そのタオルはビニール袋に入れて、しっかり口を閉めて捨てること。なお、男性用の木綿のハンカチーフを八つ折りにして、口鼻を覆えば、1から5ミクロンのサイズの放射性微粒子は89パーセント除去できる。これは使い捨てにすること（**外出時の注意**）。

7　車に乗る場合には、窓を開けないことと、エアコン使用時に、外気を取り込まないこと。放射性物質で車内が汚染する度合やあなたの体表面の汚染と内部被曝を低くできる。なお、車の鉄板くらいでは、ガンマ線は貫通し、外部被曝は避けられない（**車での移動時の注意**）。

8　自治体や政府が決定する緊急避難等の処置があれば、それに応じること（ただし、軽水炉事象では10中8、9、屋内退避で十分である）。その移動の際には、対処法6にしたがって、線量の低減に努めること。その際、本書の携行を忘れずに。きれいな水で炊いたご飯のおにぎりや水筒、貴重品と最小限の着替えくらいの少ない荷物で出発すること。事故終結後に、必ず帰宅できると信じて行動する。なお、避難中は家族単位で行動することが好ましい。お父さんもしくはお母さんは家族の行動（いつ、どこにいたか、昆布を何グラムたべたか、マスクをしたか等）を手帳に記録すること。これは後で、家族の被曝線量を推定するのに役立つ。移動中や避難施設での線量率を防災要員に適宜質問し、その数値を知り、記録することは好ましい（**緊急避難**）。

9　事故発生施設からの放射性物質の環境への大量放出が続いている期間は、要注意である。この期間は、甲状腺防護が必要になる。放射性物質で水源が汚染すると水道水が飲めなくなるかもしれない（**放射性物質の大量放出期間は要注意**）。

10　事故が沈静化した後も、水や牛乳や野菜などの農産物が汚染している可能性があるので、専門研究機関の測定結果や防護対策の報道に注目すること。特に最初の1か月が注意。放射性ヨウ素の半減期は8日なので、事象発生から80日後に、放射能は1千分の1に減衰する（**事故直後の食品と水の核汚染に注意**）。

ヨウ素剤と過敏症

日本の成人体内には約 20 ミリグラムのヨウ素があり、その 3 分の 1 が、甲状腺に存在している。ヨウ素は甲状腺ホルモンを造るための必須元素である。

重大事故時には、安定ヨウ素（非放射性）を服用することで、放射性ヨウ素が甲状腺に摂りこまれるのを防止できる。ヨウ素剤とはヨウ化カリウム錠で、原子力発電所立地県では、このヨウ素剤を備蓄している。

大人で 1 日 130 ミリグラム（ヨウ素として 100 ミリグラム）で、3 歳以上から小学生は大人の半分量である。総量はヨウ素 1000 ミリグラム、10 日以上の服用にならないようにすべきで、この範囲では、副作用は無視できると考えられている。

服用の時期は、早いほど効果的。大量の放射性物質が、あなたの家に到達する前に、服用するのが好ましい。放射性のヨウ素が、呼吸や汚染食品を通して体内に入った場合、24 時間以内に甲状腺に濃縮されるので、そうなる前に、甲状腺を安定ヨウ素で満たしてしまう。

ヨウ素剤の服用では医学的に気をつけなくてはならないことがある。特に、一部の人たちのヨウ素過敏症である。ヨウ素剤によるヨウ素摂取量は 1 日で 100 ミリグラムと少ないので、こうした反応の発生は少ないと考えられてはいる。これは一種のアレルギー反応で、発熱、関節炎、浮腫、かゆみ、じんましんなどの症状が現れる。

ヨウ素過敏症の人は、消毒用のヨウチンにも反応する。歯医者での抜歯後の消毒で、激しい痺れを感じるならば、ヨウ素過敏症である。こうした人たちは、けがをしたときに、ヨウチンを塗っても、同様な強い刺激を受ける。

原子力立地県では、単にヨウ素剤を備蓄するだけではなく、実際の配布と服用にあたり、こうしたヨウ素過敏症の住民への、事前の医師による対処が必要だ。

昆布がヨウ素剤の代用

原子力発電所事故の場合には、低線量とはいえ、県へも放射線災害が及ぶことになる。しかし、立地県以外ではヨウ素剤は配布されない。日本の場合、こうした事態でも対応可能である。それはヨウ素剤の代わりになる食品が普通の家庭にあるからだ。それは昆布などの海草類である。

特に昆布には、ヨウ素が豊富に含まれている。そこで、ヨウ素を多く含む昆布を食べることを勧める。昆布を普段食べて、アレルギー反応を示さないならば大

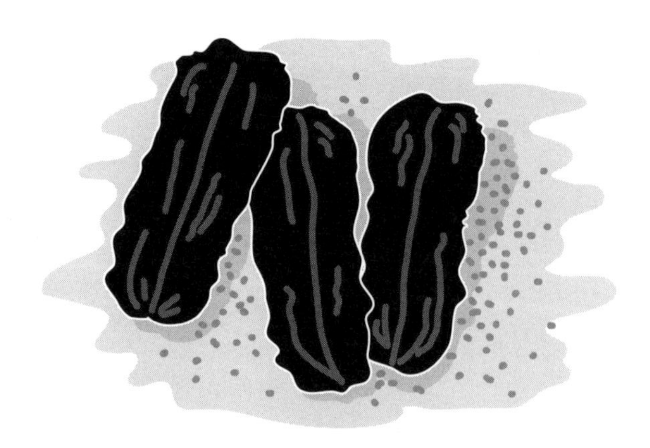

丈夫である。もし、あなたがヨウ素過敏症であっても、適量の昆布でアレルギー反応を示さないかもしれない。

出し昆布（乾燥昆布）33 グラムにつき、約 100 ミリグラムの安定ヨウ素が含まれている。だから、事故直後から、数日間、日に一度、乾燥昆布を、中学生以上から成人は 33 グラム、3 歳以上から小学生までの子どもは 16 グラムを食べればよい。

食べ方としては、最初に出汁を作る。家族の人数の分量の出し昆布を鍋に入れ水を加える。沸騰したらすぐに火を消す。出し汁の分量は、子どもの量 1 に対し、大人の量を 2 とする。油はヨウ素の摂取を促進するので、出汁をとった後の昆布を、きざんで油いためして、出し汁とともに食べる。

3 歳未満の子どもは、出し汁のみを与える。生後 1 月以上から 3 歳未満は、8 グラムの出し昆布、新生児は 4 グラムの出し昆布を、先の方法で煮出す。

筆者は自宅で、昆布による甲状腺防護を家内とともに、試したことがある。食後から 24 時間、尿を集め、その中のヨウ素を分析したところ、ヨウ素剤と同じような効果があった。読者の皆さんも、一度この高田の昆布食事法を試してください。なお、適量以上のヨウ素の摂取も健康によくないため、気をつけること。

放射線の被曝線量を規制する国際的勧告値とわが国の法令

国際的勧告値やわが国の法令については、以下の表特 4 から表特 7 にまとめたので参照されたい。

表特4　国際放射線防護委員会の1990年勧告による線量限度（実効線量）

公衆の被曝	1年間	1ミリシーベルト
職業被曝	5年間の平均として 1年間当たり	20ミリシーベルト
	各1年間では	50ミリシーベルト

表特5　日本の法令における被曝線量限度

放射線障害防止法　　2001年4月1日より改正

放射線業務従事者		5年間で100ミリシーベルト 1年間で50ミリシーベルト
女子の場合		3ヵ月で5ミリシーベルト
妊娠中の女子（本人の申し出などにより使用者などが妊娠の事実を知った時から出産までの間につき）	内部被曝について	1ミリシーベルト
	腹部表面	2ミリシーベルト

注：表中の線量値は,腹部表面のみ等価線量で,その他は実効線量。

表特６　屋内退避および避難などに関する指標（原子力安全委員会の提案）

予測線量当量（ミリシーベルト）		防護対策の内容
全身外部線量	甲状腺線量	
10～50	100～500	・乳幼児，児童，妊婦は，自宅などの屋内へ退避すること。その際，窓などを閉め気密性に配慮すること。
50～100	500～1000	・乳幼児，児童，妊婦は，指示に従いコンクリート建屋の屋内に退避するか，または避難すること。 ・成人は，自宅などの屋内へ退避すること。その際，窓などを閉め気密性に配慮すること。
100以上	1000以上	・乳幼児，児童，妊婦，成人とも，指示に従いコンクリート建屋の屋内に退避するか，または避難すること。

注：予測線量当量は，放出期間中，屋外にい続け，何らの措置も講じなければ受けると予測される線量当量。

表特７　飲食物の摂取制限に関する指標（1998年11月原子力安全委員会改定）

対象	放射性ヨウ素（混合核種の代表核種:I-131）
飲料水	1キログラム当たり300ベクレル以上
牛乳・乳製品	
野菜類（根菜，芋類を除く）	1キログラム当たり2000ベクレル以上

対象	放射性セシウム
飲料水	1キログラム当たり200ベクレル以上
牛乳・乳製品	
野菜類	1キログラム当たり500ベクレル以上
穀類	
肉・卵・魚その他	

対象	プルトニウム及び超ウラン元素のアルファ核種
飲料水	1キログラム当たり1ベクレル以上
牛乳・乳製品	
野菜類	1キログラム当たり10ベクレル以上
穀類	
肉・卵・魚その他	

注1：^{238}Pu，^{239}Pu，^{240}Pu，^{242}Pu，^{241}Am，^{242}Cm，^{243}Cm，^{244}Cmの放射線濃度の合計に適用する。

注2：乳児用として市販される食品に，1Bq/kgを適用するものとする。ただし，この食品は調理され食事に供される形に適用するものとする。

本書で使用する用語

□放射線

放射線とは物質が放射するエネルギーである。その実体は基本粒子やイオンである。

□基本粒子

宇宙を構成する基本的な粒子である光子、電子、陽子、中性子などを、基本粒子という。

□原子

原子は元素の実体であり、宇宙にはおよそ110種ある。原子は、中心の核と周回運動している複数の軌道電子からなる。

□核

核は複数の陽子と複数の中性子とが核力で結合した塊であり、原子の中心に存在する。

□核種

核の種類は、陽子の個数と、中性子の個数とで決まる。同一の種類の核を核種とよぶ。通常、核種名を、元素名に質量数を付して示す。例えば、ヨウ素131、コバルト60。これまでに、およそ3000の核種が発見されており、その90%以上は、不安定で崩壊する。

□核の崩壊

放射性核種が、エネルギーを放射して、他の核種に壊変することを核の崩壊という。

□核放射線

核が放つ高エネルギーの放射。その実体は、高速の光子、電子、中性子である。空気や人体組織を電離させる。DNAなどの分子結合を切断し、影響を与える。核放射線を単に、放射線とよぶことが多い。

□放射能（単位はベクレル　Bq）

単位時間あたりの核の崩壊の割合を放射能という。1秒間に1個の核が崩壊する放射性物質の量を1ベクレル（Bq）の放射能と定義する。

□半減期（単位は時間と同じ。秒、分、時間、日、年）

放射性核種の量が、核の崩壊により半分に減少するまでの時間を、半減期という。セシウム137の半減期は30年。

□生物半減期

体内に取り込まれた物質は、代謝により体外へ排泄される。この代謝による人体の半減期を、物理半減期と区別して、生物半減期という。

□実効半減期

体内の放射性核種の減衰は、物理および生物的な減衰の両方で生じる。その全体としての半減期を実効半減期という。セシウム 137 の実効半減期は、成人男子でおよそ 100 日。

□環境半減期

環境中の放射性核種の減衰の半減期を環境半減期という。風雨によって、その地から消失するので、物理的な半減期よりもかなり短い。

□放射線の被曝

人が放射線に照射される現象を、放射線の被曝という。その被曝の量が線量であり、いくつかの種類の線量が定義されている。

□線量

物質が吸収する放射線のエネルギー量。線量の単位として、グレイが用いられる。質量 1 キログラムあたり 1 ジュールのエネルギーを吸収すると 1 グレイである。

□エネルギー

仕事量のことで、その形態には、熱エネルギー、運動エネルギー、位置エネルギーなどがある。その量に関する物理単位には、カロリー（cal）、ジュール（J）、エレクトロンボルト（eV）などがある。

□エレクトロンボルト（eV）

電子 1 個を 1 ボルトの電圧の電場に置いた場合のエネルギーの値が 1 エレクトロンボルトである。これをエネルギー単位（eV）として、原子、原子核、放射線の世界のエネルギーを表すことが多い。例えば、セシウム -137 から放射されるガンマ線のエネルギーは 660 キロエレクトロンボルト（keV）である。ここで、キロ（k）は 1000 の意味。

□外部被曝

体外から放射線を照射される被曝の形態。

□内部被曝

体内に取り込まれた核種から放射線を照射される被曝の形態。例えば放射性ヨウ素は、甲状腺に蓄積し、その組織が集中的に被曝するので危険。一方、セシウムは全身の筋肉に蓄積する。人体へのリスクは、放射性ヨウ素の方が高い。人体内に通常、およそ 1 万ベクレルの放射性カリウムや放射性炭素などがある。健康影響のリスクは、概して百万ベクレル以上が体内に入り込んだ場合である。

□線量６段階区分

リスクの尺度で、線量を6段階ＡからＦに区分。最も危険なレベルＡは致死のリスク。レベルＢは急性放射線障害を負う。レベルＣは胎児影響のリスクがある。レベルＡ～Ｃが危険な範囲に対し、レベルＤ～Ｆは安全な範囲。レベルＤのリスクは職業人が通常許容するリスク範囲にあり、放射線障害防止法で定めた線量の上限以内にある。レベルＥは、自然から１年間で受ける線量以下の範囲。レベルＦは、リスクが全く無視できる範囲。**表特２、図特１**を参照のこと。

このときの線量は瞬時（1日以内）に受けた線量値に対するリスクである。1週間以上にわたり少しずつの線量の積算値のリスクはけた違いに低いか無視できる。例えば、8シーベルトの瞬時線量は100％致死リスクであるが、毎年１シーベルトを９回で計9シーベルトの線量を受けても死なない。

□吸収線量（単位はグレイ・Gy）

放射線が物質に照射されて、エネルギーが吸収された場合、その物質の単位質量あたりに吸収されたエネルギーを吸収線量という。臓器質量1kgあたり、1Jのエネルギー吸収された場合の吸収線量が1Gyである。

□線量当量（単位はシーベルト・Sv）

人体の放射線被曝を考えた場合、同じ吸収線量であっても、放射線の種類やエネルギーによって、その影響の程度が異なる。そこで、放射線の種類やエネルギーに関係無く、放射線の線量を評価する量として、線量当量が定義された。放射線防護上の線量単位。

線量当量＝吸収線量×線質係数×補正係数

線質係数は放射線の種類やエネルギーにより異なった値であり、ガンマ線と電子（ベーター線）については1、中性子線については（エネルギー分布が不明な場合）10が用いられる。アルファ線は20である。尚、補正係数は1に近い数値である。それを1とみなせば、ガンマ線1Gyの線量当量は1Svになる。また中性子1Gyは10Svの線量当量である。

□組織線量当量（単位はSv）

人体のある特定の組織が受けた線量当量を組織線量当量という。その影響の現われ方は組織によって異なる。

□実効線量当量（単位はSv）

人体のいろいろな組織への影響を統一的に評価するために、実効線量当量が定義された。組織の線量当量に組織荷重係数を掛けて加え合わせた値。

□放射線荷重係数

放射線の種類やエネルギーによる影響の違いを補正するための係数。中性子に対しては、そのエネルギーに応じて、5から20の値となる。ガンマ線、ベータ線、アルファ線の値は、線質係数と同じ。

□等価線量（単位はSv）

吸収線量と放射線荷重係数との積。

□実効線量（単位はSv）

被曝した全ての組織・臓器の荷重された等価線量の和。

□預託線量（単位はSv）

預託線量とは、放射性物質が体内に取り込まれた後、内部被曝の線量率を積算した値である。積算の期間は成人に対して摂取後の50年間、子供や乳幼児に対しては摂取時から70歳までとする。預託等価線量は、体内の臓器または組織が摂取後同様の期間に受ける等価線量をいう。預託実効線量は、放射性物質の体内摂取から受ける臓器または組織の等価線量のおのおのにその臓器または組織の組織荷重係数を乗じて加え合わせたものである。

□線源

放射線を放射する源である。それは放射性核種や、X線管などである。大規模な核反応が生じている太陽は、巨大な線源である。

□核爆発

核爆弾の炸裂する現象。このとき、核が内臓するエネルギーを瞬時・大量に、空間に放出する。

□核爆発の五特性

衝撃波、熱線（光）、初期核放射線、電磁パルス、残留核放射線がほぼ同時に放射される。

□核爆発災害

核爆発によって生じる災害。衝撃波および閃光によりゼロ地点周辺は壊滅する。広範囲に電気・電子機器が電磁パルスの影響で故障する。さらに核ハザードの影響を受ける。著者の造語。

□核分裂

ウランやプルトウニウムなどの大きな核が分裂してエネルギーを放出する現象。

□核融合

高温状態にある水素などの小さな2つの核が衝突して、ひとつの核に融合しエネルギーを放出する現象。

□**核爆弾**

核爆発を生じる爆弾。

□**核分裂型爆弾**

核分裂を原理とした核爆弾。

□**熱核爆弾**

核分裂爆弾を最初に爆発させて高温状態を作り出し、核融合物質を爆発させる爆弾。普通、その後に発生する多量の高速中性子により、劣化ウランをプルトニウムに核変換させて分裂させ、三度目の核爆発を生じる。

□**核兵器**

輸送手段を有する核爆弾の全体装置。

□**核実験**

広義には核を材料にした実験の意味。しかし社会的には核兵器ないし核爆弾の爆発試験を指す。

この場合、戦闘使用を想定した武器の破壊力などの効果を試験したり、軍事演習を同時に行う。しばし、人体影響も試験されてきた。

□**核爆発威力**

通常 TNT 火薬量換算で核爆発威力を示す。1 メガトン威力は、1 メガトンの重量の TNT 火薬の爆発威力に相当する。

□**火球**

核爆発で生じる摂氏 100 万度以上の高温高圧の気体で太陽のように輝く球体。その半径は核爆発威力の 0.4 乗に比例する。1 メガトンの核爆発の火球半径はおよそ 700 メートル。

□**核ハザード**

核爆発などで生じるハザード。最初の 1 分間以内でリスクが消滅するものから、ひと月くらいリスクが持続する短期核ハザードと、数十年以上持続する長期核ハザードに分類される。それぞれ、核種の半減期で区別される。短期核ハザードの方が、長期核ハザードよりも危険である。短期核ハザードは、短期間に消滅するが、人命に関わるリスクを与える。

□**核分裂生成物**

ウランやプルトニウムの核分裂で作り出されるおよそ 300 の核種。このほぼ全てが放射性核種である。

□核の砂

地表核爆発により砂と混合したり砂粒表面に吸着した核分裂生成物。シルクロードでの地表核実験で舞い上がった核種を指している。黄砂現象を連想した著者の造語。

□核の灰

ビキニ環礁での地表核爆発で、舞い上がった核種を指す。核分裂生成物と珊瑚成分が混合し、雪のように風下に降った現象に対して使用される。コンクリート建造物の粉砕物質と核分裂生成物とが混合した粉塵に対して、最初に拙著『東京に核兵器テロ！』（講談社、2004年）で使用された造語。

□黒鉛炉

中性子の減速材に黒鉛（炭素）を用いる原子炉。中性子吸収量が少ないため、黒鉛炉は濃縮していない天然ウランを燃料として使用できる。エンリコ・フェルミの世界最初の原子炉「シカゴ・パイル1号」がこの形式で、核爆弾のプルトニウム生産として使用されている。ソ連では黒鉛炉を発電に利用した。圧力容器も格納容器もないので事故対策が脆弱であるばかりか、黒鉛減速のため核分裂連鎖反応が暴走するリスクがあり、事故時には大火災にもなる。チェルノブイリ原子炉事故は黒鉛炉事故の典型である。

□軽水炉

中性子の減速材に普通の水（軽水）を用いる原子炉である。水は安価で大量に入手でき、高速中性子の減速能力が大きく、冷却材を兼ねることもできる。しかし、中性子吸収量が大きいため、運転に必要な余剰反応度を確保するには、ウラン235を濃縮したウラン燃料を必要とする。核爆弾燃料プルトニウムの製造には適していない。圧力容器と格納容器を備え、事故に強い。

□高速増殖炉

高速中性子による核分裂連鎖反応を用いた増殖炉のことをいう。原理的にウラン元素100％燃焼可能でのため、ウラン資源の有効利用が期待される。

□ベクレル（Bq）

放射能の単位。1秒間に1個の核が崩壊するときの放射能が1ベクレル。人体中、体重1キログラムあたり、60～70ベクレルの自然放射能カリウム40がある。

□シーベルト（Sv）

人体が受ける線量の大きさで防護目的の単位。世界平均で、1年間に2.4ミリシーベルトの線量を自然界から受けている。ミリは1千分の1。

□グレイ（Gy）

物質や臓器が吸収する線量の大きさの単位。質量1キログラムあたり1ジュールのエネルギーを吸収すると1グレイである。

□カロリー（cal）

エネルギーの単位。

□ジュール（J）

エネルギーの単位。　1.0J=0.24cal

□ミリ（mili）

1千分の1。

□マイクロ（micro）

1百万分の1。

□キロ（kilo）

1千倍。

10の整数倍を表す接頭語

倍数	記号	読み		倍数	記号	読み	
10^{18}	E	exa	エクサ	10^{-1}	d	deci	デシ
10^{15}	P	peta	ペタ	10^{-2}	c	centi	センチ
10^{12}	T	tera	テラ	10^{-3}	m	milli	ミリ
10^{9}	G	giga	ギガ	10^{-6}	μ	micro	マイクロ
10^{6}	M	mega	メガ	10^{-9}	n	nano	ナノ
10^{3}	k	kilo	キロ	10^{-12}	p	pico	ピコ
10^{2}	h	hecto	ヘクト	10^{-15}	f	femt	フェムト
10^{1}	da	deca	デカ	10^{-18}	a	atto	アト

あとがき

本書は、前世紀に開発された核兵器の使用や爆破実験および原子力施設事故などによる大規模核災害による周辺住民への影響、特に放射線被曝の実相解明と、その後の環境回復を主題とした。20世紀に発生した世界の核被災地での筆者自ら実施した現地調査が中心となった。その多くは、世界には、あまり知られていない地域である。

現地の人たちとの良好な関係づくりが、被曝調査の成功の鍵となった。特に、その国の科学者および住民との相互理解が重要だった。時として、その地に暮らす人たちから、予期せぬ反感を買うこともあった。ロシアの南西部のある村外れの森のなかをロシア人科学者2人と調査していた時のこと。私が森のその場で放射線測定をし、ロシア人科学者が放射能分析のため、土壌採取しているところを、バイクに乗った青年10人くらいに取り囲まれた。「俺たちの森で勝手なことをするな。ここは汚染していないんだ」。ロシア人科学者がいろいろと説明したが、村の青年たちは聞く耳を持たなかった。とにかく、住民の理解なしには調査は続行できないので、私は彼らとの交流に努めた。そこで、私はまず自己紹介をし、その日の測定結果を説明し、「この森の核汚染は、他の地に比べて低かった」と述べた。持参していたポラロイドカメラは、ここでも大いに役立った。その後、「向こうの方が、地面を耕していないから、よい試料が採れるよ」と、協力までしてくれた。1人が、ギターを取りに帰り、歌の会になった。こうして誤解も解け、試料採取も完了できた。池でみんなで泳いだりもした。日が暮れ、ホテルへ戻る頃には、「ジュン、また明日もこいよ。女の子も連れてくるから」。残念ながら、別の村の調査があって、行けなかったが。

調査結果を、地元の住民や被検者へ知らせることが、調査の基本的ルールである。政府系調査の多くが、これを怠り、失敗してきた例が多い。原爆投下後の広島・長崎でもそうだった。こうしたことに、無頓着であってはいけない。だから、本書の各調査の結果を最初に知ったのは、現地の人たちだった。

今、世界の放射線被曝地の調査結果全体を、一般向けにまとめることができた。各調査結果の専門誌への科学報告はもちろんであるが、それだけにとどめていてはならないはずである。本被曝地調査結果は、被災者と、将来において核被災を受けるかもしれない人類全体のためにある。核エネルギーを安全に享受できる賢くも規律ある社会の実現と、核兵器を使用させない国際社会の実現を、心より願う。

本書の出版をブルーバックス出版部に推薦してくださった元・講談社出版研究所の小枝一夫さんは、執筆完了間際にお亡くなりになった。本書が、ブルーバックスを長年担当され大切にしていらした小枝さんの最後の巻になってしまい、残念でならない。出版に対する氏の情熱に敬意を表し、ご冥福をお祈りします。

参考文献

第Ⅰ部

第1章

1）S. Glasstone and P. J. Dolan: *The effects of nuclear weapons*. the United States Department of Defense and the Energy Research and Development Administration, 1977.
2）アイゼンバッド・著，阪上正信・監訳：環境放射能．産業図書，1979.
3）服部学：核兵器と核戦争．大月書店，1982.
4）米陸軍病理学研究所からの日本への返還被爆資料（病理標本，医学記録，写真）．広島大学原爆放射能医学研究所および長崎大学医学部に保管管理，1973.
5）放射線被曝者医療国際協力推進協議会・編：原爆放射線の人体影響 1992．文光堂，1992.
6）W. C. Roesch : *US-Japan joint reassessment of atomic bomb radiation dosimetry in Hiroshima and Nagasaki*. Radiation Effects Research Foundation, 1987.（DS86）
7）鎌田七男・他：近距離被爆生存者に関する総合医学的研究；第 25 報　25 年間の追跡調査結果．広島医学，51，355-357，広島医学会，1998.
8）野村英三：広島原爆戦災誌．90-94，広島市，1971.
9）日本学術会議原子爆弾災害調査報告書刊行委員会・編：原子爆弾災害調査報告集．日本学術振興会，1953.
10）井伏鱒二：黒い雨．新潮社，1966.
11）増田善信：天気．気象学会，1989.
12）竹下健二：降雨地区，早期入市者における線量推定．広島医学，29，298-306，広島医学会，1976.
13）J. Takada, M. Hoshi, S. Sawada and M. Sakanoue : Uranium isotopes in Hiroshima "Black Rain" soil. *J. Radiation Research*, The Japan Radiation Research Society, 24, 229-236, 1983.

第2章

1）氷原照明：保健物理．コロナ社，1997.
2）International Commission on Radiological Protection : *Publication 60, Recommendations of the International Commission on Radiological Protection*. Pergamon Press, 1991.
3）丸山峰司，桜井仁一：放射線保健学．日本放射線技師会・編，マグブロス出版，1991.
4）International Commission on Radiological Protection : *Publication 68, Dose coefficients for intakes of radionuclides by worker*. Pergamon Press, 1994.
5）日本保健物理学会，日本アイソトープ協会・編：新・放射線の人体への影響．丸善，1993.

6）渡利一夫，稲葉次郎・編：放射能と人体．研究社，1999.

第３章

1）F. Warner and R. Kirchmann : *Nuclear test explosions. SCOPE 59*, John Wiley & Sons, LTD., 2000.
2）United Nations Scientific Committee on the Effects of Atomic Radiation : *Sources and effects of ionizing radiation*. United Nations, 1993.
3）高田純：ヒロシマからセミパラチンスクへ．不死鳥，35，20-30，広島大学，1996.
4）S. L. Simon : A brief history of people and events related to atomic weapons testing in the Marshall Islands. *Health Physics*, Williams & Wilkins, 73, 5-20, 1997.
5）International Commission on Radiological Protection : *Publication 40, Protection of the public in the event of major radiation accidents ; Princlples and Planning*. Pergamon Press, 1984.

第４章

1）（財）高度情報科学技術研究機構原子力 PA データベースセンター：原子力百科事典 ATOMICA．ホームページ http://mext-atm.jst.go.jp/atomica.html にて閲覧可能.
2）榎本聰明：わかりやすい原子力発電の基礎知識．オーム社，1996.
3）日本原燃株式会社「会社案内」1999.
4）核燃料サイクル開発機構：わが国における高レベル放射性廃棄物地層処分の技術的信頼性―地層処分研究開発第二次とりまとめ．1999.
5）原子力安全委員会・編：原子力安全白書．平成 11 年版，大蔵省印刷局，2000.

第Ⅱ部

第１章

1）M. O. Degteva : Environmental dose reconstruction for the Urals population. 2000.（個人情報）
2）高田純：ロシア連邦でのプルトニウム製造過程における周辺住民に対する放射線防護・衛生学上の課題．放射線科学，43，334-341，実業公報社，2000.
3）Emergency Committee, Department of information and analysis, Chelyabinsk Oblast administration : *Cs-137 contamination map in 1996*. Ularmarksheildereia, 1997 in Russian.
4）J. Takada et al. : Mission for the study of radiation protection and hygiene for residents around Mayak plutonium production facilities in Russia 2000. *Proceedings The International Workshop on Distribution and Speciation of Radionuclides in the environment*, Rokkasho-mura, Institute for Environmental Sciences, 233-238, 2000.
5）A. V. Akleyev and M. F. Kisselyov Eds. : *Medical-biological and ecological impacts of radioactive contamination of the Techa River*. Russian Federation Health Ministry, Federal Office of Medical-Biological Issues and Emergencies, Urals

Research Center for Radiation Medicine, 2000 in Russian.
6）M. O. Degteva, V. P. Kozheurov and E. I. Tolstykh : Retrospective dosimetry related to chronic environmental exposure, *Radiation Protection Dosimetry*. Nuclear Technology Publishing, 79, 155-160, 1998.
7）Technical Disaster Center : *Radiation monitoring zone effected by Mayak*. Administration of Chelyabinsk Region, 1996 in Russian.
8）V. Ya. Voznyak and V. V. Panteleyev : Basic principles of federal policy for rehabilitatioh of territories and residents exposed to radiation. *Int. Cong. on Radiation Protection,*（*IRPA 9*）, Austria, 1996.

第2章

1）I. A. Andryshin et al. Eds. : *USSR Nuclear weapons tests and peaceful nuclear explosions 1949 through 1990*. The Ministry of the Russian Federation for Atomic Energy and The Ministry of Defence of the Russian Federation, USSR Russian Federal Nuclear Center-VNIIEF, 1996.
2）NHK（モスクワ・広島）取材班：旧ソ連戦慄の核実験．日本放送出版協会，1994.
3）高田純：ヒロシマからセミパラチンスクへ．不死鳥，35，20-30，広島大学，1996.
4）B. I. Gusev, R. I. Rosenson and Zh. N. Abylkassimova : The dynamic of the oncological incidence among the population of some districts of the Semipalatinsk region exposed to radiation from nuclear explosions. *Proceedings of the second Hiroshima international symposium*, Hiroshima, 153-194, 1996.
5）A. H. Tsyb, V. F. Stepanenko, V. A. Pitkevich et al. : Around Semipalatinsk proving ground, The radiological situation, Radiation exposures of the population in Semipalatinsk oblast. *Radiologiya Meditsinskaya*, 35（12）, 3-11, 1990 in Russian.
6）B. I. Gusev : Medical and demographical consequences of nuclear fallouts in some rural districts in the Semipalatinsk region. Doctor Thesis, Almati, 1993 in Russian.
7）M. Yamamoto, M. Hoshi, J. Takada, A. Sekerbaev and B. Gusev : Pu isotopes and Cs-137 in the surrounding areas of the former Soviet Union's Semipalatinsk nuclear test site. *J. Radioanalytycal and Nuclear Chemistry*, Elsevier Science, 242, 63-74, 1999.
8）Y. Ichikawa, T. Higashimura and T. Sidei : Thermoluminescence dosimetry of gamma rays from atomic bombs in Hiroshima and Nagasaki. *Health Physics*, Williams & Wilkins, 12, 395-405, 1966.
9）J. Takada, M. Hoshi, T. Nagatomo and M. Yamamoto et al. : External doses of residents near Semipalatinsk nuclear test site. *J. Radiation Research*, The Japan Radiation Research Society, 40, 337-344 1999.
10）J. Takada, M. Hoshi, R. I. Rozenson et al. : Environmental radiation dose in Semipalatinsk area near nuclear test site. *Health Physics*, Williams & Wilkins, 73, 524-527, 1997.

11）U. V. Dubasov, S. A. Zelentsov, G. A. Krasilov et al. : Chronological list of the atmospheric nuclear tests at the Semipalatinsk test site and its radiological characteristics. *Review of the scientific program Semipalatinskii poligon-Altai*, 14, 78-86, 1994 in Russian.

12）J. Takada, M. Hoshi, T. Nagatomo et al. : Radiation exposure on residents due to Semipalatinsk nuclear tests. *Proceedings of IRPA-10*, Hiroshima, P-3b-210, 2000.

13）Iso-dose Map, 13-43, M-43 SSSR. Kazakhstan Republic 1964 in Russian.（旧ソ連時代に作成された線量等高線図）

14）J. Takada, M. Hoshi, V. F. Stepanenko et al. : Dosimetry studies in Zaboeie village, Bryansk Region, Russia. *Appl. Radiat. Isotopes*, 52, 1165-1169, 2000.

15）V. A. Logachev : Dosimetry map in Semipalatinsk region, Fixative exposure iso-dose of the very dangerous nuclear explosions（I－XXI）(1949-1965）. 1965 in Russian.

第３章

1）S. L. Simon and R.J. Vetter Eds. : Consequence of nuclear testing in the Marshall Islands. *Health Physics*, Williams & Wilkins, 73, No.1, 1997.

2）第五福竜丸平和協会・編：ビキニ水爆資料集．東京大学出版会，1976.

3）D. Stanley : *Micronesia Handbook*. Moon Publications Inc., Chio, 1992.

4）海外漁業協力財団：マーシャル共和国，水産振興に関する調査報告書．1987.

5）J. B. William et al. : *The meaning of radiation for those atolls in the northern part of the Marshall Islands that were surveyed in 1978*. U. S. Department of Energy, 1982.

6）島田興生：還らざる楽園．小学館，1994.

7）Rongelap Atoll Local Government : *Rongelap Atoll resettlement plan phase1*. E. P. G. Corporation, Cimarron, 1998.

8）J. Takada and M. Yamamoto : *The first report. Radiological investigations in Rongelap Island 1999*. International Radiation Information Center, Hiroshima University, Hiroshima, 2000.

9）高田純：内部被曝線量その場評価法の開発．平成 10 ～ 12 年度科学研究費補助金〔基盤研究（B）(2)〕研究成果報告書，2001.

10）R. B. Walker, S. P. Gessel and E. E. Held : The ecosystem study on Rongelap Atoll. *Health Physics*, Williams & Wilkins, 73, 223-233, 1997.

11）S. L. Simon et al. : A comparison of independently conducted dose assessments to determine compliance and resettlement option for the people of Rongelap Atoll. *Health Physics*, Williams & Wilkins, 73, 133-151, 1997.

12）W. L. Robinson and C. Sun : The use of comparative Cs-137 body burden estimates from environmental data/models and whole body counting to evaluate diet models for the ingestion pathway. *Health Physics*, Williams & Wilkins, 73, 152-166, 1997.

13）W. L. Robinson et al. : The northern Marshall Islands radiological survey ; data and dose assessments. *Health Physics*, Williams & Wilkins, 73, 37-48, 1997.

14）V. N. Shutov et al. : Cesium and strontium radionuclide migration in the agricultural ecosystem and estimation of internal doses to the population. *The Chernobyl Papers*, Research Enterprises, Vol.1, 167-218, 1993.
15）S. L. Simon and J. C. Graham : *Finding of the nationalwide radiological study Summary Report*. RMI Nationalwide Radiological Study, Majuro, 1994.
16）高田純，山本政儀：1999年ロンゲラップ島線量調査．第2回環境放射能研究会報告書，高エネルギー加速器機構，放射科学センター，107-112，2001.

第4章

1）United Nations Scientific Committee on the Effects of Atomic Radiation : *Sources and effects of ionizing radiation, UNSCEAR 1993 Report to the general assembly with scientific annexes*. United Nations, New York, 1993.
2）V. Larin and E. Tar, Soviet : PNEs, A Iegacy of contamination. *The Bulletin of Atomic Scientists*, May/June, 18-20, 1999.
3）S. Glasstone and P. J. Dolan : *The effects of nuclear weapons*. the United States Department of Defense and the Energy Research and Development Administration, 1977.
4）V. Yakimets : Underground nuclear explosions for peaceful purposes in Yakutia（Russia）. *Nuclear encyclopedia*, Yaroshinskoi Foundation, Moscow, 211-212, 1996 in Russian.
5）G. I. Mretsky, A. S. Cyganov, S. V. Bylinkin, A. O. Popov, P. V. Ramzaev and V. V. Chugunov : Hygienic assessment of underground peacefull nuclear explosions in Russian Arctic. *Proceeding of the Third Int. Conf. On Environmental Radioactivity in the Arctic*. Troms, Norway, 152-155, 1997.
6）F. Warner and R. Kirchmann : *Nuclear test explosions, SCOPE 59*. John Wiley & Sons, LTD., 2000.
7）高田純：核とダイヤモンド．影響学会通信，16，1-2，日本放射線影響学会，1997.
8）J. Takada, Stepanov et al. : Radiological states around the Kraton-4 underground nuclear explosion site in Sakha. *J. Radiation Research*, The Japan Radiation Research Society, 40, 223-228, 1999.
9）高田純・他：サハ共和国における地下核爆発—クラトン4周辺とテヤ村の調査．広島医学，53，281-283，広島医学会，2000.
10）福田正己：極北シベリヤ．岩波書店，1996.

第5章

1）L・A・イリーン・著，山下俊一・他訳：チェルノブイリ；虚偽と真実．（生物物理学研究所所長が詳細に記述した事故直後の住民の放射線防護や消防隊員，除染作業員の被ばくの事実），長崎・ヒバクシャ医療国際協力会，1998.
2）原子力安全研究協会・編：チェルノブイリ，事故後の影響について．科学技術庁原子力局，1995.
3) The International Chernobyl Project : *Surface contamination maps.* Distribution of surface ground contamination by caesium-137 released in the Chernobyl accident and deposited in the Byelorussian SSR, the Russian SFSR and the Ukrainian SSR (December 1989). International Atomic Energy Agency, 1991.
4) 山下俊一，柴田義貞，星正治，藤村欣吾：チェルノブイリ原発事故被災児の検診成績Ⅰ．チェルノブイリ笹川医療協力プロジェクト 1991-1996 より，放射線科学，42, 303-309，実業公報社，1999.
5) 山下俊一，柴田義貞，星正治，藤村欣吾：チェルノブイリ原発事故被災児の検診成績Ⅱ．チェルノブイリ笹川医療協力プロジェクト 1991-1996 より，放射線科学，42, 338-348，実業公報社，1999.
6) 山下俊一，柴田義貞，星正治，藤村欣吾：チェルノブイリ原発事故被災児の検診成績．チェルノブイリ笹川医療協力プロジェクト 1991-1996 より，放射線科学，42, 381-386，実業公報社，1999.
7) G. N. Souchkevich and A. F. Tsyb : *Health consequences of the Chernobyl accident.* World Health Organization, Geneva, 1996.
8) 赤須文人：甲状腺の病気．講談社，1997.
9) Yu. O. Konstantinov : Decision making on population protection in a large-scale radioactive contamination following a nuclear reactor accident. *Proceedings of the Russian-Hungarian Seminar on Radiation Protection*, Budapest, Research Institute of radiation Hygiene, 1991.
10) 高田純：ロシア高放射能汚染地区へのフィールドミッション．電気学会誌，119, 367-370，電気学会，1999.
11) State committee of geodesy and cartography Moscow : *Map on radiological state in the territory of European part of USSR of December 1989, N-36-B* (Gomel). 1990 in Russian.
12) J. Takada and V. F. Stepanenko et al. : Dosimetry studies in Zaborie village. *Applied Radiation and Isotopes*, Pergamon, 52, 1165-1169, 2000.
13) 今中哲二・編：チェルノブイリ事故による放射能災害．技術と人間，1998.

第6章

1) 第1回東海村核燃料施設事故対策本部会議資料（森喜朗・宮間肇・木谷宏治）．1999年10月1日.
2) 科学技術庁事故調査対策本部，1999年11月4日「(株) ジェーシーオー東海事業所の事故の状況と周辺環境への影響」第66回原子力安全委員会資料，第1-1号.
3) 科学技術庁事故調査対策本部，1999年12月11日「(株) ジェーシーオー東海事業所の事故における周辺環境の線量評価（基礎資料）の見直しについて」資料，第9-3号.
4) 原子力安全委員会・編：原子力安全白書．平成11年版，大蔵省印刷局，2000.

5）T. Matsuzawa, K. Iioka and Y. Kawai : Gamma dose rate in the vicinity of JCO as of approximately 8:00 pm on September 30, 1999. *J. Environmental Radioactivity*, Elsevier, 50, 43-48, 2000.

6）T. Mitsugashira, M. Hara, T. Nakanishi, T. Sekine, R. Seki and S. Kojima : Passive gamma-ray spectroscopy for the determination of total fission events in the JCO criticality accident '99 in Tokai. *J. Environmental Radioactivity*, Elsevier, 50, 21-26, 2000.

7）J. Takada and M. Hoshi : External doses to 350m zone residents around the Tokaimura criticality accident. *J. Environmental Radioactivity*, Elsevier, 50, 43-48, 2000.

8）J. Takada, S. Suga, K. Kitagawa, M. Ishikawa, S. Takeoka, M. Hoshi, H. Watanabe, A. Itoho and N. Hayakawa : Directional distribution of radiation around accidental uranium fuel factory in Tokai-mura 1999. *J. Radiat. Res.*, The Japan Radiation Research Society, 42, 47-55, 2001.

9）J. Takada : External doses to 350m zone residents due to an isotropic radiation from the criticality accident in Tokai-mura. *J. Radiat. Res.*, The Japan Radiation Research Sociefy, 42, Suppl., 75-84, 2001.

10）水庭春美・他：M-24の体内放射能測定とモニタリングデータを用いたJCO臨界事故における従業員等の被ばく線量評価．日本原子力学会誌，43，56-66，日本原子力学会，2001.

11）H. Kofuji, K. Komura, Y. Yamada and M. Yamamoto : An estimation of fast neutron flux by C1-35（n, α）P-32 reaction. *J. Environmental Radioactivity*, Elsevier, 50, 49-54, 2000.

第７章

1）保田浩志：宇宙放射線防護を考える．放射線科学，40，159-163，実業公報社，1997.

2）The International Chernobyl Project : *Surface contamination maps*. International Atomic Energy Agency, 1991.

3）Joint Norwegian-Russian Expert Group for Investigation of Radioactive Contamination in the Northern Areas : *Sources contributing to radioactive contamination of the Techa River and areas surrounding the Mayak production association*. Urals, Russia, 1997.

4）A. V. Akleyev and M. F. Kisselyov Eds. : *Medical-biological and ecological impacts of radioactive contamination of the Techa River*. Russian Federation Health Ministry, Federal Office of Medical-Biological Issues and Emergencies, Urals Research Center for Radiation Medicine, Moscow, 2000 in Russian.

5）W. L. Robinson et al. : The northern Marshall Islands radiological survey ; data and dose assessments. *Health Physics*, Williams & Wilkins, 73, 37-48, 1997.

6）M. O. Degteva, V. P. Kozheurov and E. I. Tolstykh : Retrospective dosimetry related to chronic environmental exposure. *Radiation Protection Dosimetry*, Nuclear Technology Publishing, 79, 155-160, 1998.
7）M. Yamamoto, M. Hoshi, J. Takada, A. Sekerbaev and B. Gusev : Pu isotopes and Cs-137 in the surrounding areas of the former Soviet Union's Semipalatinsk nuclear test site. *J. Radioanalytical and Nuclear Chemistry*, Elsevier Science, 242, 63-74, 1999.
8）日本学術会議原子爆弾災害調査報告書刊行委員会・編：原子爆弾災害調査報告集．日本学術振興会，1953.
9）中国新聞社メディア開発局出版部・編：ヒロシマの記録．中国新聞社，1995.

第Ⅲ部

補章 1

1）高田純：核爆発災害．中公新書，2007．復刻版 医療科学社，2015.
2）三宅泰雄，檜山義夫，草野信男・監修：ビキニ水爆被災資料集．東京大学出版，1976.
3）E. P. Cronkite, V. P. Bond and C. L. Dunham: Some Effects of Ionizing Radiation on Human Beings, A Report on the Marshallese and Americans Accidentally Exposed to Radiation from Fallout and a Discussion of Radiation Injury in the Human Being. US Atomic Energy Commission, 1956.（米国のブラボー実験事故の急性放射線障害に関する医学報告書）
4）明石真人・他：ビキニ被災者実態調査．放射線医学総合研究所，平成 17 年度年報，2005.
5）S. L. Simon and R. J. Vetter ed: Consequence of Nuclear Testing in the Marshall Islands. Health Phys, 73, No. 1 ,1997.
6）J. Takada and M. Yamamoto: The First Report. Radiological Investigations in Rongelap Island 1999. International Radiation Information Center, Hiroshima University. Hiroshima, 2000.
7）高田純：内部被曝線量その場評価法の開発．平成 10 ～ 12 年度科学研究費補助金［基盤研究（B）（2）］研究成果報告書，2001.
8）高田純，山本政儀：1999 年ロンゲラップ島線量調査．KEK Proceedings，2001-14，2001.
9）高田純・他：Sr-90 の内部被曝と歯に対するベータ線計数．第 88 回日本医学物理学学術大会，2004.

補章 2

1）高田純：中国の核実験．医療科学社，2008.
2）高田純：シルクロード観光のリスク．医療科学社，2010.
3）高田純：シルクロード今昔．医療科学社，2013.

4）Sekerbayev et al: Radiation Exposure Estimation in Residents of the Semipalatinsk Region Bordering the Chinese Nuclear Test Site. 2001.
5）F. Warner and R. Kirchmann: Nuclear test explosions. SCOPE 59, John Wiley & Sons, LTD., 2000.
6）Richard Hering and Stuart Tanner: Death on the Silkrord. Filmmakers Library, New York.
7）J. Takada: Nuclear Hazards in the World. Springer & Kodansha, 2005.
8）Jun Takada: Chinese Nuclear Testa. Iryokagakusha, 2009.
9）過去からの衝撃．日経サイエンス，2009 年 9 月号．
10）高田純：シルクロード「核汚染」を隠ぺいし続ける NHK 大罪．週刊新潮 7 月 16 日号，2009.

補章 3

1）高田純：福島 嘘と真実．医療科学社，2011.
2）高田純：決定版 福島放射線衛生調査．医療科学社，2015.
3）林田敏幸，鈴木晃，尾田英樹，上野敏弘，後藤真佳（東京電力）：東京電力福島第一原子力発電所の事故後の被ばく線量評価・状況について．日本保健物理学会第 47 回研究発表会，2014.
4）東京電力の報告
線量の最新状況　http://www.tepco.co.jp/cc/press/2014/1236869_5851.html
福島原子力事故調査報告書 H24 年 6 月 20 日
http://www.tepco.co.jp/nu/fukushima-np/interim/index-j.html
250mSv の当時の線量限度を超えた 6 人の行動調査
http://www.tepco.co.jp/cc/press/11061710-j.html
http://www.tepco.co.jp/cc/press/11081205-j.html
世界保健機構（WHO）へ提供した福島第一原子力発電所事故の復旧作業に携わった作業員の被ばく線量に関するデータについて
http://www.tepco.co.jp/nu/fukushima-np/images/handouts_121206_01-j.pdf
5）山本哲生，江口英孝，直居豊：自衛隊衛生科隊の原子力災害対処活動．放射線防護医療，第 8 号，10-16，2012.

特別章

1）高田純：東京に核兵器テロ！．講談社，2004.
2）高田純：核爆発災害．中公新書，2007．復刻版 医療科学社，2015.
3）高田純：中国の核実験．医療科学社，2008.
4）高田純：医療人のための放射線防護学．医療科学社，2008.
5）原子力安全技術センター・編：再処理施設等防災講座テキスト（消防関係　講義編）．原子力安全技術センター，1999.
6）永川裕三：「病気を治す」栄養成分ブック．主婦と生活社，1999.

7）池上保子：クスリになる食べ物辞典．ナツメ社，1996.
8）赤須文人：甲状腺の病気．講談社，1997.
9）原子力安全委員会・編：原子力安全白書平成 11 年版．大蔵省印刷局，2000.
10）内閣官房副長官補（安全保障，危機管理担当）付，原子力安全・保安院原子力防災課，文科省原子力安全課防災環境対策室：平成 12 年度原子力防災訓練の実施結果のとりまとめ．2001.
11）原子力安全委員会・原子力発電所等周辺防災対策専門部会：緊急被ばく医療のあり方について．2001.

索　　引

【か】

【さ】

【な】

【は】

【ま】

本書は、2002年1月に『世界の放射線被曝地調査』（講談社ブルーバックス）として刊行された内容に、特別章を改め、新たに補章を加えて増補版としました。

● 高田 純の放射線防護学入門シリーズ ●

〈増補版〉

世界の放射線被曝地調査

日本人が知らされなかった真実

2016年2月25日　第一版 第1刷 発行

著　者　高田（たかだ）　純（じゅん）©

発行人　古屋敷　信一

発行所　株式会社 医療科学社

〒113-0033　東京都文京区本郷3－11－9

TEL 03(3818)9821　　FAX 03(3818)9371

ホームページ　http://www.iryokagaku.co.jp

郵便振替　00170-7-656570

ISBN978-4-86003-475-7　　（乱丁・落丁はお取り替えいたします）